W0415041

Hippokrates

Die Autorin:

Hilde Sabine Reichel,

geboren in München. Ausbildung zur Krankengymnastin in München mit Examen 1960. 1973 niedergelassen in eigener Praxis in München. Seit 1986 Fachliche Leiterin der VPT-Akademie in Fellbach-Schmiden bei Stuttgart. Seit 1994 Schulleiterin der staatlich anerkannten Physiotherapeutenschule der VPT (Verband Physikalische Therapie). Intensive Lehrtätigkeit mit Schwerpunkt im Bereich Manuelle Therapie, PNF und Rückenschule. Zahlreiche Publikationen, insbesondere zum Thema Rückenschule sowie Fachbeiträge zu speziellen krankengymnastischen Themen.

Regina Groza-Nolte,

Ausbildung zur Kneipp- und medizinischen Bademeisterin, anschließend zur Krankengymnastin mit Staatsexamen 1986 in Bad Wörishofen. Niedergelassen in eigener Praxis seit 1988 in Wernau. Seit 1992 Lehrkraft für Rückenschule an der VPT-Akademie in Fellbach-Schmiden. Seit 1994 Fachlehrerin an der staatlich anerkannten Physiotherapeutenschule des VPT für die Fächer KG-Grundlagen, -Techniken, Schlingentisch und Bewegungsbad. Zahlreiche Lehrgänge und Fachvorträge im Bereich der Elektrotherapie.

Hilde Sabine Reichel · Regina Groza-Nolte

Physiotherapie

Band 1 Theorie und Befundung

469 Abbildungen

2. Auflage

Hippokrates Verlag · Stuttgart

Die Deutsche Bibliothek - CIP-Einheitsaufnahme

Ein Titeldatensatz für diese Publikation ist bei
Der Deutschen Bibliothek erhältlich.

Anschrift der Verfasserinnen:

Hilde Sabine Reichel
VPT-Akademie
Fachliche Leiterin
Stauferstraße 13
70736 Fellbach-Schmiden

Regina Groza-Nolte
VPT-Akademie
Stauferstraße 13
70736 Fellbach-Schmiden

Wichtiger Hinweis: Wie jede Wissenschaft ist die Medizin ständigen Entwicklungen unterworfen. Forschung und klinische Erfahrung erweitern unsere Erkenntnisse, insbesondere was die Therapie anbelangt. Soweit in diesem Werk eine Applikation erwähnt wird, darf der Leser zwar darauf vertrauen, dass Autoren, Herausgeber und Verlag große Sorgfalt darauf verwandt haben, dass diese Angabe dem Wissensstand bei Fertigstellung des Werkes entspricht.
Für Angaben über Applikationsformen kann vom Verlag jedoch keine Gewähr übernommen werden. Jeder Benutzer ist angehalten, durch sorgfältige Prüfung und gegebenenfalls nach Konsultation eines Spezialisten festzustellen, ob die dort gegebene Empfehlung oder die Beachtung von Kontraindikationen gegenüber der Angabe in diesem Buch abweicht. Jede Applikation erfolgt auf eigene Gefahr des Benutzers. Autoren und Verlag appellieren an jeden Benutzer, ihm etwa auffallende Ungenauigkeiten dem Verlag mitzuteilen.
Geschützte Warennamen (Warenzeichen) werden nicht besonders kenntlich gemacht. Aus dem Fehlen eines solchen Hinweises kann also nicht geschlossen werden, dass es sich um einen freien Warennamen handelt.

ISBN 3-7773-1786-1

Printed in Germany 2001
Satz: AM-Werbung, Stuttgart
Druck: Rondo-Druck, Ebersbach

Inhalt

Theoretische Grundlagen

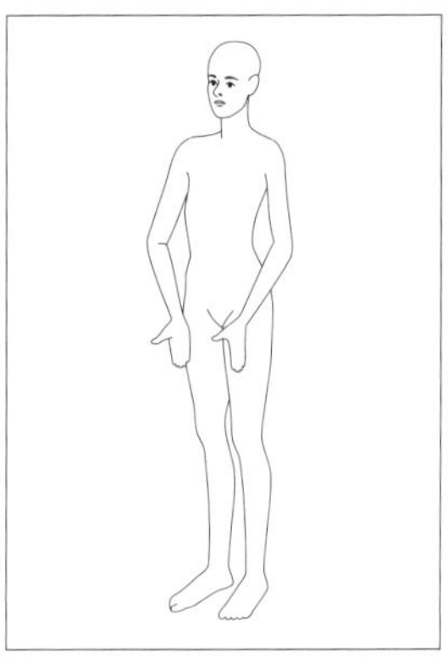

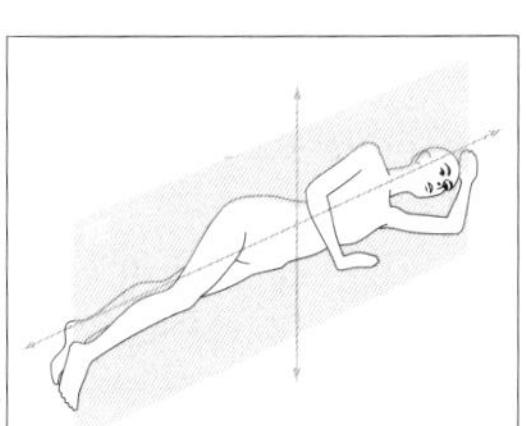

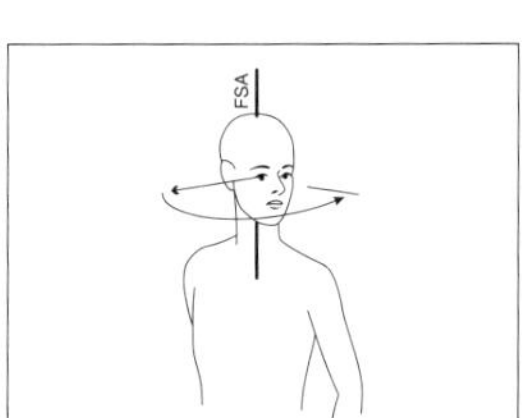

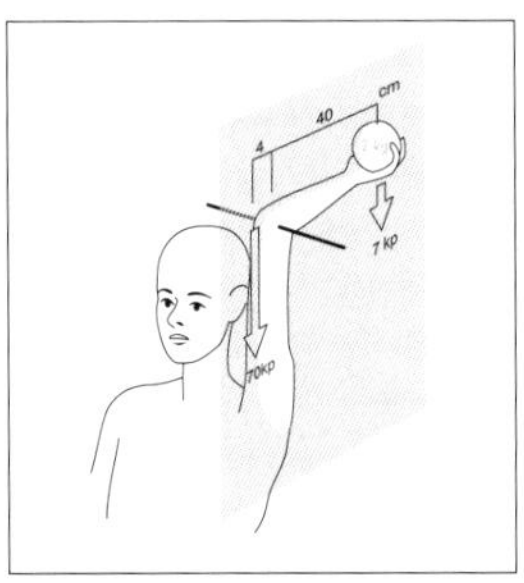

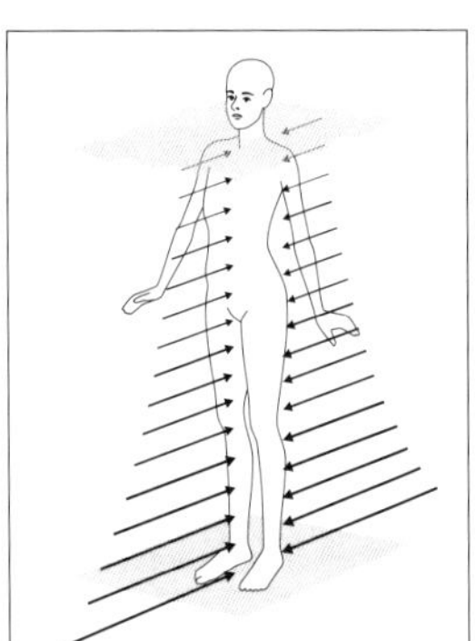

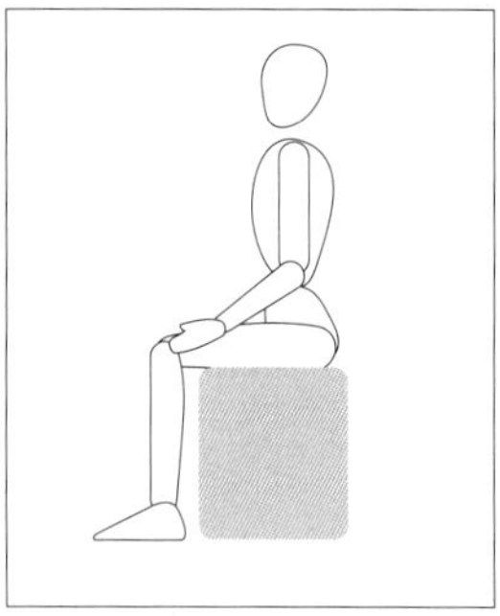

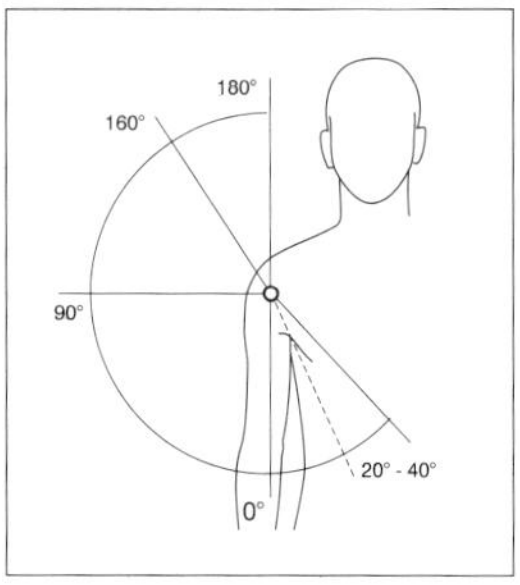
180°
160°
90°
20° - 40°
0°

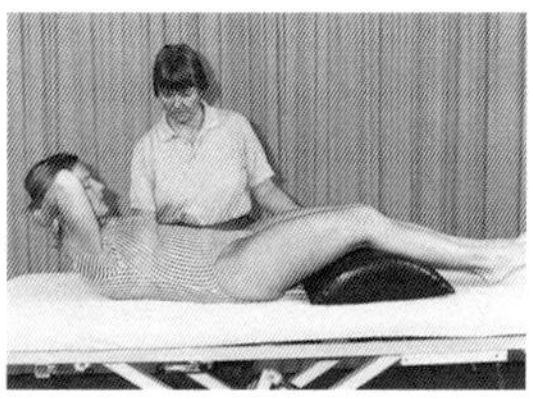

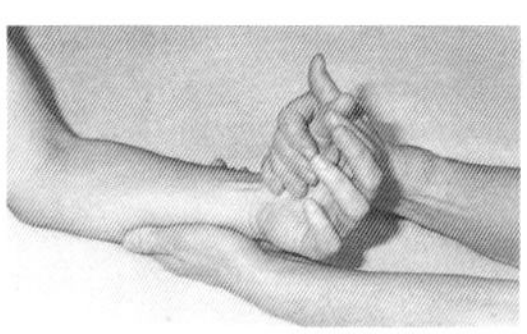

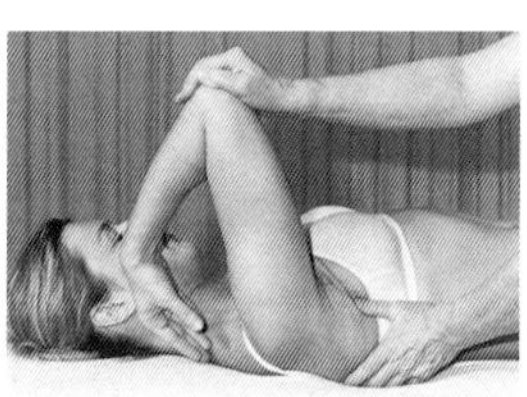

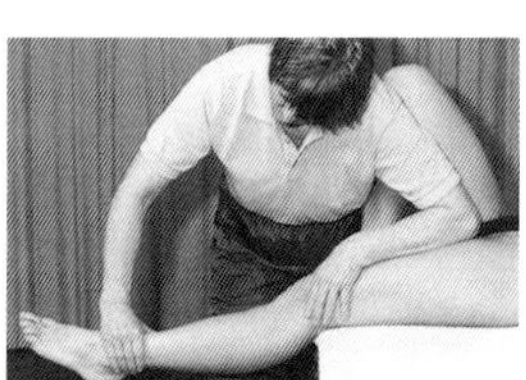

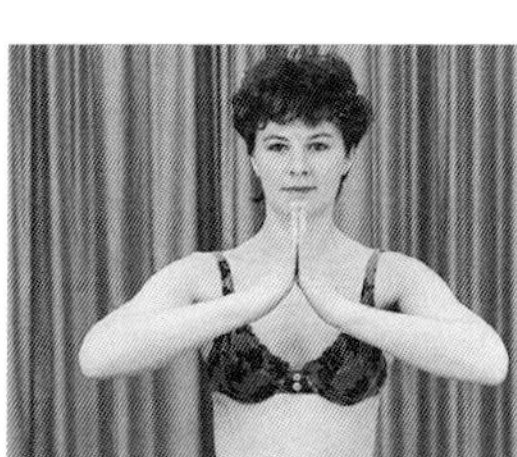

Muskelfunktionstests

Vorwort zur 2.Auflage

Nachdem die zweite Auflage anstand, haben wir die Erfahrungen im Umgang mit den beiden Bänden **Physiotherapie** eingearbeitet.
Der Band 1 benötigte nach unserer Meinung keine größeren Änderungen.
Jedoch haben wir einige Erweiterungen vorgenommen.
Während des Unterrichtes mit Schülern in der Physiotherapie haben wir beobachtet, dass die Grundlagen besser verstanden werden, wenn die Schüler zuerst lernen, über ihre Sinne wahrzunehmen und zu differenzieren.
Deshalb wurde der Band 1 „Theorie und Befundung“ um die Aspekte „Beobachten-Wahrnehmen und Deuten“ ergänzt. Dabei hat uns das Buch „Physiotherapie mit allen Sinnen“ von Frau A. Hüter-Becker inspiriert.

Das neue Denkmodell in der Physiotherapie wurde ebenfalls einbezogen. Schüler sollen nicht „Kochrezepte“ für die Behandlung auswendig lernen, sondern funktionelle Defizite sehen lernen und die entsprechenden Behandlungsmöglichkeitenentwickeln, die nicht an einzelne Diagnosen gebunden sind.
Deshalb wurden die Wirkorte mit ihren Behandlungszielen in das Buch aufgenommen.

Fellbach im März 2001

Hilde Sabine Reichel
Regina Groza-Nolte

Vorwort zur 1. Auflage

Seit 1994 gibt es eine neue Ausbildungs- und Prüfungsordnung für Physiotherapeuten.
Viele neue Schulen sind entstanden und viele fachlich hervorragende Bücher zu unterschiedlichsten Themen der Physiotherapie sind auf den Markt gekommen.
Da wir selbst an der Physiotherapeuten-Schule des VPT in Fellbach-Schmiden unterrichten, suchen wir natürlich nach geeigneter Literatur für Lernende, die ihnen anschaulich und Schritt für Schritt die Thematik nahebringen kann.

Dabei sind wir zu der Überzeugung gekommen, daß es in manchen Bereichen noch einen Nachholbedarf gibt. Deshalb haben wir uns zusammen mit dem Hippokrates-Verlag entschlossen, das didaktische Leitmotiv „Sehen und Verstehen" auf ein Grundlagenbuch für Schüler der Physiotherapie oder alle anderen Interessierten anzuwenden.

Bei der Beschäftigung mit dem Thema hat sich allerdings herausgestellt, daß das Thema so umfassend ist, daß es nicht in einem Band unterzubringen ist. Deshalb sind schließlich zwei Bände entstanden. Die Quellen, an denen wir uns orientierten, sind immer angegeben. Wir haben nichts Neues erfunden, sondern nur das Wesentliche zusammengetragen.

Im Band I werden die allgemeinen Grundlagen für eine gezielte Befunderhebung dargestellt, zunächst die Theorie und dann die praktische Darstellung, insbes. der Muskelfunktionsprüfungen und der Messungen.

Im Band II folgen dann die Grundlagen der Behandlung, d. h. alle Formen des Lagerns, passiven und aktiven Bewegens und des Haltens und Hinweise zur Gangschule. Hier legten wir Wert auf eine ausführliche bildliche und beispielhafte Darstellung der verschiedenen Formen. Dadurch kann der Lernende sich Schritt für Schritt die Grundlagen erarbeiten und auch seine Anmerkungen dazu machen.

Das Buch soll eine Anregung sein für alle, die sich mit dem Fach „Grundlagen der Krankengymnastik" auseinandersetzen und insbes. für die Schüler an Physiotherapieschulen, die erst Einblick in unseren schönen Beruf gewinnen sollen und sich ein stabiles Fundament für alle späteren Techniken und Methoden der Physiotherapie erarbeiten müssen.

Für die Mithilfe bei den Vorbereitungen zu diesem Buch danken wir insbes. Wolfgang Brummer, unserem Photographen, der mit großem Einfühlungsvermögen Bewegung im Bild festhalten kann und wie immer viel Geduld und Können zeigte.

Frau Daniela Sommerfeldt, die ebenfalls an der Physiotherapeutenschule des VPT unterrichtet, und Frau Ute Lipke, die uns mit Rat und Tat und als Modelle zur Seite standen, sei für ihre kollegiale Unterstützung herzlich gedankt.

Dem Hippokrates-Verlag, insbes. Frau Dorothee Seiz und Herrn Hartmut Kirsten gebührt unser Dank und unsere Anerkennung für die vorbehaltlose Unterstützung in der Verwirklichung unseres Vorhabens.

Fellbach im März 1998

Hilde Sabine Reichel
Regina Groza-Nolte

Geleitwort

Die Anforderungen auf dem Gebiet der Physiotherapie wachsen sowohl in Theorie und Praxis ständig. Umso wichtiger ist es, daß in der Schule neben einer fundierten praxisnahen mündlichen Vermittlung des Lehrstoffes auch entsprechend anschaulich gestaltete, verständliche Lehrbücher zur Verfügung stehen.
Frau Hilde Sabine Reichel, die fachlich wie publizistisch besonders erfahrene Leiterin der VPT-Akademie und leitende Lehrkraft der Massage- und Physiotherapieschule des VPT in Fellbach-Schmiden, und Frau Groza-Nolte haben ein derartiges Werk verfaßt.
Sie haben aus unterschiedlichen Quellen ein Lehrbuch zusammengestellt, das nach momentanem Wissenstand die Basis für eine fundierte Ausbildung darstellt.

Im **Band I** mit **theoretischen Grundlagen** wird ein breiter Raum der Bewegung schlechthin einschließlich Orientierung von Individuum und Therapeuten gewidmet, weiterhin werden die physikalischen Grundlagen der Bewegung sehr anschaulich dargestellt. Ein besonderes Kapitel ist der physiotherapeutischen Befunderhebung gewidmet, die in der Ausbildung einen hohen Stellenwert haben muß. Hinweise auf Befundgliederung, moderne Messverfahren sind ebenso gegeben wie genaue Beschreibungen der Muskelfunktionstests nach Janda.
Die Untersuchungstechniken sind sehr gut bebildert, wie es dem didaktischen Prinzip der Reihe „Sehen und Verstehen" entspricht, übersichtlich dargestellt und gut verständlich beschrieben.
Am Schluß eines jeden Kapitels stehen wiederholende Übungsaufgaben, die dem Lernenden die Möglichkeit geben, den Stoff nochmals zu rekapitulieren.

Im **Band II** ist die **Praxis** dargestellt. Es werden die passiven Techniken an den Extremitäten und im Bereich der Wirbelsäule ebenso ausführlich und klar dargestellt wie die aktiven, beide Grundlagen einer modernen Physiotherapie. Diese müssen vor allem visuell gut vermittelt werden, um dann in der Praxis erfolgreich umgesetzt zu werden. Es werden weiterhin zahlreiche Beispiele für den Umgang mit Geräten angeboten.

Bestechend an dem Lehrbuch ist die Übersichtlichkeit, die durchgängige Systematik und die ausgezeichnete Bebilderung. Da die Themen überwiegend bildhaft dargestellt und der Text knapp und deutlich gehalten ist, kann der Lernende sich gut zurechtfinden und, wie von den Autorinnen beabsichtigt, richtig mit dem Buch arbeiten.
Das wesentliche Verdienst der Autorinnen besteht darin, daß sie wesentliche Grundlagen übersichtlich zusammengetragen haben.
Das didaktische Konzept ist überzeugend und kann für die Ausbildung zum Physiotherapeuten ein ausgezeichnetes Wissen für Theorie und Praxis vermitteln. Auch für Ärzte in der Weiterbildung ist das Buch zu empfehlen, da sie für die Zusammenarbeit mit dem Therapeuten äußerst wertvolle Einblicke gewinnen können.

Ich wünsche diesem, aus der Erfahrung langjährigen Unterrichts an Schulen, bei Fortbildungskursen und Seminaren entstandenem Lehrbuch, daß es an Physiotherapieschulen so im Unterricht eingesetzt wird, wie es von den Autorinnen gedacht ist.
Ich beglückwünsche die Autorinnen zu diesem Buch.

Prof. Dr. med. Klaus Steinbrück
Chefarzt der Sportklinik Stuttgart Bad Cannstatt
Ärztlicher Direktor der VPT-Akademie und der
staatlich anerkannten Massage- und Physiotherapieschule Fellbach-Schmiden

Theoretische Grundlagen

Kennzeichen der natürlichen Bewegung

Leben ist Bewegung

Alle Strukturen des Bewegungssystems sind auf Bewegung ausgerichtet.

Fehlt die Bewegung, fehlt der adäquate Reiz, dann

- bauen die Strukturen ab
- bauen die Strukturen sich um
- oder gehen die Strukturen zugrunde.

Darum ist es die Aufgabe des Therapeuten, Bewegung in Gang zu setzen oder in Gang zu halten.

Kennzeichen der natürlichen Bewegung

Natürliche Bewegung erscheint uns in ihrem Ablauf so normal, dass wir nicht weiter darauf achten.
Natürliche Bewegung wirkt weich, rund und harmonisch. Darum ist sie dann auch ökonomisch.

Bewegung wird bewusst

- wenn sie schmerzt
- ungewohnt ist
- besonders anstrengend ist
- erst erlernt werden muss.

Den Plan für eine Bewegung erfassen wir zwar bewusst,
die Ausführung aber erfolgt über **automatisierte und halbautomatisierte** Bewegungsabläufe, die in unserem Nervensystem gespeichert und auf die entsprechende Aufgabe modifizierbar sind.

Jede Bewegung beginnt im Kopf!

Zielsetzungen der Bewegungstherapie *

Definition

Gezielter, dosierter, methodisch planmäßiger Einsatz von Bewegungsabläufen zur Erhaltung, Förderung oder Wiederherstellung der Leistungen vom Bewegungs- und Nervensystem, einschließlich der dabei beteiligten Funktionen von Kreislauf, Atmung und Stoffwechsel. (Conradi)

Zielsetzungen der Bewegungstherapie im Einzelnen sind

- Schmerzen zu beseitigen
- Bewegungseinschränkungen zu beheben oder zu verbessern
- Muskelkraft zu verbessern
- Muskuläre Dysbalancen zu beseitigen
- Koordination zu schulen
- unökonomische Bewegungsabläufe durch bessere zu ersetzen
- Wahrnehmung zu erhöhen
- Herz-Kreislauf-Funktion zu verbessern
- Atemfunktion zu schulen

u.a.m.

* Die Ausführungen der nächsten Seiten orientieren sich an dem Buch: Bewegungstherapie, herausgegeben von Conradi, E. und Brenke, R., Ullstein Medical Verlag, Wiesbaden 1993

Bewegung als sensomotorische Funktion

Bestimmende Komponenten der Bewegungstherapie

- Der Mensch ist als „informationsverarbeitendes System“ zu sehen
- Die Bewegung ist zu verstehen als sensomotorische Funktion
- Bewegung ist der spezifische Reiz für das Haltungs- und Bewegungs-, sowie für das Nervensystem
- Bewegung ist nicht durch andere Reize ersetzbar
- Bewegung ist die äußere, umweltbezogene Komponente der menschlichen Tätigkeit, die Ortsveränderung und Wechselwirkung zwischen Mensch und Umwelt einschliesst
- Bewegung muss begriffen werden als sensomotorischer und zugleich psychophysischer und nicht etwa als mechanischer Handlungsvollzug
- Vor dem Handeln steht das Prüfen der Situation und der Bezug zur eigenen Position.

Vier Komponenten der Willkürbewegung

1. die psychologische Komponente, die im Wesentlichen das bewusste Planen von Verhalten und Bewegen beinhaltet
2. die neurophysiologische Komponente, für die Prozesse der Wahrnehmung, Steuerung und Regelung der Motorik
3. der Komplex der physiologischen bzw. biochemischen Prozessabläufe im Muskel- bzw. Nervensystem
4. der biomechanische Komplex.

Unterschiedliche Störungen bei pathologischen Bewegungsabläufen

- psychoemotionale Fehlleistungen
- Koordinationsstörungen, die auf unterschiedlicher funktioneller oder pathomorphologischer Grundlage beruhen
- pathobiochemische Prozessabläufe, z.B. bei Muskel- oder Stoffwechselerkrankungen
- Missverhältnisse im mechanischen und biomechanischen Ablauf der Bewegung

Kriterien

Kriterien zur Beurteilung von Bewegungsabläufen

- Rhythmus der Bewegung
- Bewegungsfluss
- Bewegungspräzision
- Bewegungskonstanz
- Bewegungstempo
- Bewegungsumfang.

Ausgangsposition für die Bewegungstherapie muss eine Bewegungslehre sein, die die äußeren Aspekte der Bewegung mit denen der Motorik verbindet, und Schlussfolgerungen für die Vermittlung von Übungs- und Trainingsanleitungen bzw. Korrekturhinweisen gibt.

Zusammengefasst ergeben die Beurteilungskriterien die Harmonie der Bewegung

Motorischer Lernprozess

Bewegungstherapie muss als motorischer Lernprozess verstanden werden

Dies gilt auch für das sportliche Training.

Der physiologische Hintergrund hierfür ist die Bewegungskoordination.

Beim Erlernen von Bewegungen ist zu unterscheiden zwischen

- intellektueller
- perzeptiver-begrifflicher
- sensomotorischer
  Ebene.

Motorisches Lernen schließt die Einbeziehung der Persönlichkeit des Kranken ein.

Eine physiologisch orientierte Behandlung muss immer das Prinzip der Selbstkontrolle miteinbeziehen.

Ziel motorischer Lernprozesse ist

die Aneignung und Vervollkommnung motorischer Handlungen, die ziel-, zweck- und gegenstandsbezogen sind, ideell widergespiegelt wurden und der Folgekritik unterliegen.

1. Lernphase **Erreichen der Grobkoordination**	**2. Lernphase** **Erreichen der Feinkoordination**	**3. Lernphase** **Erreichen der stabilisierten Feinkoordination**
Aufgabenerfüllung nur bei günstigen Ausführungsbedingungen und voller Konzentration möglich	bei günstigeren Ausführungsbedingungen Aufgabe mit Leichtigkeit erfüllt erhöhte Leistung	Aufgabenerfüllung auch unter erschwerten Bedingungen mit großer Sicherheit
messbare Leistung gering	bei erschwerten Bedingungen Aufgabenerfüllung unvollkommen, geringe Leistung	Anwendbarkeit in verschiedensten Situationen hohe und höchste Leistung bei hoher Konstanz

(nach *Conradi*)

Nur das Übbare üben!

Motorischer Stereotyp

Definition

Ständig wiederkehrende typische Bewegungsabläufe, die sich durch die Wiederholung einschleifen, immer flüssiger werden, bis sie schließlich schnell, präzise und damit ökonomisch werden.

Einen motorischen Stereotyp erarbeitet man sich durch Training.

Im Sport werden zur Erreichung einer besseren Leistung bestimmte Bewegungsabläufe immer wiederholt und damit verfeinert und verbessert.

Grundeigenschaften des motorischen Stereotyps

Gewisse Grundaktivitäten sind für alle Menschen gleich,
wie z.B. das Gehen.

Obwohl alle Menschen ein individuelles Gangbild haben, fällt es doch sofort auf, wenn daran etwas abweicht, sich z.B. ein Hinkmechanismus nach einer Verletzung einstellt.

Jeder Mensch hat seine eigenen motorischen Stereotypien.
Daran ist er erkennbar, vor allem für Menschen aus seinem engeren Bekannten- und Freundeskreis.

> Den natürlichen motorischen Stereotyp eines Menschen sollte man nicht stören, wenn er nicht Grundlage für Beschwerden ist.

Definition
Fehlerhafter motorischer Stereotyp

Falsche oder unökonomische Bewegungsabläufe, die sich einschleifen und automatisiert werden
Es fehlt ihnen das Kennzeichen der natürlichen Bewegung und damit die Ökonomie.

Das Nervensystem übernimmt diese Muster schließlich als normal.

Dem Individuum wird dann nicht mehr bewusst, dass es sich um falsche Muster handelt.

Um falsche motorische Stereotype auszumerzen, sind ca. 100 000 Wiederholungen nötig.

Dies ist nur möglich, wenn die **Mitarbeit = Compliance** des Patienten gewonnen wird.

Compliance

Die Compliance des Patienten zu erhalten, ist eine der wesentlichen Aufgaben des Therapeuten.

Sie erfolgt in folgenden Schritten:

- Erkennen des Problems, ... d.h. Gegenüberstellen von alten = falschen und neuen = besseren Bewegungsabläufen
- Gewinnen der Mitarbeit, ... d.h. den Patienten überzeugen, dass er sein Bewegungsverhalten ändern muss
- Möglichkeit schaffen, dass eine genügend hohe Anzahl von Wiederholungen erfolgt, ... d.h. Integration in den Alltag.

Unser Zentralnervensystem übernimmt nur etwas ins Langzeitgedächtnis, wenn der Betreffende motiviert ist.
Man muss das limbische System ansprechen

Der Therapeut muss zusammen mit dem Patienten Möglichkeiten suchen, die verbesserten Bewegungsabläufe sinnvoll in die Aktivitäten des täglichen Lebens einzubauen

Einsatz der Sinne in der Physiotherapie

Sinne schärfen

Für den Physiotherapeuten sind aufmerksame Augen, offene Ohren und feines Fingerspitzengefühl nötig, um alles das beobachtend zu erfassen, was für die Untersuchung und Behandlung eines Patienten erforderlich ist. Wenn nicht genau genug beobachtet wird, werden die Befunde lückenhaft und die Therapie hat keinen Erfolg.
Für den erfolgreichen Umgang mit dem Patienten ist es also erforderlich, seine Sinne zu schärfen.

Auge und Ohr sind für Physiotherapeuten unersetzliche Informanten

Biologische Erkenntnistheorie

Menschen sind Beobachter der Welt, in der sie leben.

Beobachten heißt, Unterscheidungen treffen. Die Gehirne von beobachtenden Menschen errechnen aus Unterschieden Zustände, die man als „Erkennen" beschreiben kann.

Verständigung durch Beobachten

Menschen sprechen mit anderen Menschen über Beobachtungen und suchen nach Verständigung. Durch das gemeinsame Sprechen verschiedener Beobachter werden Wirklichkeiten konstruiert. Unterschiede machen zu können ist abhängig von Strukturen der kennenden/beobachtenden Systeme (d.h. vom Gehirn) und seiner Programmierung (Erfahrung, Persönlichkeit).

*die nachfolgenden Ausführungen beziehen sich auf das Buch:
Physiotherapie mit allen Sinnen Herausgegeben von A. Hüter-Becker, Thieme-Verlag

Menschliches Erkennen (Kurt Ludewig)

- Menschliches Erkennen ist ein biologisches Phänomen und nicht durch die Objekte der Außenwelt, sondern durch die Struktur des Organismus determiniert.
- Menschen haben ein operational und funktional geschlossenes Nervensystem, das nicht zwischen internen und externen Auslösern unterscheiden kann. Daher sind Wahrnehmung und Illusion innerer und äußerer Reiz im Prinzip ununterscheidbar.
- Menschliche Erkenntnis resultiert aus „privaten" Erfahrungen, und ist als Leistung des Organismus grundsätzlich subjektgebunden, somit unübertragbar.

Menschliche Systeme entwickeln sich in der Auseinandersetzung mit dem Kontext und anderen Menschen.

Interpretation gesammelter Informationen

Das was der Mensch beobachtet und erkennt, ist seine individuelle Hirnleistung, sowie ein subjektives, neurophysiologisches Rechen- und Interpretationsergebnis von gesammelter Information, die über Sinnesorgane und elektrische Reizleitung ins Netzwerk „Gehirn" gelangen.

Einmalige Struktur Gehirn

Jeder Mensch sieht prinzipiell etwas anderes als alle anderen, weil jedes Gehirn mit seiner Struktur einmalig ist.

Jeder hat seine Wirklichkeit

Menschen müssen miteinander reden, um Mensch zu sein. Man muss sich allerdings darüber im Klaren sein, dass man im Grunde aneinander vorbeiredet, weil jeder seine Wirklichkeit sieht. Dennoch ist es sinnvoll, miteinander zu sprechen, weil man nützliche Vereinbarungen treffen kann. Wir können durchaus in der Sprache das formulieren, was wir beobachten, aber ohne Wahrheitsanspruch.

Vereinbarungen sind nützlich

Wenn wir mit Patienten reden, so machen sie etwas aus unseren Angeboten. Es geht nicht um die Frage, wer recht hat, sondern darum, ob man miteinander so sprechen kann, dass Vereinbarungen getroffen werden, die hilfreich, nützlich und zweckmäßig sind.

Muster von Erregungsmustern

Was im Gehirn ankommt, ist nicht die Wirklichkeit, sondern ein Muster von Nervenerregungen. Das was wir daraus machen, ist unsere Auffassung von Wirklichkeit, unsere eigene Interpretation von Erregungsmustern.

> Statt einen Befehl zu erteilen, sollte der PT fragen: können Sie mit meinem Vorschlag etwas anfangen?

Konsequenzen für die Praxis

Systemisch denken und handeln könnte bedeuten:
Menschen und deren Auffälligkeiten im Kontext ihres Lebensumfeldes zu sehen.

Dinge neu bewerten

Der Physiotherapeut soll seine Aufmerksamkeit auch auf Fähigkeiten und Potenziale richten und ggf. Dinge neu bewerten, die bisher als defizitär angesehen wurden und als negativ gewertet.

Der Physiotherapeut ist kein neutraler Beobachter

Der Physiotherapeut muss berücksichtigen, dass er kein neutraler Beobachter ist, sondern ganz subjektiv seine Wirklichkeit produziert.
Der Pt kann als Fachmann kein anderes System instruieren. Er muss davon ausgehen, dass sich die Systeme selbst organisieren und dies nicht wegen einer Intervention, sondern trotz dieser.

Er kann dem Patienten ein Angebot machen und versuchen, eine gemeinsame Basis zu finden. Daraus ergibt sich mehr Bescheidenheit hinsichtlich der Wirkungsmöglichkeit und mehr Respekt vor den Leistungen und Fähigkeiten anderer Systeme.

Was ist Beobachten?

In erster Linie heißt es die Aufmerksamkeit auf jemanden oder etwas zu richten.

Erkennen einer Situation

Dazu werden die Augen benötigt, aber auch die Wahrnehmung, das Erkennen einer Situation. Dazu wird das Langzeitgedächtnis herangezogen.

Definition: *Die Medizin definiert Beobachten als ein planmäßiges Erfassen sinnlich wahrnehmbarer Vorgänge und Umstände.*

Beobachten ist Bestandteil der Untersuchung

Für den Physiotherapeuten ist das Beobachten wesentlicher Bestandteil der Untersuchung.

Bewegungsverhalten

Nicht das Bewegungsverhalten z.B. beim Aufstehen und Hinsetzen, Schuhe anziehen, sondern auch Gestik und Mimik ergeben wichtige Informationen. Da das intensive Hinschauen für den Patienten ungewohnt ist, ist es wichtig für ihn, zu fühlen, daß er ernst genommen wird.

Statik

Beobachten ist wesentlich bei der Beurteilung der Statik.
Dabei sollte sich der Physiotherapeut immer so platzieren, dass er optimal alles erfassen kann, genügend Abstand zum Patienten und keine perspektivische Verzerrung hat.

Problemsammlung

Zur schnellen Orientierung hat es sich bewährt, zunächst eine Problemsammlung zu machen.

Da es für einen optimalen Bewegungsablauf keine eindeutige Lösung gibt, ist es wichtig, zu erkennen, ob der Patient schon die für ihn optimale Lösung gefunden hat.

Einsatz der Sinne in der Physiotherapie

Kommunikation

Damit Beobachtungen einen Sinn bekommen, muss man kommunizieren können.
Für Physiotherapeuten gibt es spezifisches Fachvokabular, aber mit Patienten muss man eine Sprache finden, die dem gegenseitigen Informationsaustausch nützlich ist.
Nicht jeder versteht unter demselben Ausdruck dasselbe: z.B. was ist breit, was ist schmal?
Vor allem sollte man sich davor hüten, zu früh die eigenen Interpretationen hineinfließen zu lassen .

Dokumentation

Dokumentation ist für den Physiotherapeuten gesetzliche Vorschrift. Sie dient auch als Diskussionsgrundlage mit dem Arzt oder Kollegen.
Man sollte nicht zu viel notieren, am besten nur Abweichungen, Vordrucke und allgemein gültige Ausdrücke benutzen.

Beobachtung

Der Physiotherapeut ist in der Regel der Beobachter, der Patient der Beobachtete, er stellt die Zusammenhänge her zwischen dem, was er gesehen hat, wie er es erlebt und wertet.
Der Therapeut bildet Hypothesen, stellt sie in einen sinnvollen Zusammenhang und formuliert das Ergebnis.

Einsatz der Sinne in der Physiotherapie

Wahrnehmung

Wahrnehmung ist mehr ein automatisch ablaufender physiologischer Prozess. Schon Goethe sagte: man erblickt nur, was man schon weiß und versteht. Auch als Erwachsene müssen wir immer wieder sehen lernen und was wir noch nicht kennen, werden wir nicht verstehen. Sehen allein hilft nicht weiter. Unser Gehirn verknüpft das Gesehene mit anderen Systemen.
Unser Wahrnehmungsvermögen und unsere Erfahrung ermöglichen nur, dass wir das Gesehene so verarbeiten, dass es zu Gegenständen oder Situationen wird. Es ist immer wichtig, sich vielfältige Informationen und Erkenntnisse, die über das reine Sehen hinausgehen, zu beschaffen, um das Beobachtungsvermögen zu schulen.

Emotionale Bereitschaft

Bewusstes, d.h. mitteilbares Sehen ist nur möglich, wenn Interesse und innere Beteiligung vorhanden sind und das Gesehene an unser Bewusstsein dringt. Man muss neugierig sein.
Um Menschen mit ihrer Vielfalt an individuellem Bewegungsverhalten gut zu verstehen, ist viel Übung nötig. Dazwischen kann man sich auch einmal irren und in eine Sackgasse geraten.
Die Fähigkeit, immer mehr zu sehen, macht neben anderen Fertigkeiten erfolgreiche Physiotherapeuten aus.

Konzentration

Natürlich wird das Ergebnis der Beobachtung besser ausfallen, wenn man sich gut darauf konzentriert. Dies setzt wiederum Interesse voraus, aber auch Störquellen, z.B. zu viel Lärm drum herum, müssen beseitigt werden. Ein weiterer, nicht weniger wichtiger Punkt, ist die Erfahrung, die man aber erst im Laufe des Berufslebens sammelt. Dazu benötigt man Geduld und Zeit. Beobachtungsgabe kann man aber auch üben, z.B. indem man Bilder anschaut und versucht, sich möglichst viele Details zu merken, sie wiederzugeben und diese in unterschiedlichen Situationen zu wiederholen.

Hören und Zuhören

Die Fähigkeit des Zuhörens ist für Physiotherapeuten sehr wichtig und spielt während der Behandlung eine wichtige Rolle.

Äußere Faktoren

Es muss abgeklärt werden, ob der Raum gemütlich ist, nicht zu viel Lärm um ihn herum ist, oder sonst etwas den Patienten ablenken kann.

Innere Faktoren

Mit dem Gedanken dabei sein. Manchmal ist man auch als Therapeut etwas abwesend, weil einen etwas geärgert hat.

4 Aspekte einer Nachricht Friedemann Schulz von Thun

Sachinhalte: worüber man informiert

Selbstoffenbarung: was man von sich kundgibt

Beziehungsaspekt: was man von seinem Gegenüber hält
Appell: wozu man das Gegenüber veranlassen möchte.
Schulz von Thun spricht von den 4 Ohren des Empfängers:

Die 4 Ohren des Empfängers

- Sachohr
- Selbstoffenbarungsohr
- Beziehungsohr
- Appellohr.

Wir bemerken, bewusst oder unbewusst, ob z.B. Mimik, Gestik, Körperhaltung und das Verhalten des Gegenübers zu seinen Worten passen, d.h. ob sie kongruent sind. Probleme gibt es, wenn sie nicht zueinander passen. Mit einer Rückmeldung geben wir zu erkennen, ob wir verstehen, was unser Gegenüber sagen wollte: aktives Zuhören.

Aktives Zuhören

Man hört auch mehr aus den Worten heraus, als eigentlich gesagt wird, z.B. ob der Patient nach Atem ringt, Angst hat, Schmerzen hat etc.

Palpieren = mit den Fingern sehen

Das Anfassen von Gegenständen ist sehr eng mit dem Verstehen und Begreifen unseres Verstandes verbunden.
„Ich kann es nicht fassen".

Erste Information

Schon durch den Händedruck bekommt man die erste Information. Durch Palpation erfahren wir z.B.

- ob eine erhöhte Temperatur besteht
- die Haut feucht ist
- eine Schwellung besteht
- die Narbe verschieblich ist usw.

Man erkennt anatomische Strukturen, man kann Bewegung fühlen, Endgefühl testen, das Gelenkspiel prüfen.

Ruhende Strukturen werden mit bewegten Fingern und Bewegungen mit ruhendem Finger palpiert.

Über das, was wir tasten, bekommen wir auf Grund unserer Fachkenntnisse und unserer Erfahrung umfassende Informationen

Während wir tasten, gibt uns der Patient Schmerzen an.
Wir wissen, wie sich eine fiebrige Stirn anfühlt, was Schweißsekretion bedeutet, d.h. dass vegetative Reaktionen vorhanden sind.

Man tastet den Tonus, ob er zu hoch oder zu niedrig ist, wie sich erhöhte Spannung im Gewebe äußert. Osteopathen fühlen z.B. auch den Rhythmus der Liquorzirkulation.

Da der Schmerz ein Leitsymptom in unserer Behandlung ist, kann die Palpation als Provokation die Lokalisation des Schmerzes feststellen. Werden allerdings die Schmerzen durch Erkrankung eines inneren Organs hervorgerufen, so entstehen sog. Head´sche Zonen, die der Therapeut kennen muss, um eine Zuordnung vornehmen zu können.

Palpation muss man üben

Sehr gut geeignet ist die Anatomie in vivo, wo man knöcherne, ligamentäre und muskuläre Strukturen auf der Haut einzeichnen muss. Spätestens dann lernt der Therapeut, dass er nur mit wenig Druck und viel Gefühl Informationen bekommt.

Den Tonus im Unterhautgewebe kann man mit dem therapeutischen Strich aus der BGM oder mit der Kiblerfalte üben.
Auf alle Fälle benötigt man viel Erfahrung und Zeit, um durch Palpation genügend Informationen zu gewinnen.

Systematik

Die Orientierung des Individuums gliedert sich in drei Bereiche:

Orientierung am eigenen Körper	=	**Kinästhetische Wahrnehmung**
Orientierung im Raum	=	**Einwirkung der Schwerkraft**
Orientierung in der Horizontalen	=	**Gesichtsfeld Seite**

* Die nachfolgenden Ausführungen orientieren sich an dem Buch: Klein-Vogelbach, „Funktionelle Bewegungslehre“.

Kinästhetische Wahrnehmung

Die kinästhetische Wahrnehmung des Individuums ist zum größten Teil angeboren oder entwickelt sich in den ersten Lebensmonaten.

Man unterscheidet

- statisch kinästhetische Wahrnehmungsfähigkeiten
  - Ort
  - Distanz
- dynamisch kinästhetische Wahrnehmungsfähigkeiten
  - Richtung
  - Distanzveränderung

Orientierung ⇒ am eigenen Körper

Ortsempfindung **Statisch kinästhetische Wahrnehmung**

Wo ... ... ist mein Hinterkopf?

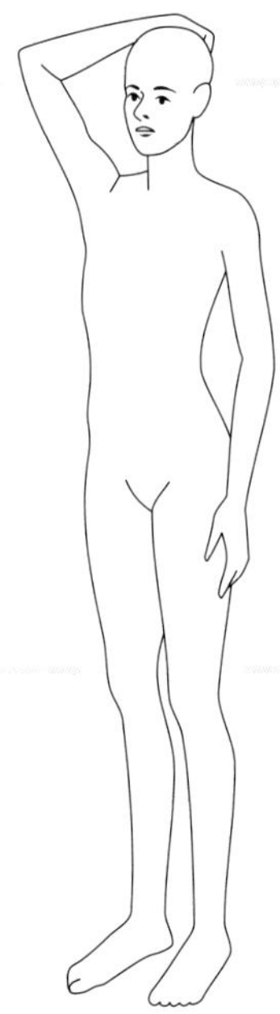

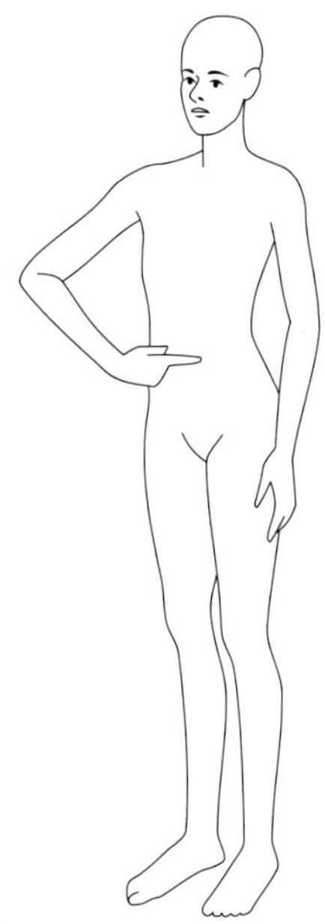

Wo ... ... ist mein Bauchnabel?

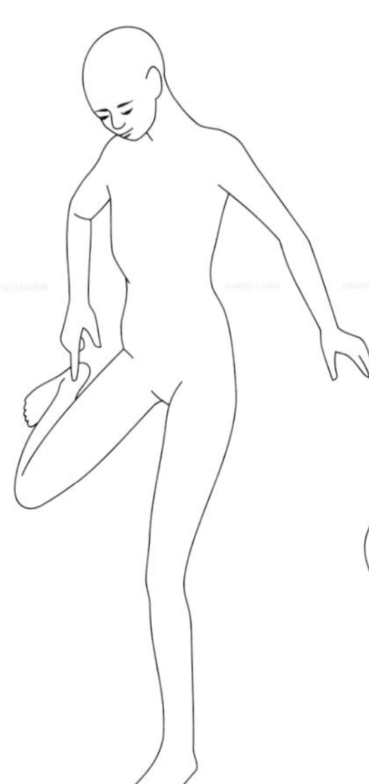

Wo ... ... ist meine rechte Ferse?

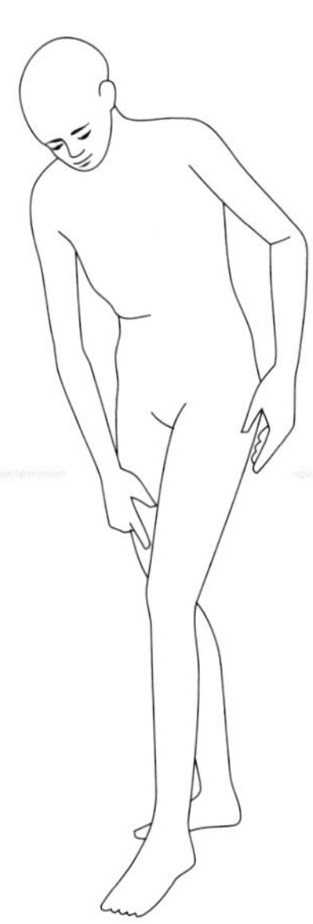

Wo ... ... ist mein linkes Knie?

Orientierung ⇒ am eigenen Körper

Distanzempfindung **Statisch kinästhetische Wahrnehmung**

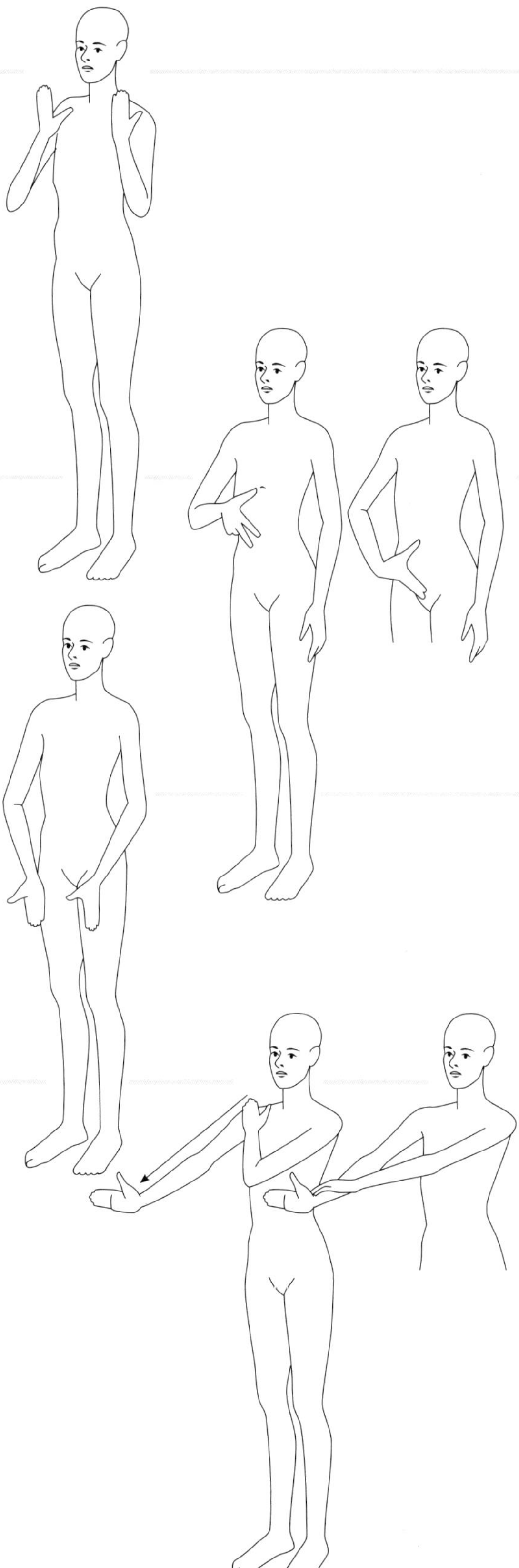

Wie weit … **… sind die Schultergelenke auseinander?**

Wie weit … **… ist der Bauchnabel von der Symphyse bzw. die untere Brustbeinspitze vom Bauchnabel entfernt?**

Wie weit … **… sind die Hüftgelenke voneinander entfernt?**

Welche Entfernung … **… hat die rechte Schulter zur rechten Hand?**

Richtungswahrnehmung Dynamisch kinästhetische Wahrnehmung

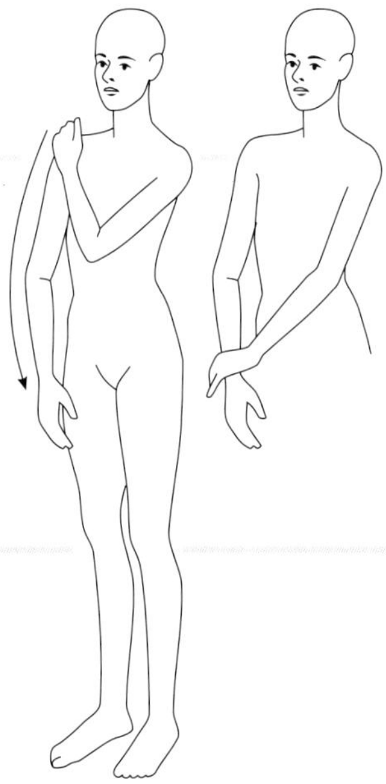

von – bis

Ich bewege meine linke Hand ...

... von der rechten Schulter zum rechten Handgelenk

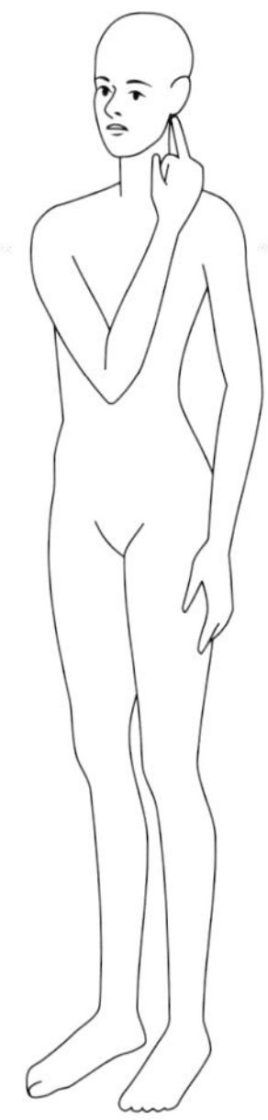

von – zu

Ich bewege meinen rechten Mittelfinger ...

... zum linken Ohrläppchen

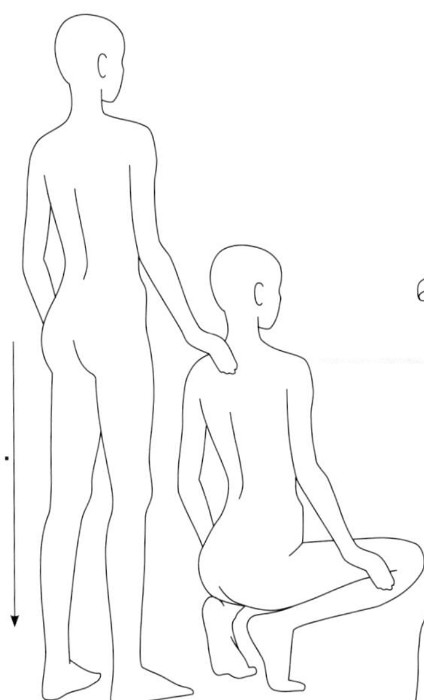

von – nach

Ich bewege mein Gesäß ...

... zu den Fersen

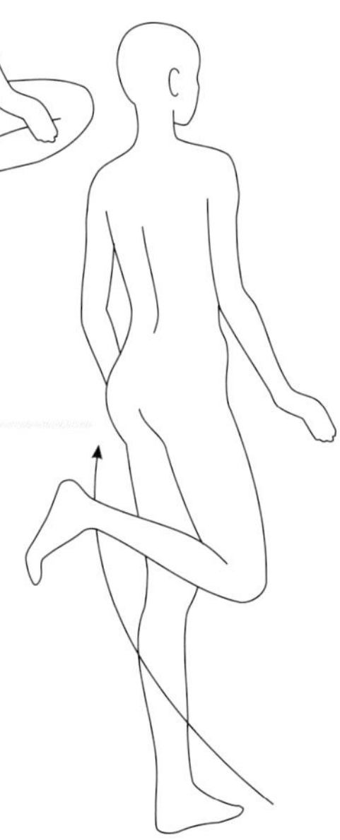

von – nach

Ich bewege meine rechte Ferse ...

... zum linken Sitzbeinhöcker

Orientierung ⇒ am eigenen Körper

Distanzveränderung **Dynamisch kinästhetische Wahrnehmung**

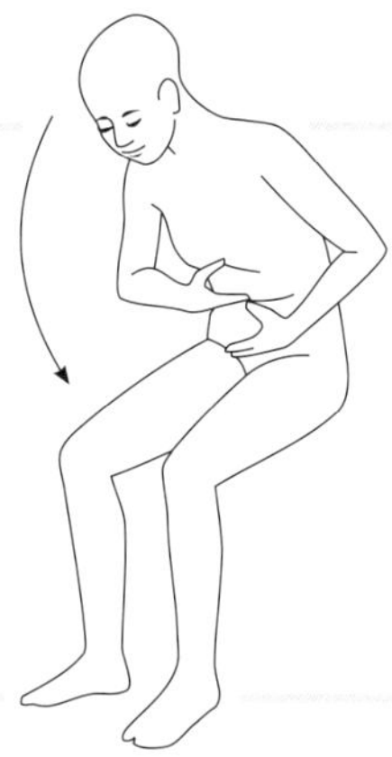

Ich nähere den Abstand zwischen unterer Brustbeinspitze und Symphyse an …

Annäherung

… der Rücken wird rund

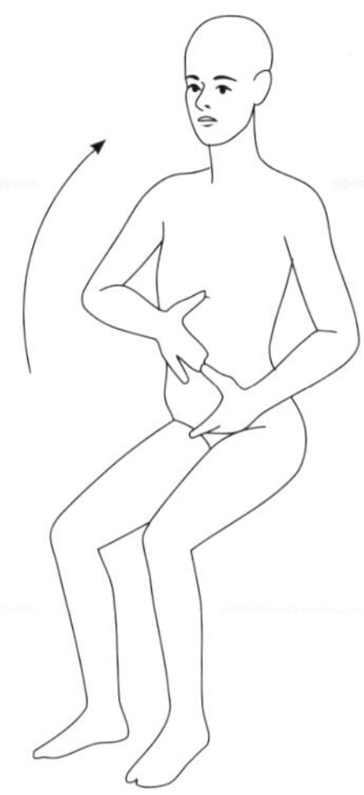

Ich vergrößere den Abstand zwischen unterer Brustbeinspitze und Symphyse …

Vergrößerung

… der Rücken streckt sich

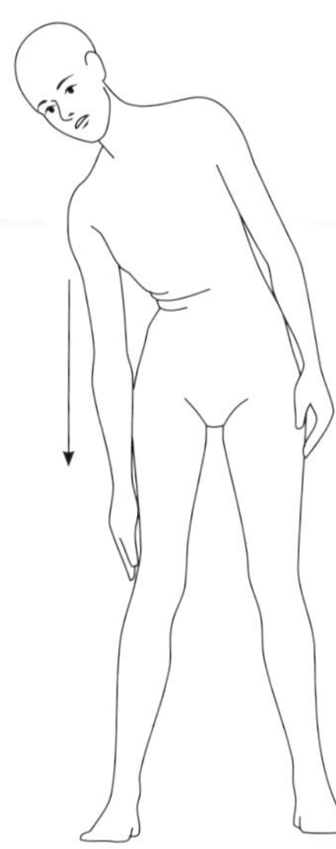

Ich nähere den rechten Mittelfinger dem rechten Kniegelenk …

Annäherung

… die Wirbelsäule macht eine Seitneigung

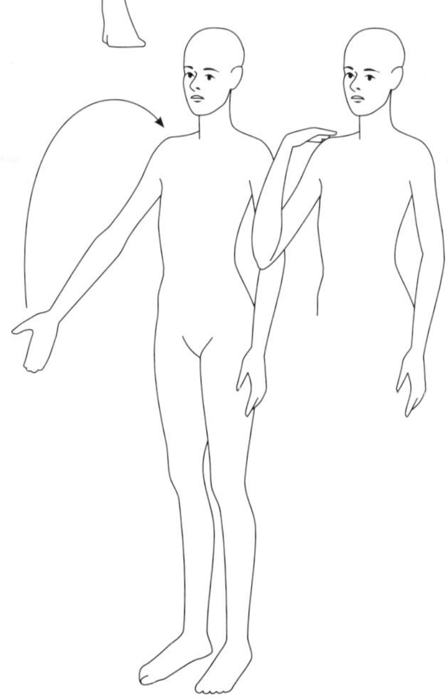

Ich nähere das rechte Handgelenk dem rechten Schultergelenk …

Annäherung

… der Ellenbogen beugt sich

Schwerkraft **Einführung**

Vorbemerkung

Jedes Lebewesen außerhalb des Wassers ist in seinem Bewegungsverhalten der Schwerkraft unterworfen.

Es hat viele Millionen Jahre gedauert, bis das Nervensystem über den Mechanismus des Eigenreflexbogens die Aufrichtung gegen die Schwerkraft ermöglichte.

Die Erdanziehung zieht uns immer in Richtung Boden.

Begriffe

zur Einwirkung der Schwerkraft

oben bedeutet ... — ... **weg** vom Erdanziehungsmittelpunkt

unten bedeutet ... — ... **hin** zum Erdanziehungsmittelpunkt

> In der normalen aufrechten Körperhaltung ist der Kopf oben, die funktionelle Körperlängsachse (KLA) steht senkrecht = vertikal. Der Mensch befindet sich im labilen Gleichgewicht.

Schwerkraft	Wirkung

Die Schwerkraft vermittelt uns das Gefühl unseres Körpergewichtes.

Qualitäten der Schwerkraft
- Druck
- Zug bzw. Hängen
- Druck mit Rutschtendenz
- Zug mit Rutschtendenz.

Druck

Wir spüren das Gewicht unter unseren Fußsohlen.

In guter aufrechter Körperhaltung spüren wir unter beiden Fußsohlen die gleiche Druckverteilung.

Lehnen wir uns nach vorne, spüren wir mehr Druck unter dem Vorfuß.

Lehnen wir uns etwas nach hinten, spüren wir mehr Druck unter den Fersen.

Hängen

Unser Körpergewicht kann uns auch das Gefühl des Hängens vermitteln, z.B. an einer Hängevorrichtung.

Druck mit Rutschtendenz

Wenn wir uns an etwas lehnen, spüren wir Druck mit Rutschtendenz.

Zug mit Rutschtendenz

Wenn wir uns von etwas weghängen, spüren wir Zug mit der Tendenz wegzurutschen.

Zug bzw. Druck mit Rutschtendenz erfordert erhöhte Muskelaktivität.

Orientierung des Individuums ⇒ in der Vertikalen

Schwerkraft **Wirkung**

Aufrechter Stand

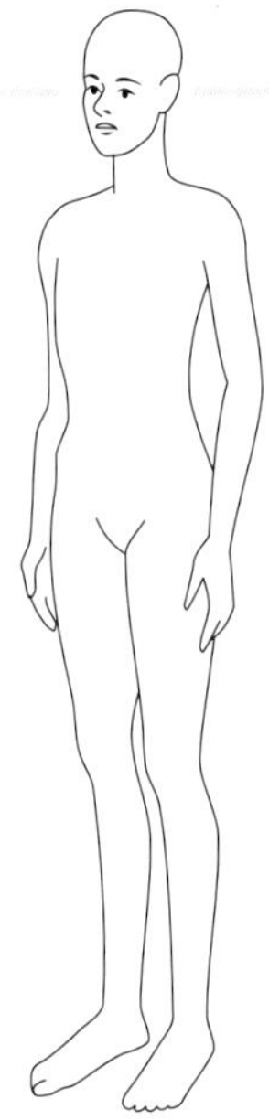

Der Kopf ist oben

Kopfstand

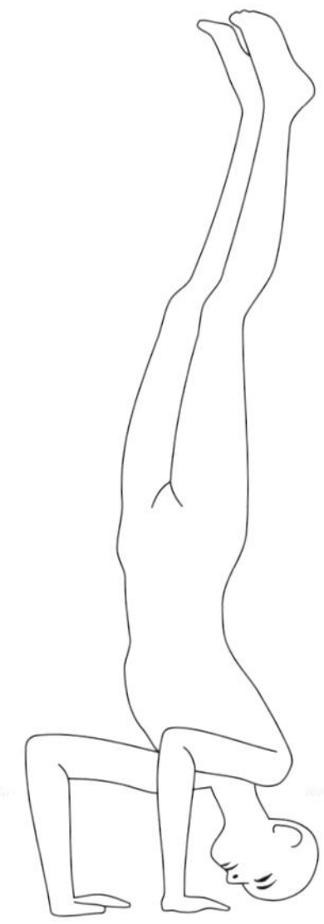

Der Kopf ist unten

Wahrnehmung des Körpergewichts

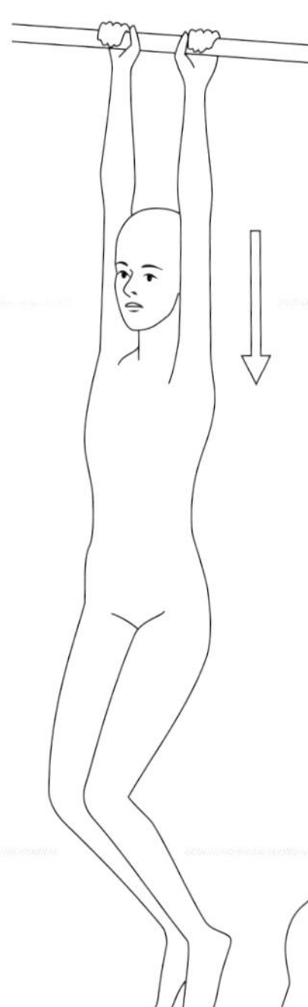

Durch Hängen an einer Hängevorrichtung

Druck (oder Zug) mit Rutschtendenz

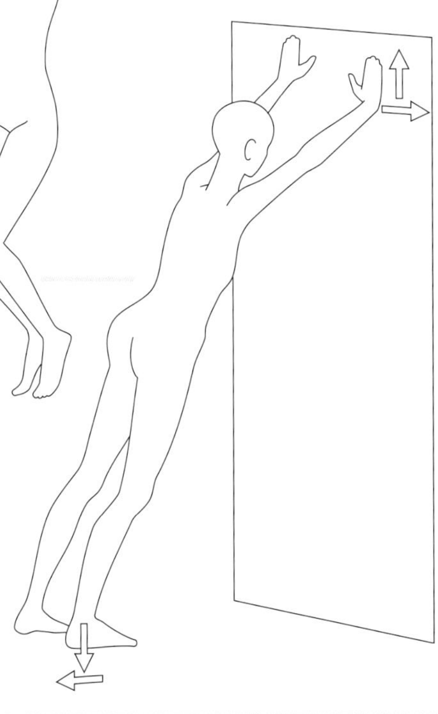

Stützen gegen eine Wand

Wenn wir uns nach vorne lehnen, um uns an eine Wand zu stützen, spüren wir mehr Druck unter dem Vorfuß. Wir entwickeln Aktivität in der Fuß- und Wadenmuskulatur, da die Füße wegzurutschen drohen.

Orientierung des Individuums ⇒ in der Horizontalen

Gesichtsfeld	Gliederung	
	Durch die Augen erfolgt die horizontale Gliederung des Raumes.	
Die Gliederung erfolgt in	**– vorne –** **– hinten –** **– rechts –** **– links –**	
Vor mir ist	der **Aktions**bereich, der **Seh**bereich	Ich komme aus dem Nichtsehbereich und gehe in den Sehbereich.
Hinter mir ist	der **Nichtaktions**bereich, der **Nichtseh**bereich	

Orientierung des Individuums ⇒ in der Horizontalen

Gesichtsfeld **Gliederung des Raumes**

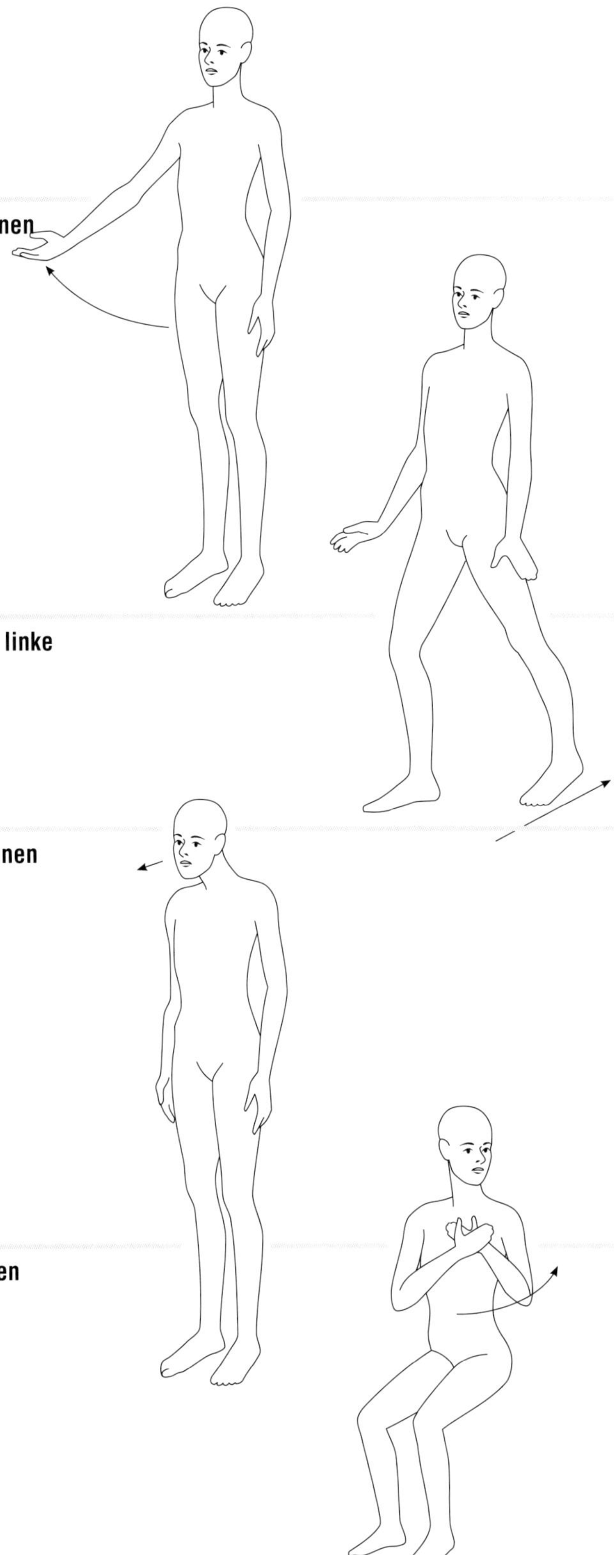

Ich bewege meinen rechten Arm … **… nach rechts**

Ich bewege das linke Bein … **… nach hinten**

Ich schiebe meinen Kopf … **… nach vorne**

Ich drehe meinen Oberkörper … **… nach links**

Durch die vertikale und die horizontale Gliederung des Raumes ist die Orientierung des Individuums im dreidimensionalen Raum möglich geworden.

Übungsaufgaben ⇒ Orientierung des Individuums

Fragen | **Meine Lösung**

1. Was ist das Kennzeichen einer natürlichen Bewegung?

2. Woran erkennt man einen fehlerhaften motorischen Stereotyp? Geben Sie ein Beispiel.

3. Was heißt Beobachten?

4. Welches sind die 4 Ohren des Empfängers?

5. Beschreiben Sie die Fähigkeiten, die wir durch unser kinästhetisches Wahrnehmungsvermögen besitzen. Geben Sie jeweils 3 Beispiele an.

6. Entwickeln Sie einige Beispiele, wie wir die Einwirkung der Schwerkraft wahrnehmen bzw. unseren Patienten vermitteln können.

7. Welche Begriffe gehören zur Gliederung des Raumes in der Horizontalen?

Die Antworten finden Sie auf den Seiten 311– 312

Der Homunkulus im Kubus

Das dreidimensionale Koordinatensystem

Es ist eine wichtige Orientierungshilfe, um das räumliche Denken zu ermöglichen.
Wir benutzen dieses
- um Bewegungen zu messen und zu bewerten
- um Bewegungsabläufe bzw. Störungen davon beurteilen zu können.

Wir stellen uns einen hypothetischen Menschen im Kubus vor

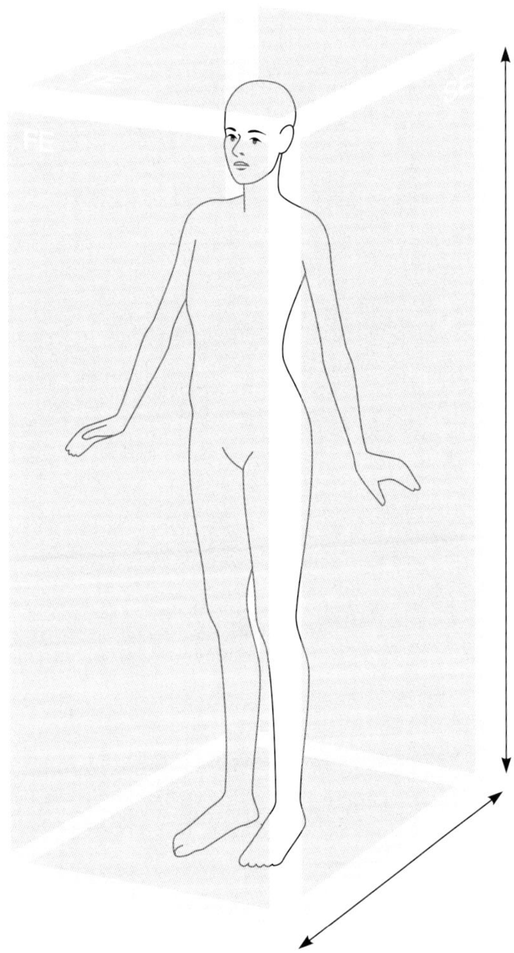

... die drei Flächen des Kubus werden in die drei Körperebenen eingeteilt

Jede Fläche bzw. Ebene kann unterteilt werden in ...

2 Ausdehnungen
4 Richtungen

Dieses Schema bezieht sich auf den Rumpf des Individuums.

Das Individuum kann sich im Raum verändern. Es nimmt dann dieses Koordinatensystem mit sich.

Wir betrachten zunächst die Ebenen in Bezug auf den Rumpf und anschließend in Bezug auf den Raum.

Ebenen **Frontalebene**

Die Frontalebene berührt den hypothetischen Menschen im Kubus vorne und hinten.

Ausdehnungen

kranial – kaudal
rechts – links

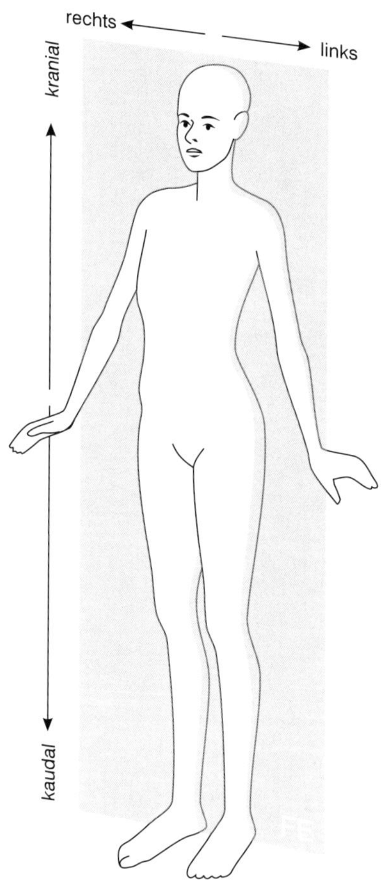

Richtungen

nach kranial – nach kaudal
nach rechts – nach links

Die Begriffe für die Ausdehnungen und die Richtungen orientieren sich am Körper des Individuums unabhängig von seiner räumlichen Lage oder Stellung.

Einwirkung der Schwerkraft **Frontalebene**

Aufrechter Stand oder Sitz

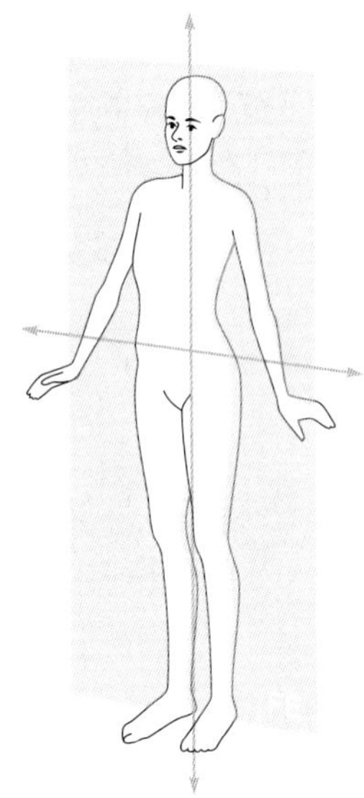

kranio-kaudale Ausdehnung vertikal

rechte - linke Ausdehnung horizontal

Seitlage

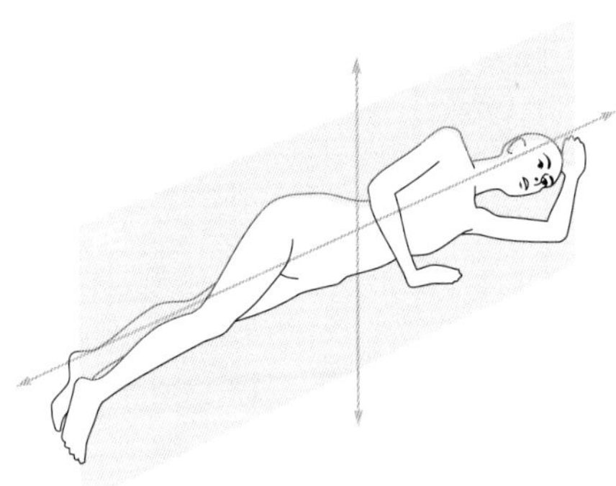

rechte - linke Ausdehnung vertikal

kranio-kaudale Ausdehnung horizontal

Rückenlage, Bauchlage

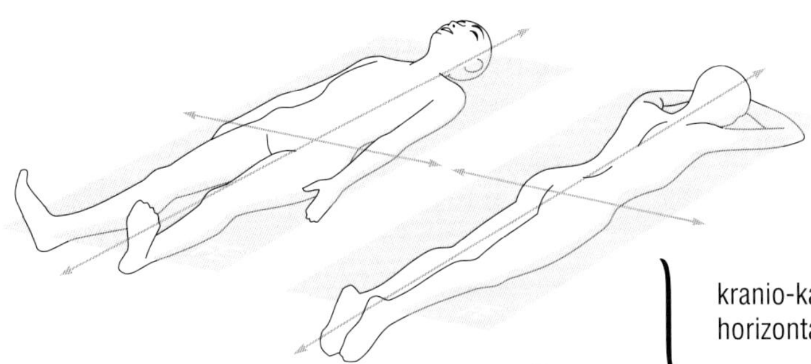

Vierfüßlerstand

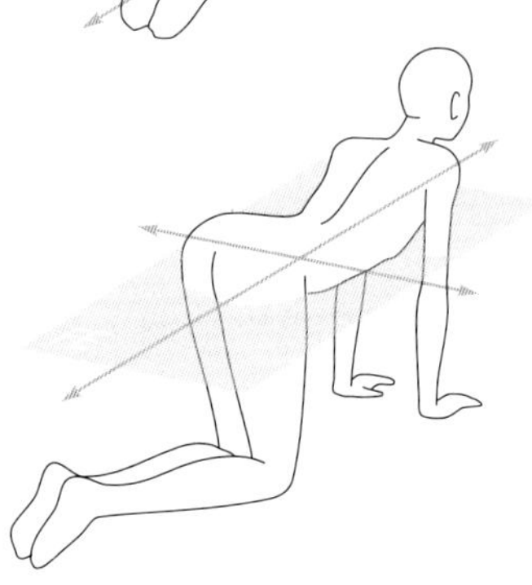

kranio-kaudale Ausdehnung horizontal

rechte - linke Ausdehnung horizontal

Frontalebene als Bezugsebene

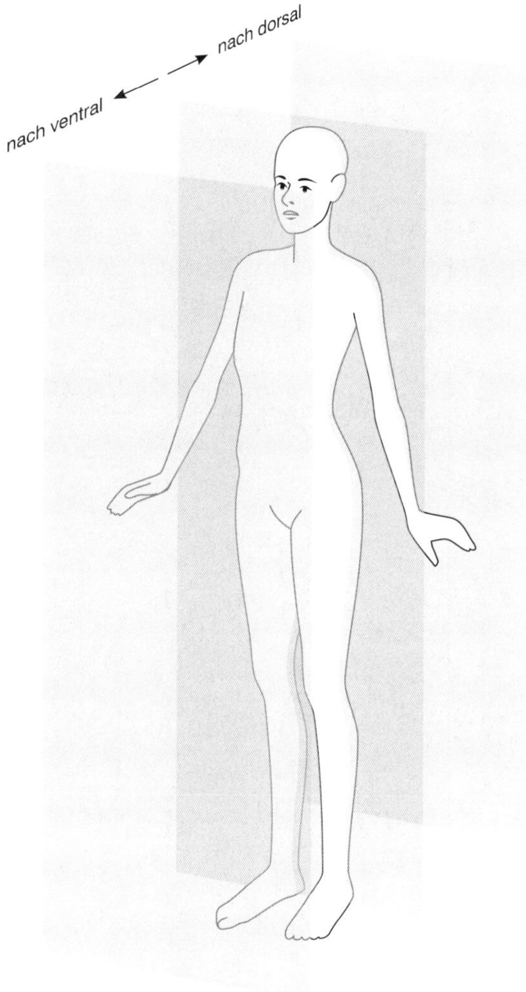

Die Frontalebene teilt uns ...

... in einen ventralen und dorsalen Abschnitt

Begriffe hierzu sind ...

ventral – dorsal
bzw.
nach ventral – nach dorsal

Wenn die Frontalebene durch den gedachten funktionellen Körpermittelpunkt geht, wird sie als **mittlere Frontalebene** bezeichnet.

Dazwischen ist sie beliebig zu verschieben.

Ebenen **Sagittalebene**

Sie berührt den hypothetischen Menschen im Kubus von den Seiten.

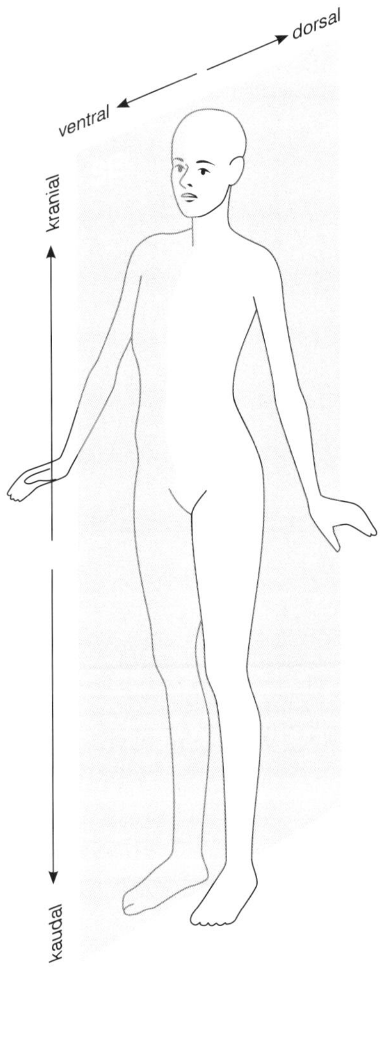

Ausdehnungen

kranial – kaudal
ventral – dorsal
(bzw. vorne – hinten)

Richtungen

nach kranial – nach kaudal
nach ventral – nach dorsal

Einwirkung der Schwerkraft	**Sagittalebene**

Rückenlage, Bauchlage

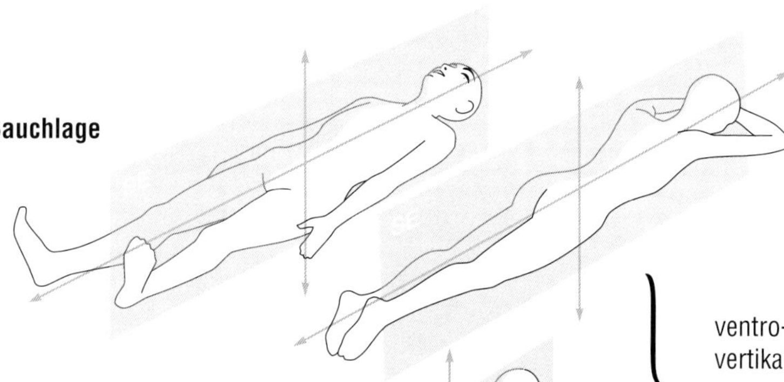

Vierfüßlerstand

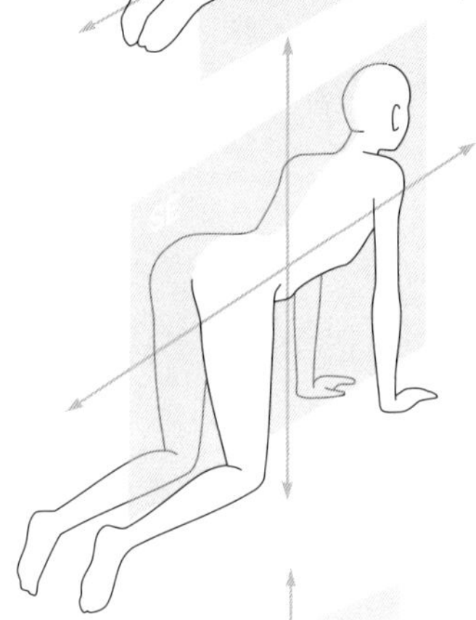

ventro-dorsale Ausdehnung
vertikal

kranio-kaudale Ausdehnung
horizontal

**Aufrechter Stand
(oder Sitz)**

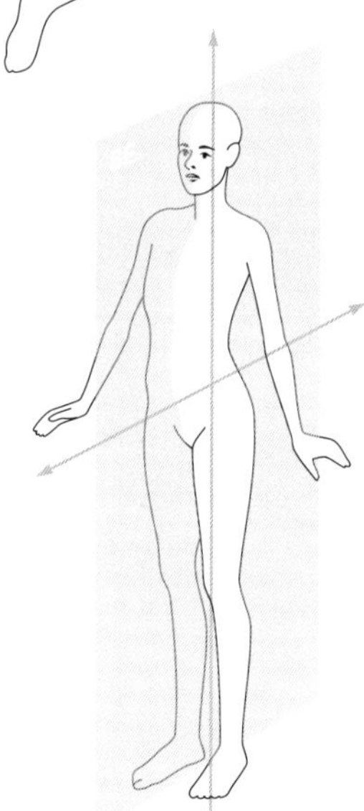

kranio-kaudale Einstellung
vertikal

ventro-dorsale Einstellung
horizontal

Seitlage

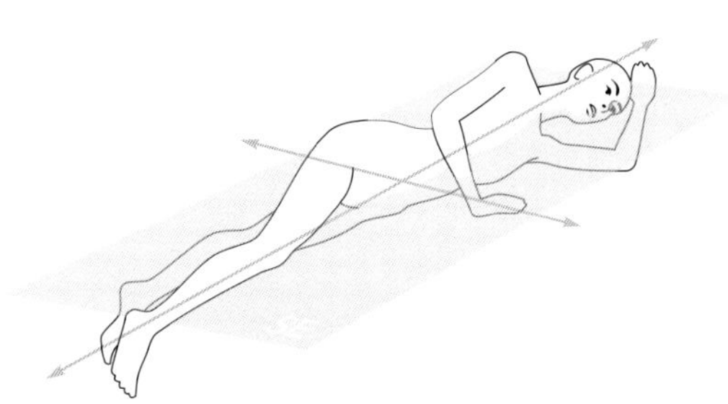

kranio-kaudale Ausdehnung
horizontal

ventro-dorsale Ausdehnung
horizontal

Sagittalebene als Bezugsebene

Die Sagittalebene
teilt uns ...

... in einen medialen bzw. lateralen Abschnitt

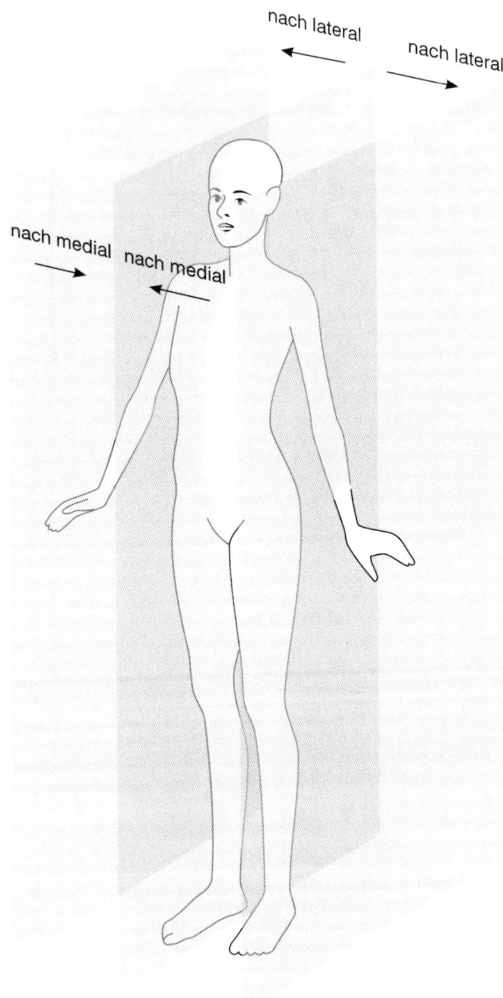

Begriffe hierzu sind ...

medial – lateral
bzw.
nach medial – nach lateral

Geht die **mittlere Sagittalebene** durch den gedachten funktionellen Körpermittelpunkt, wird sie als **Symmetrieebene** oder Medianebene bezeichnet.

Dazwischen ist die Sagittalebene als Bezugsebene beliebig zu verschieben.

Ebenen **Transversalebene**

Die Transversalebene berührt den Menschen im Kubus am Scheitel und an den Fußsohlen.

Ausdehnungen

rechts – links
ventral – dorsal

Richtungen

nach rechts – nach links
nach ventral – nach dorsal

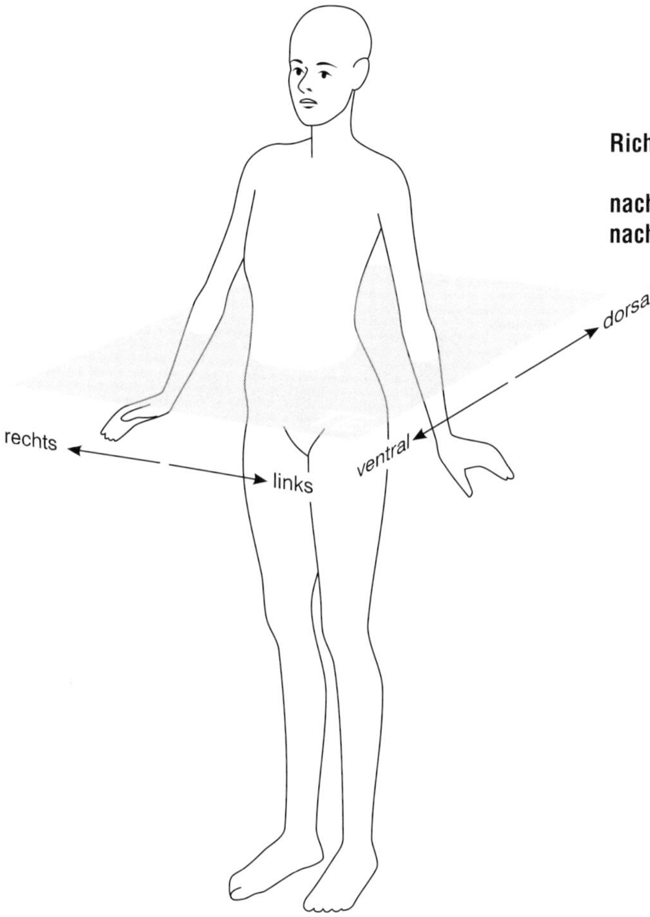

Steht der Homunkulus aufrecht im Kubus, wird der Kontakt an den Fußsohlen als **Standebene** und der Kontakt am Scheitel als **Scheitelebene** bezeichnet.

Orientierung des Therapeuten ⇒ Homunkulus im Kubus

Einwirkung der Schwerkraft	Transversalebene

Rückenlage, Bauchlage,

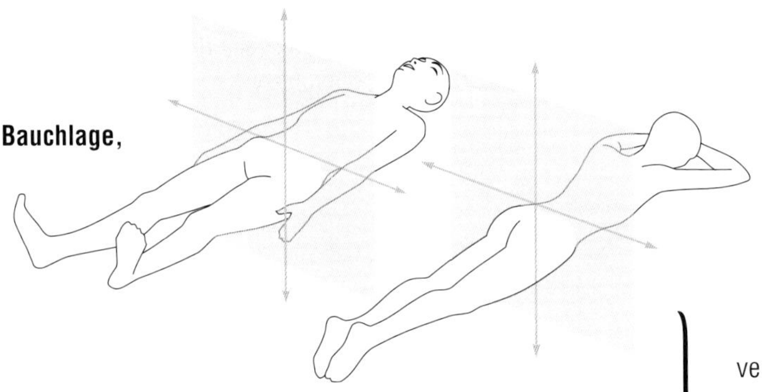

Vierfüßlerstand

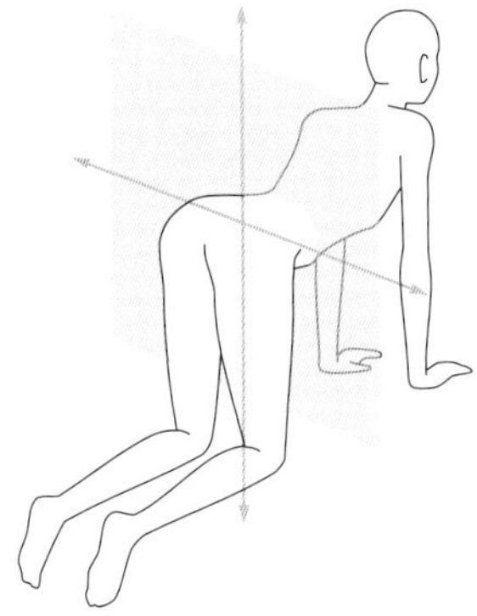

ventro-dorsale Ausdehnung
vertikal
rechte - linke Ausdehnung
horizontal

Seitlage

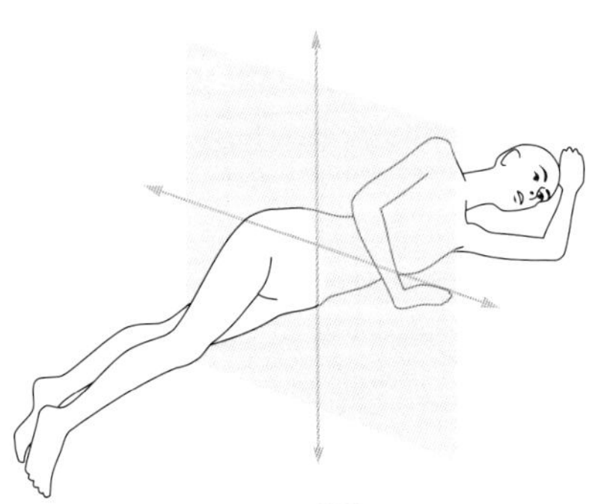

rechte - linke Ausdehnung
vertikal
ventro-dorsale Ausdehnung
horizontal

Aufrechter Stand oder Sitz

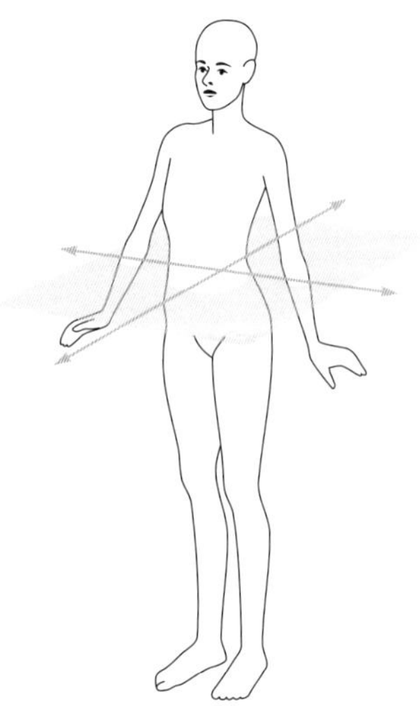

ventro-dorsale Ausdehnung
horizontal
rechte - linke Ausdehnung
horizontal

Die Transversalebene berührt den Menschen im Kubus am Scheitel und an den Fußsohlen.

Die **Transversalebene** teilt uns ...

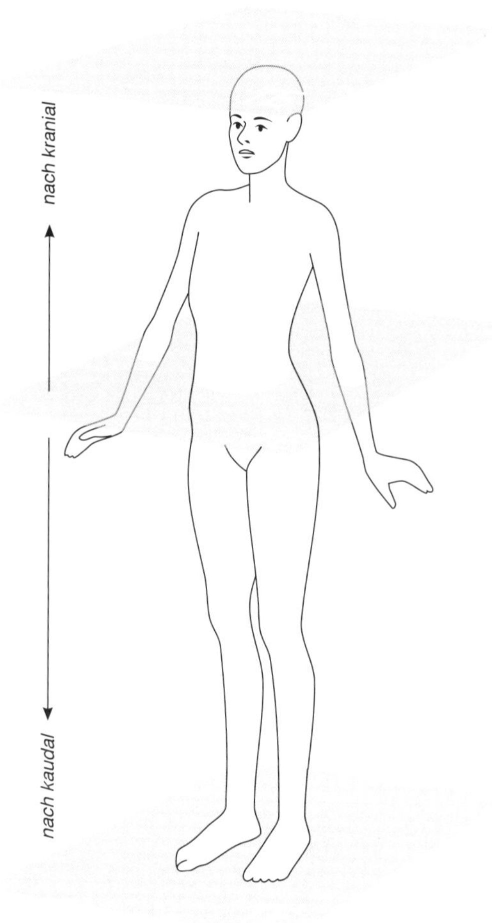

... in einen kranialen und kaudalen Abschnitt

Begriffe hierzu sind ...

kranial – kaudal
bzw.
nach kranial – nach kaudal

Geht die Transversalebene durch den gedachten funktionellen Körpermittelpunkt, wird sie als **mittlere Transversalebene** bezeichnet.

Dazwischen ist sie als Bezugsebene beliebig zu verschieben.

proximal – distal

Definition

Als proximalen Bezirk bezeichnet man das Areal um den funktionellen Körpermittelpunkt herum. Dies ist in etwa der Bereich des Bauchnabels. Alle anderen Körperbereiche sind distal davon, z.B. Schultergelenke, Hüftgelenke.

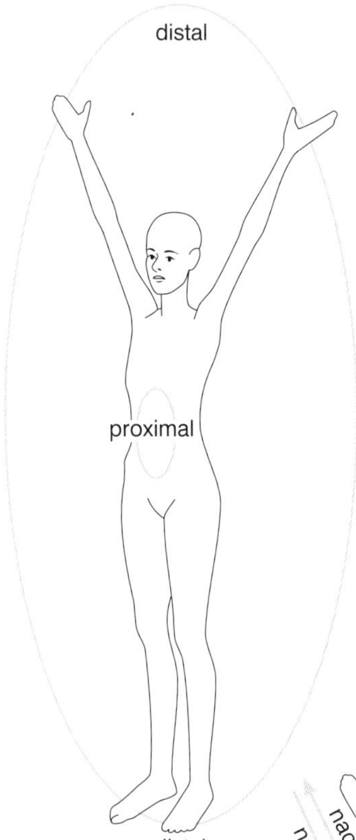

Ortsbegriff

proximal – distal

Distanzbegriff

distal – proximal
proximal – distal

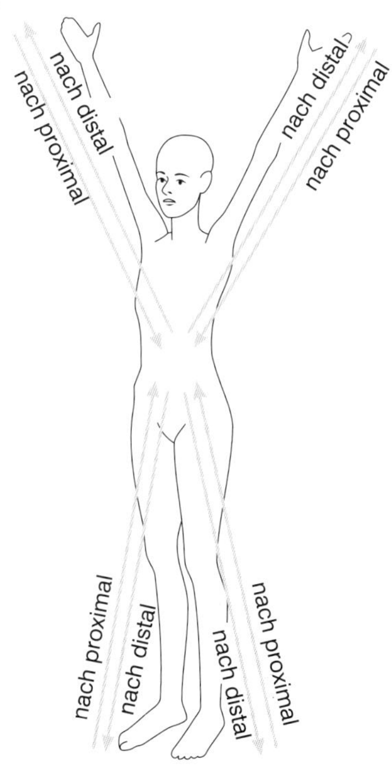

Veränderung der Distanz

Der distale Bezirk nähert sich dem proximalen

Der proximale Bezirk nähert sich dem distalen

Richtung

von proximal nach distal
von distal nach proximal

Beispiel	**proximal – distal**

> Werden zwei Körperabschnitte oder z.B. Gelenkpartner in ein Verhältnis zueinander gebracht, ist immer einer proximal und einer distal.

Skapula – Humerus

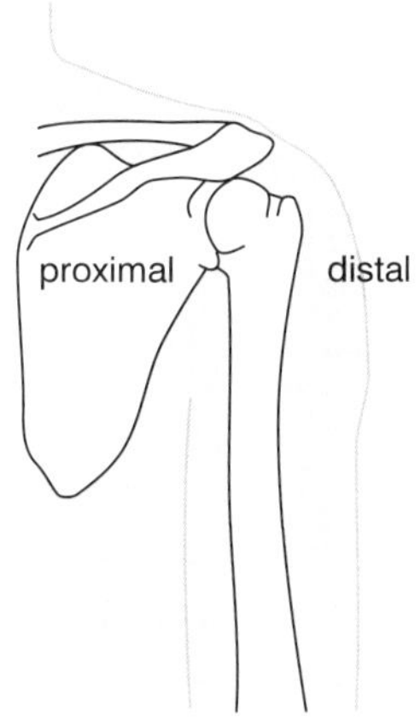

Skapula ist proximal

Humerus ist distal

Radiokarpalgelenk

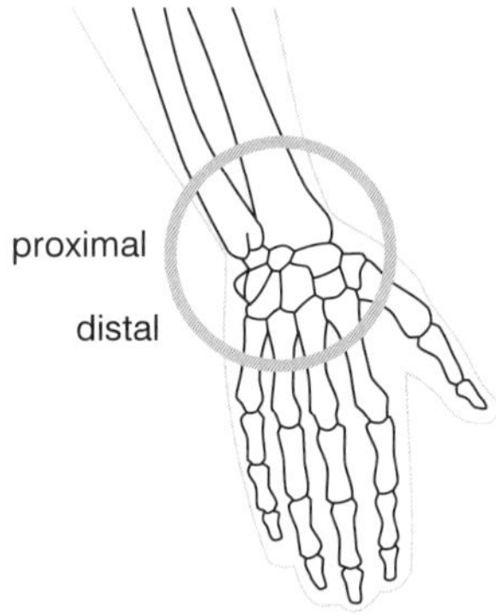

Radius und Diskus sind proximal

proximale Handwurzelreihe ist distal

Humerus als Röhrenknochen

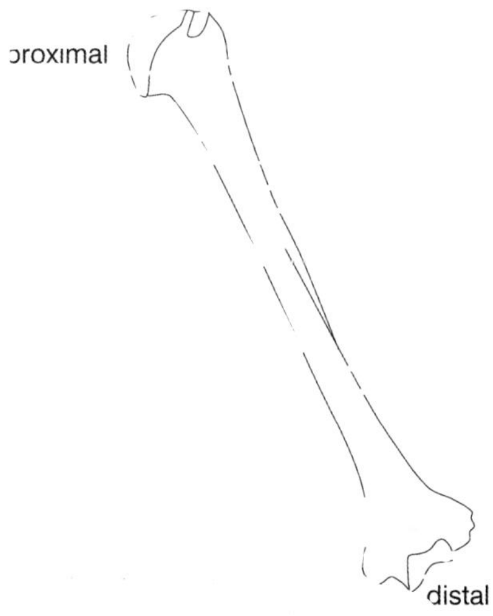

proximales Ende des Humerus

distales Ende des Humerus

Übungsaufgaben ⇒ Orientierung des Therapeuten

Fragen	Meine Lösung

1. In welche Ebene gehören die Begriffe:
   a) nach kranial – kaudal
   b) nach ventral – dorsal
   c) nach medial – lateral

2. In welcher Aste ist die Sagittalebene eingestellt?
   a) vertikal
   b) horizontal

3. In welche Hälften teilt die mittlere Frontalebene den Menschen?

4. Wie kann der funktionelle Körpermittelpunkt ermittelt werden?

5. Was ist distal, was ist proximal:
   a) Humerusschaft
   Caput humeri
   b) Unterschenkel
   Malleolus lateralis
   c) Nasenspitze
   Scheitelpunkt
   d) Steißbeinspitze
   Sakrumspitze

Die Antworten finden Sie auf Seite 313

Punkte – Linien – Achsen – Zeiger

Punkte

Punkte dienen als ...

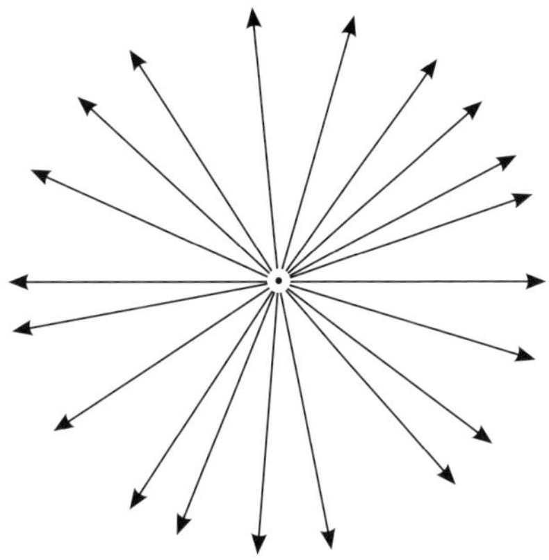

Orientierungspunkte

Distanzpunkte

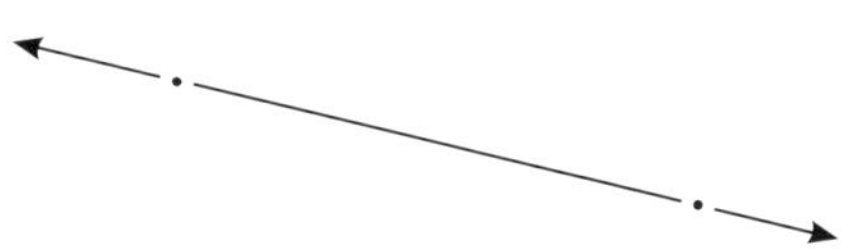

oder ...

Verbindungspunkte für
Linien und Achsen

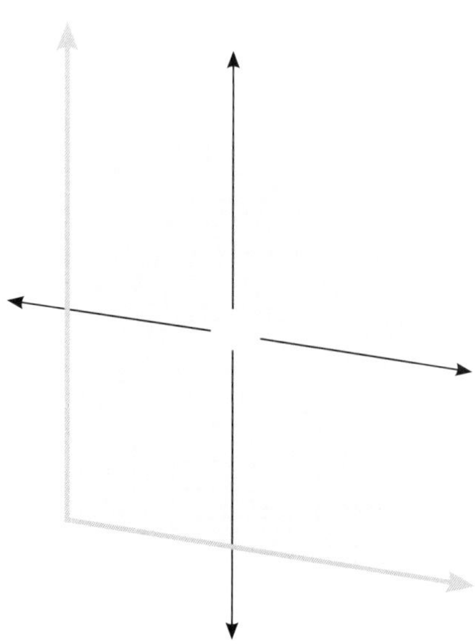

oder ...

3 Verbindungspunkte für
Ebenen
(3 Ausdehnungen,
6 Richtungen)

> Punkte haben keine Ausdehnung und unendlich viele Richtungen.

Beispiele **Orientierungspunkte**

Definition

Orientierungspunkte dienen zum Lokalisieren bestimmter Körperpartien, um sich dort zurechtzufinden.

Sie werden bei der Anatomie in vivo angezeichnet, wenn man gezielt behandeln will, z.B. mit Querfriktion.

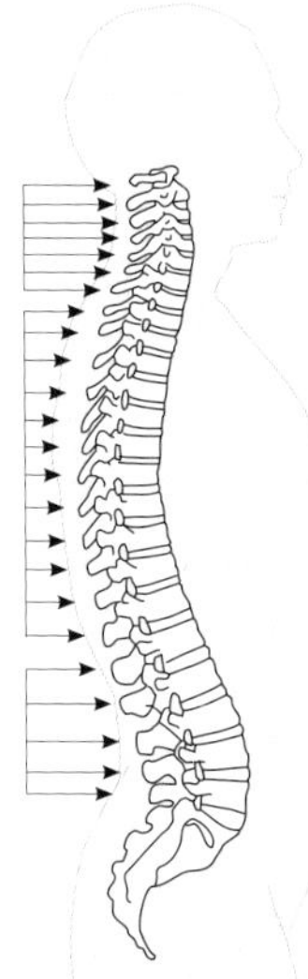

Die Spitzen der Dornfortsätze sind Orientierungspunkte ...

... für die Orientierung an der Wirbelsäule

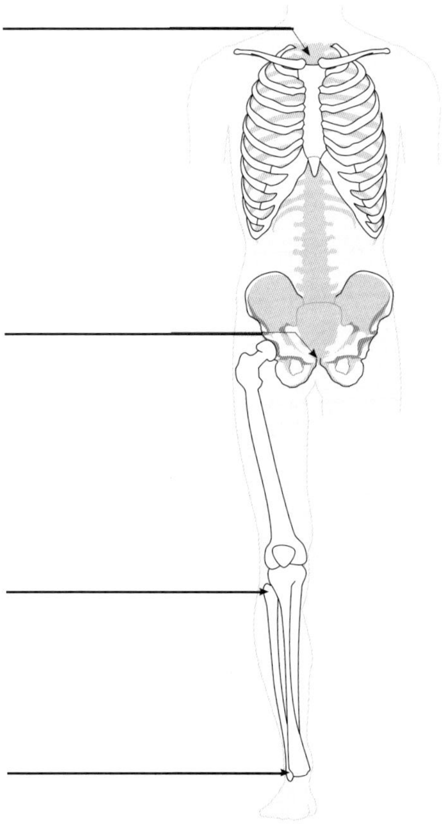

Die Incisura jugularis ist ein Orientierungspunkt ...

... zur Orientierung im Bereich des Schultergürtels

Die Symphyse bietet Orientierungspunkte ...

... für den Bereich an Becken und Hüfte

Fibulaköpfchen

und Knöchel sind Orientierungspunkte ...

... am Knie und am Fuß

Distanzpunkte

Definition

Distanzpunkte dienen zur Orientierung bei Bewegungen, um Bewegungsausmaße zu beurteilen.

Rechter Außenknöchel Distanzpunkt ...

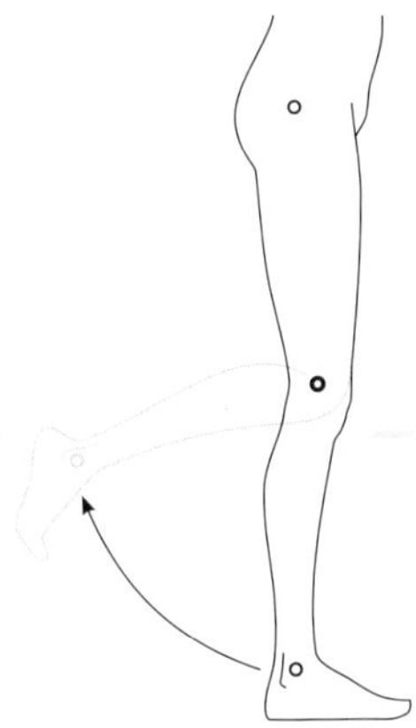

... zur Beurteilung der Flexionsbewegung im Kniegelenk vom distalen Partner aus

Rechter Trochanterpunkt Distanzpunkt ...

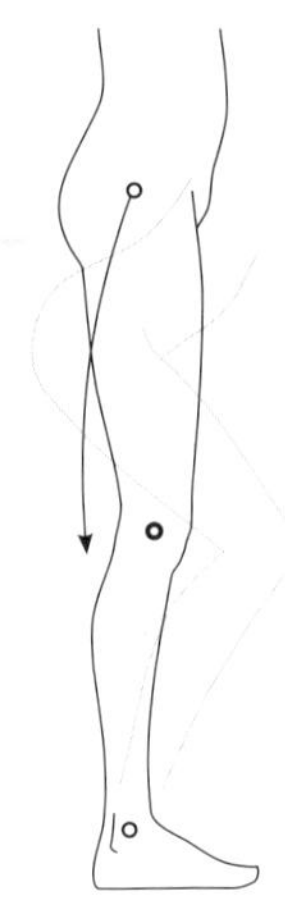

... zur Beurteilung der Flexions-Extensionsbewegung im Kniegelenk vom proximalen Partner aus

Beckenkamm Distanzpunkt ...

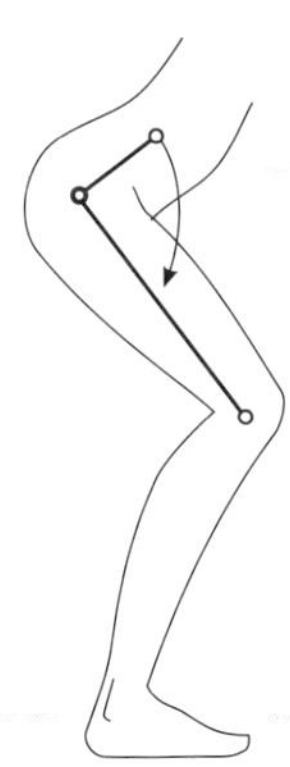

... zur Beurteilung der Flexions-Extensionsbewegung im Hüftgelenk vom proximalen Partner aus

Scheitelpunkt Distanzpunkt ...

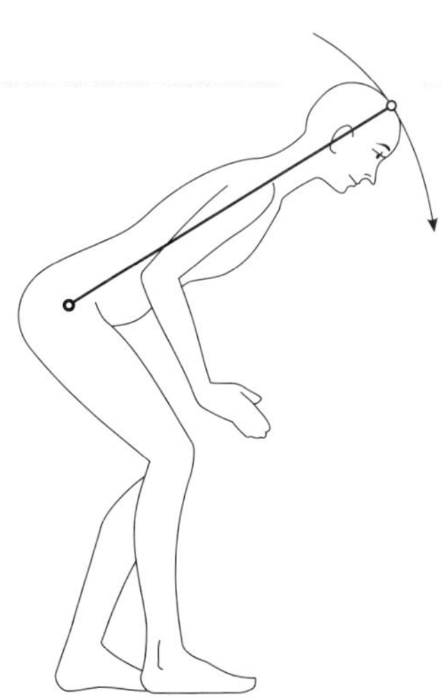

... zu Beurteilung der Vorneigung des Rumpfes in den Hüftgelenken

2 Punkte als Verbindungslinie für	**Achsen**

Definition

Zwei körpereigene Punkte werden durch eine gerade Linie verbunden.
So entsteht eine **Umdrehungsachse für anguläre Bewegungen**.
Sie muss zuerst definiert werden für alle Bewegungen distal von Schulter- und Hüftgelenk.

Umdrehungsachse
Verbindungslinie medialer und lateraler Epikondylus humeri ...

... als Beuge-Streckachse für das Ellenbogengelenk

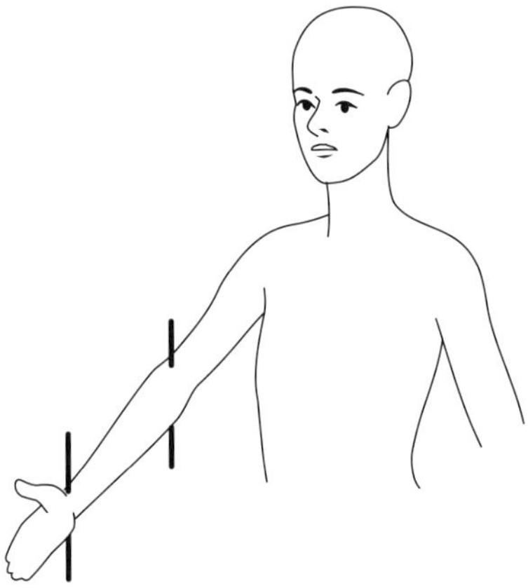

Umdrehungsachse
Verbindungslinie Processus styloideus radialis und ulnaris ...

... für die Dorsal- und Volarflexion der Hand

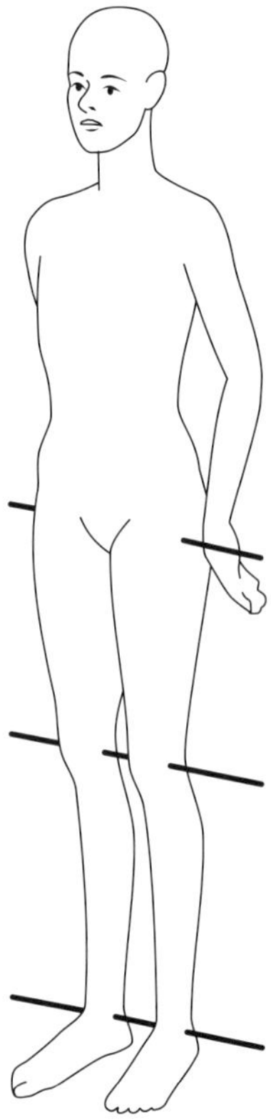

Umdrehungsachse
Verbindungslinie rechter – linker Trochanter major ...

... als Umdrehungsachse für die Vor- und Rückneigung des Rumpfes in den Hüftgelenken

Umdrehungsachse
Verbindungslinie laterler–medialer Epikondylus femoris ...

... als Umdrehungsachse für Beugung und Streckung in den Kniegelenken

Umdrehungsachse
Verbindungslinie medialer und lateraler Malleolus ...

... als Umdrehungsachse für Dorsal- und Plantarflexion in den Sprunggelenken

2 Punkte als Verbindungslinie für	**Zeiger**

Definition

Rotationsbewegungen erfolgen um die Längsachse eines Knochens.
Um sie beurteilen zu können, muss man sich eine **Linie als Zeiger** schaffen, mit dessen Hilfe man das Bewegungsausmaß messen oder beurteilen kann.

Umdrehungsachse:

Längsachse des Humerus

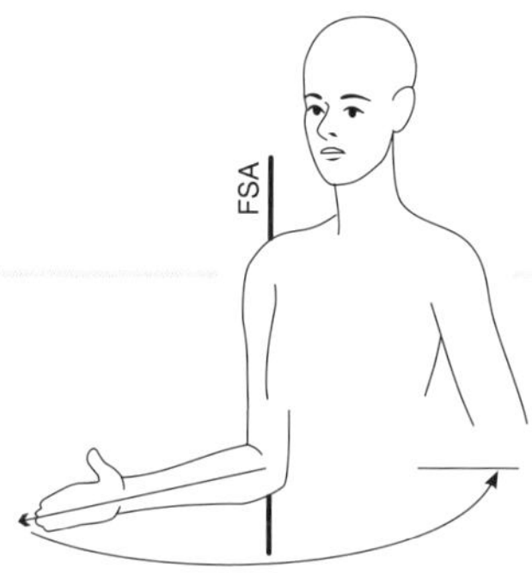

Längslinie durch den Unterarm = Zeiger für die Innen- und Außenrotation im Schultergelenk

Umdrehungsachse:

Längsachse des Unterarmes

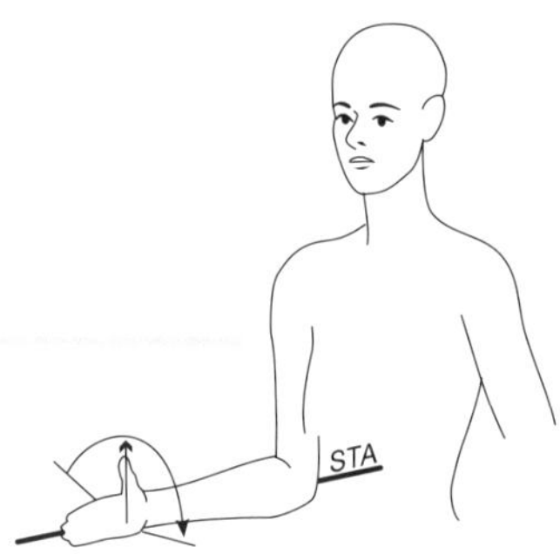

Verbindung von Processus styloideus radii et ulnae = Zeiger für die Pronation und Supination

Umdrehungsachse:

Längslinie durch Kopf und Hals

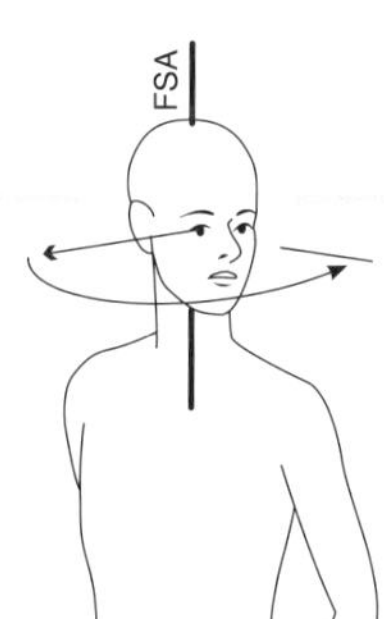

Querverbindung rechtes – linkes Ohrläppchen = Zeiger für die Links-rechts-Rotation des Kopfes

Umdrehungsachse:

Längsachse des Oberschenkels

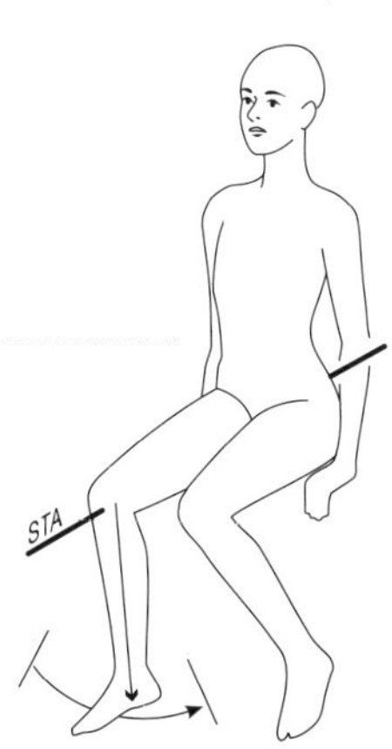

Unterschenkel = Zeiger für die Innen- und Außenrotation im Hüftgelenk vom distalen Zeiger aus

Definition

Eine Körperachse wird ermittelt als Schnittlinie zweier Ebenen, die im Winkel von 90° aufeinander projiziert werden.
Die Bezeichnung der Achse ergibt sich aus den beiden Ebenen, aus denen sie ermittelt wird.
Die mögliche Bewegung erfolgt in der übrig gebliebenen Ebene.

Die Achsen

Die Bewegung

Sagittotransversale Achse
entsteht aus der Schnittlinie der Sagittal- und der Transversalebene

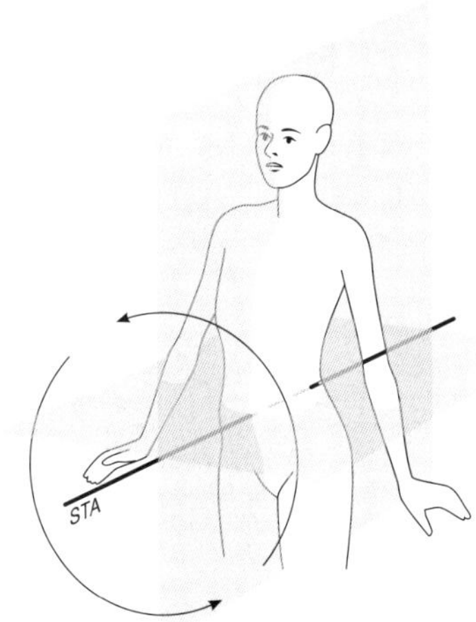

Die Bewegung erfolgt entlang der **Frontalebene**

Frontotransversale Achse
entsteht aus der Schnittlinie der Frontal- und der Transversalebene

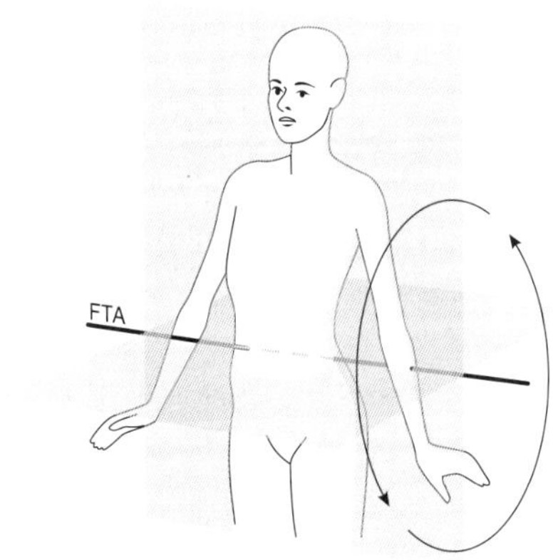

Die Bewegung erfolgt entlang der **Sagittalebene**

Frontosagittale Achse
entsteht aus der Schnittlinie der Frontal- und der Sagittalebene

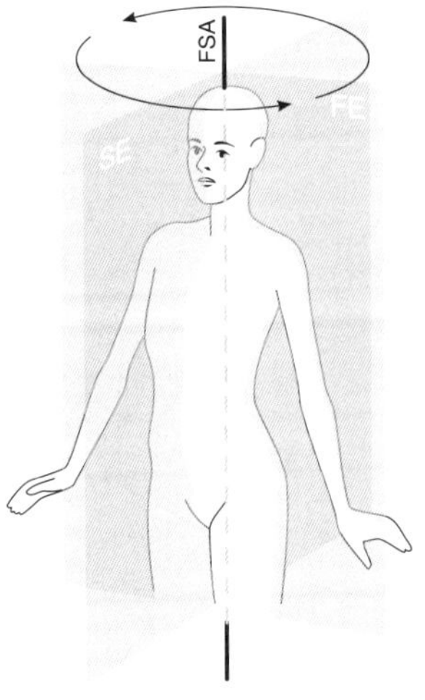

Die Bewegung erfolgt entlang der **Transversalebene**

Sagittotransversale Achse

Definition

Sie ergibt sich aus der Schnittlinie der Sagittalebene und der Transversalebene. Bewegungen um eine sagittotransversale Achse erfolgen entlang der Frontalebene.

Bewegung

Links-rechts-Lateralflexion des Oberkörpers

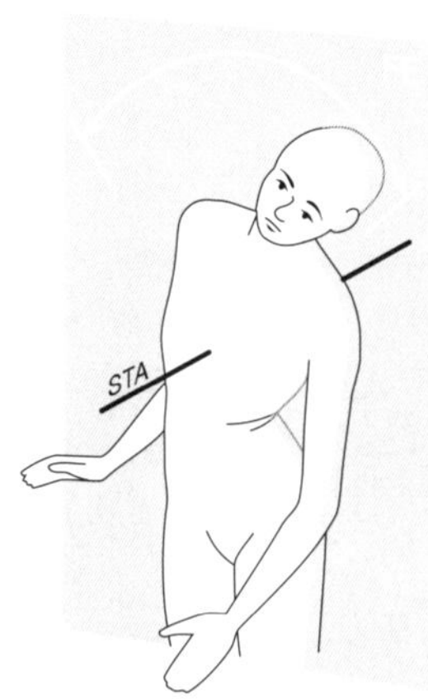

Beurteilt wird jeweils der Abstand der Achselfalte zum Beckenkamm

Links-rechts-Lateralflexion des Kopfes

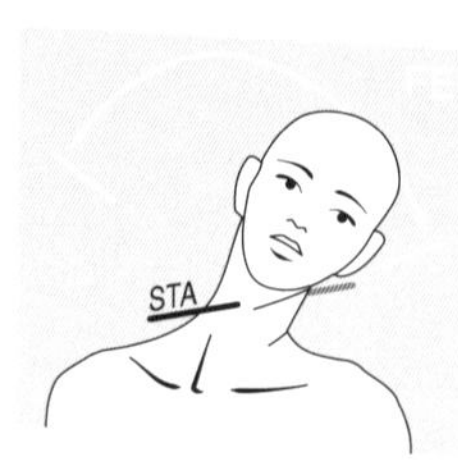

Beurteilt wird jeweils der Abstand des Ohrläppchens zum Akromion

Ab- und Adduktion des Armes

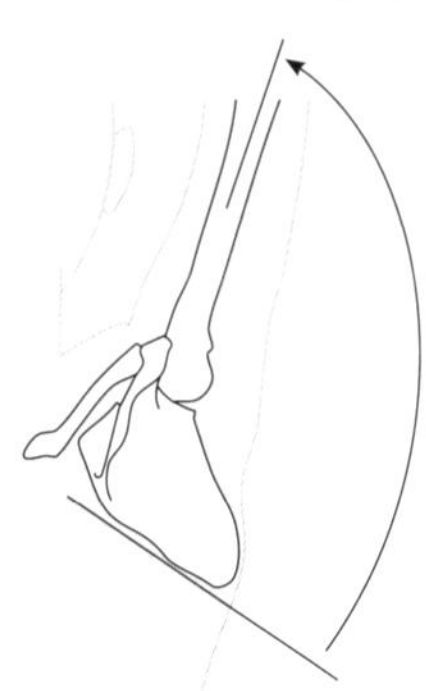

Die Bewegung erfolgt aus der anatomischen Nullstellung

Ab- und Adduktion des Beines

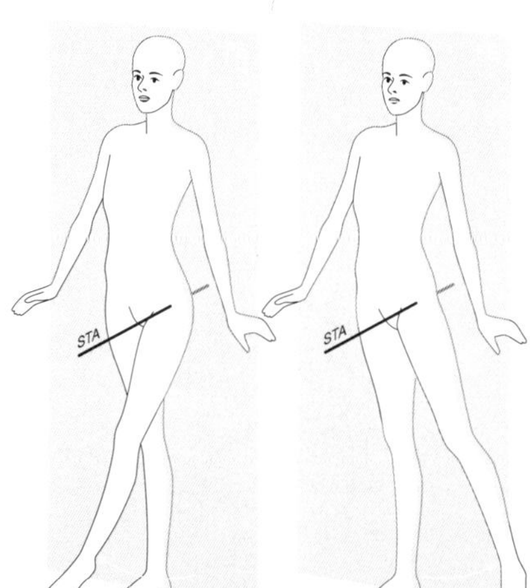

Die Bewegung erfolgt aus der Nullstellung

Frontotransversale Achse

Definition

Die Achse ergibt sich aus der Schnittlinie der Frontalebene und der Transversalebene. Bewegungen um die frontotransversale Achse erfolgen entlang der Sagittalebene.

Bewegung

Flexion und Extension des Oberkörpers

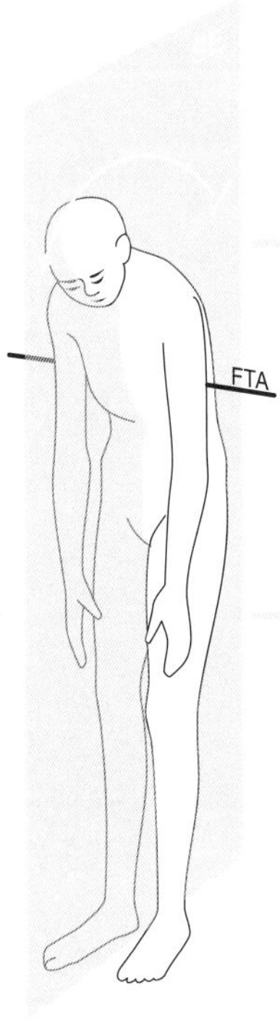

Beurteilt wird bei Vorbeugung der Finger-Boden-Abstand

Bewegung

Flexion und Extension des Kopfes

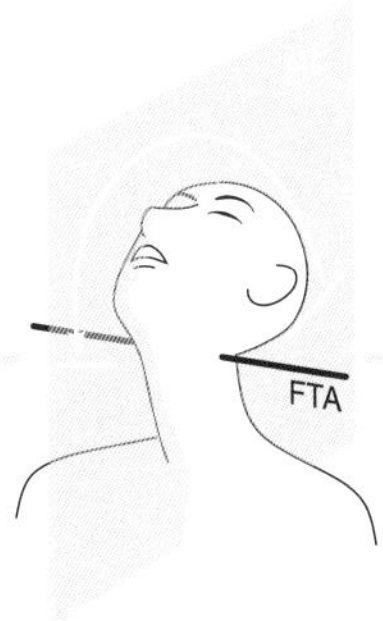

Beurteilt wird der Abstand der Kinnspitze zur Incisura jugularis

Bewegung

Anteflexion und Retroflexion des Armes

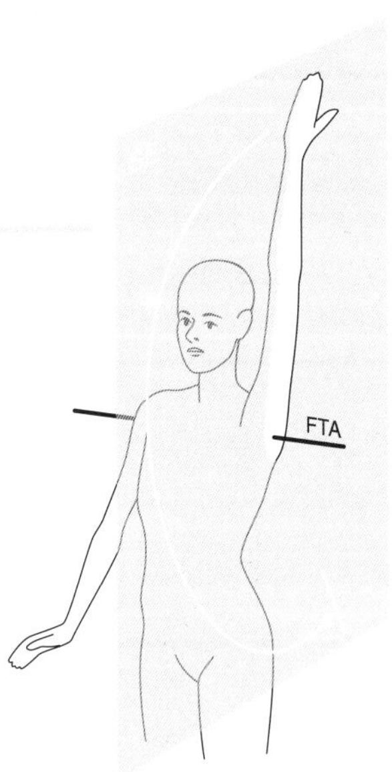

Bei der Armbewegung geht die Mittelfingerspitze nach vorne und oben bzw. nach hinten und oben

Bewegung

Flexion und Extension des Beines

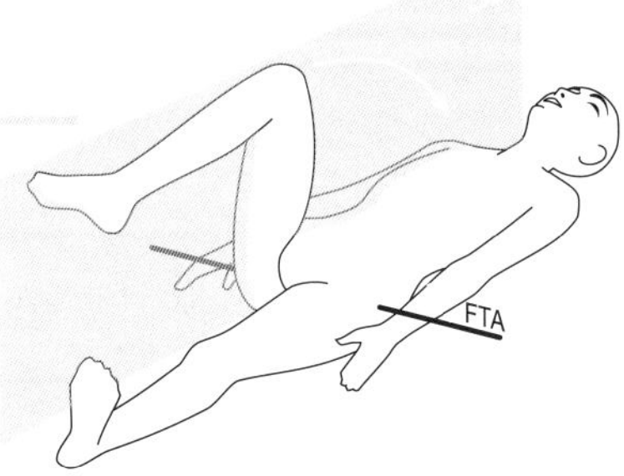

Bei der Bewegung wird das Knie gebeugt, damit die Bewegung nicht vorzeitig gebremst wird

Frontosagittale Achse

Definition

Die frontosagittale Körperachse ergibt sich aus der Schnittlinie der Frontal- und der Sagittalebene. Bewegungen um die frontosagittale Achse erfolgen entlang der Transversalebene.

Bewegung

Links-rechts-Rotation des Kopfes

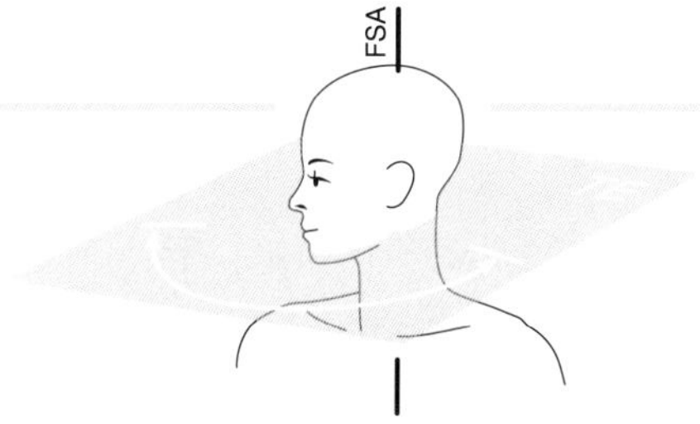

In der aufrechten Körperhaltung steht die Umdrehungsachse vertikal

Beurteilt wird der Abstand der Kinnspitze vom Akromion

Bewegung

Innen- und Außenrotation des Oberarmes

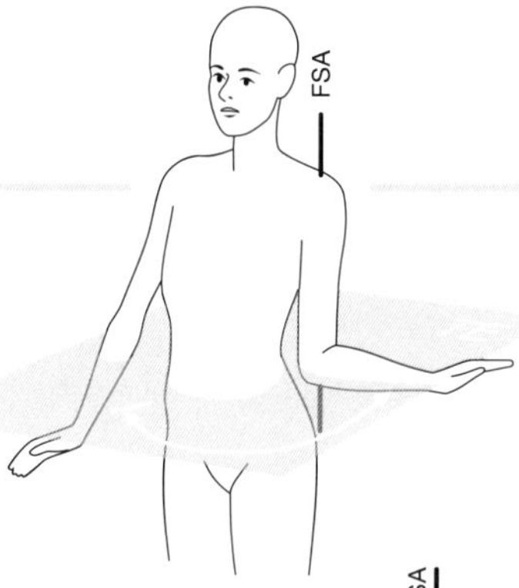

Die Bewegung erfolgt aus der anatomischen Nullstellung, d.h. der Oberarm ist am Körper angelegt

Der Humerusschaft ist parallel zur frontosagittalen Achse ausgerichtet

Bewegung

Links-rechts-Rotation des Oberkörpers

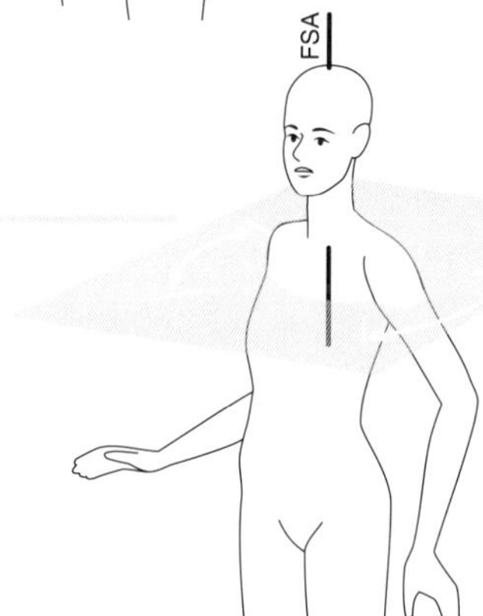

Um das Bewegungsausmaß zu beurteilen, bleiben die Querverbindungen re/li Ohrläppchen und re/li Spina iliaca ant. sup. in der Frontalebene eingeordnet

Bewegung

Pro- und Retraktion des Schultergürtels

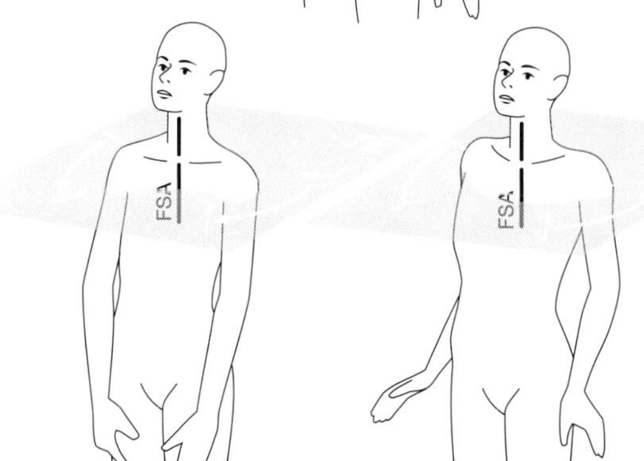

Die Bewegung erfolgt im Sternoklavikulargelenk

Dabei soll die BWS nicht rund werden

Einordnung

Definition	Je nach Lage der Umdrehungsachse ändert sich die Beanspruchung an die bewegende Muskulatur unter dem Aspekt der Schwerkrafteinwirkung.	
Steht die Umdrehungsachse ...	**horizontal,**	... arbeiten die Muskeln hebend oder bremsend
Steht die Umdrehungsachse ...	**vertikal,**	... arbeiten die Muskeln hubfrei, d.h. sie müssen die Einwirkung der Schwerkraft nicht überwinden, sondern müssen nur bewegen

Aste **Bewegungen um die frontotransversale Achse**

Seitlage

Flexion und Extension im Hüftgelenk vom proximalen Partner aus

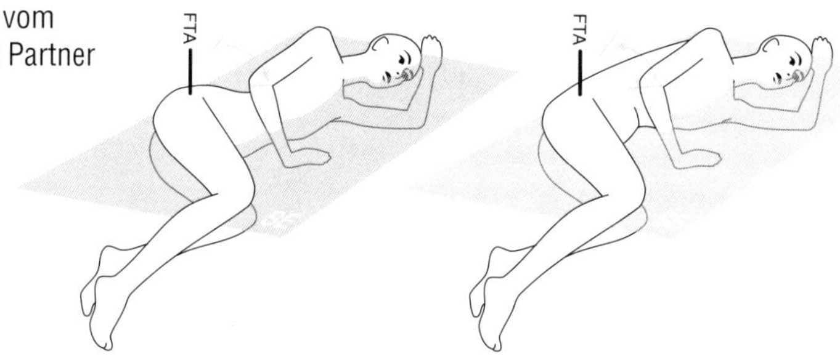

Die **Umdrehungsachse** steht **vertikal**

Die Bewegung erfolgt für die bewegende Muskulatur hubfrei

Vierfüßlerstand

Flexion und Extension im Hüftgelenk vom proximalen Partner aus

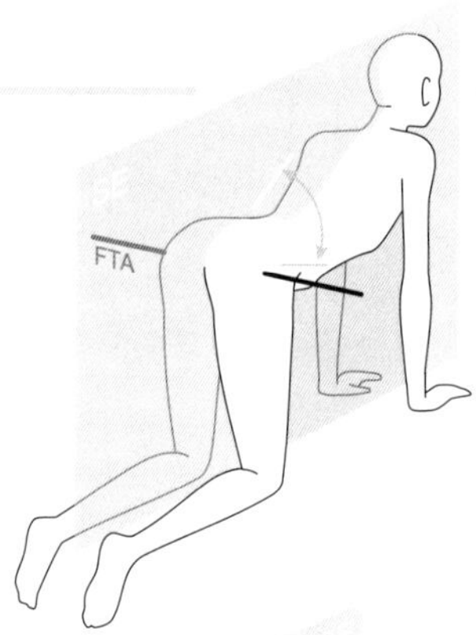

Die **Umdrehungsachse** ist **horizontal**

Die Bewegung erfolgt für die bewegende Muskulatur hubarm

Sitz

Flexion und Extension im Hüftgelenk vom proximalen Partner aus

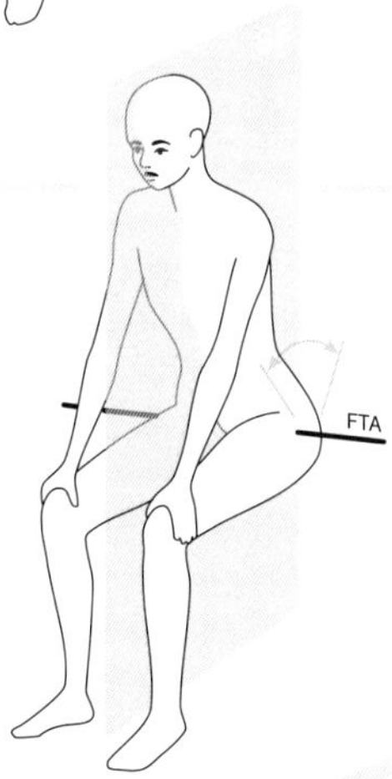

Die **Umdrehungsachse** ist **horizontal**

Die Bewegung erfolgt für die bewegende Muskulatur hubarm

Rückenlage

Flexion und Extension im Hüftgelenk vom distalen Partner aus

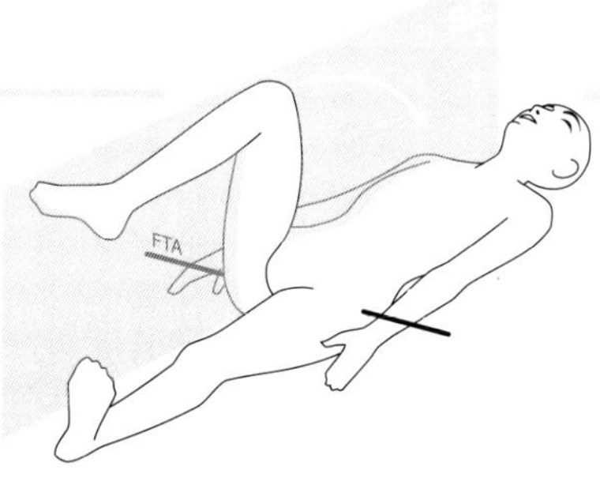

Die **Umdrehungsachse** ist **horizontal**

Die bewegende Muskulatur arbeitet überwindend (gegen die Schwerkraft) und bremsend

Aste | **Bewegungen um die sagittotransversale Achse**

Rückenlage

Links-rechts-Lateralflexion in der LWS vom Becken aus

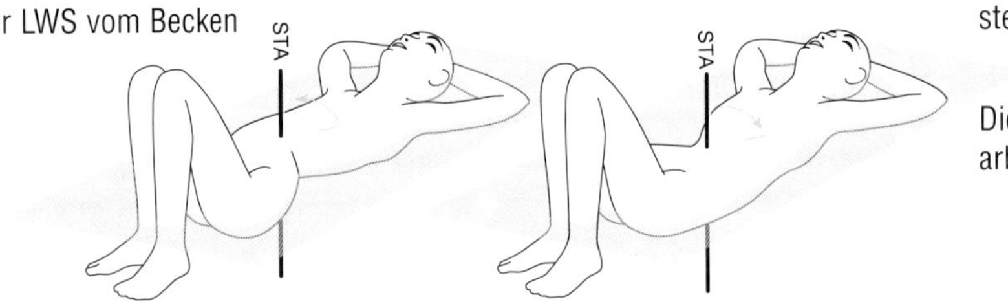

Die **Umdrehungsachse** steht **vertikal**

Die bewegende Muskulatur arbeitet hubfrei

Vierfüßlerstand

Links-rechts-Lateralflexion in der LWS vom Becken aus

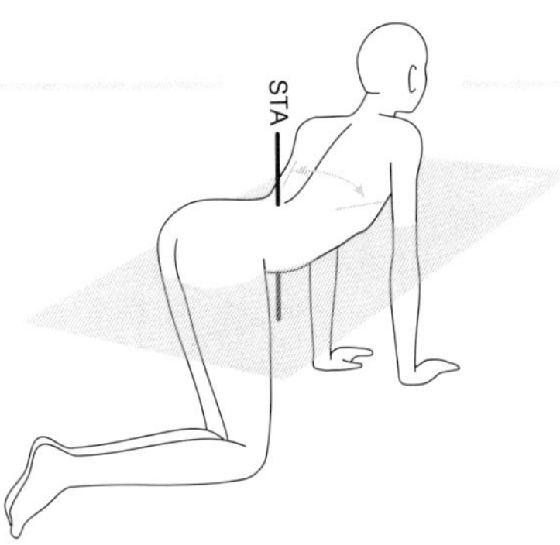

Die **Umdrehungsachse** steht **vertikal**

Die bewegende Muskulatur arbeitet hubfrei

Sitz

Links-rechts-Lateralflexion des Oberkörpers

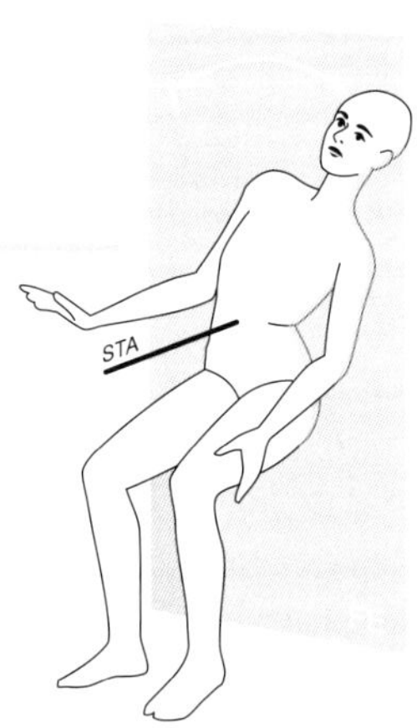

Die **Umdrehungsachse** ist **horizontal**

Die bewegende Muskulatur arbeitet hubarm

Seitlage

Abduktion des obenliegenden Beines

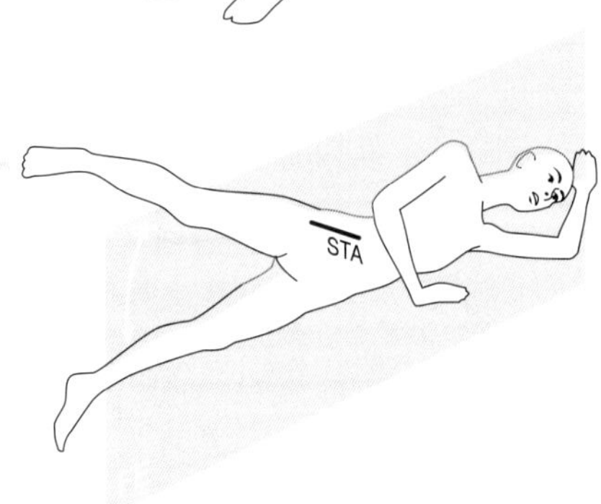

Die **Umdrehungsachse** ist **horizontal**

Die bewegende Muskulatur arbeitet überwindend (gegen die Schwerkraft) und bremsend

Aste **Bewegungen um die frontosagittale Achse**

Sitz

Links-rechts-Rotation des Rumpfes

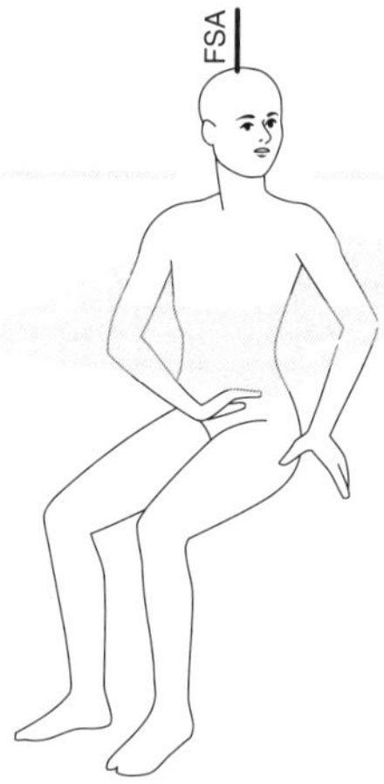

Die **Umdrehungsachse** steht **vertikal**

Die bewegende Muskulatur arbeitet hubfrei

Rückenlage

Links-rechts-Rotation des Kopfes

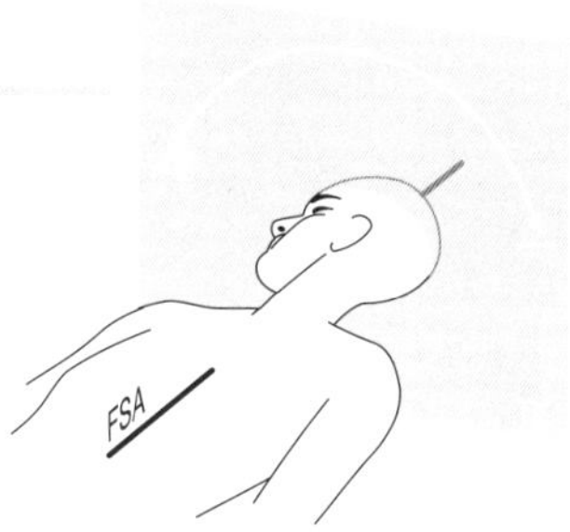

Die **Umdrehungsachse** ist **horizontal**

Die bewegende Muskulatur arbeitet hubarm

Vierfüßlerstand

ein Oberschenkel hängt seitlich außerhalb am Bankrand und ist vertikal eingestellt

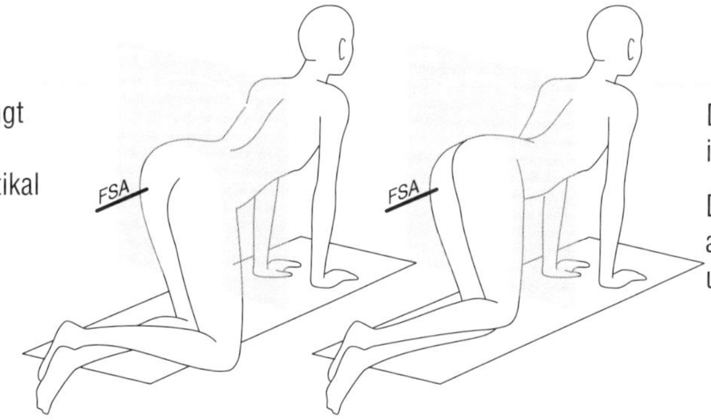

Die **Umdrehungsachse** ist **horizontal**

Die bewegende Muskulatur arbeitet hubarm, hebend und bremsend

aufrechter Stand

Links-rechts-Rotation des gesamten Rumpfes

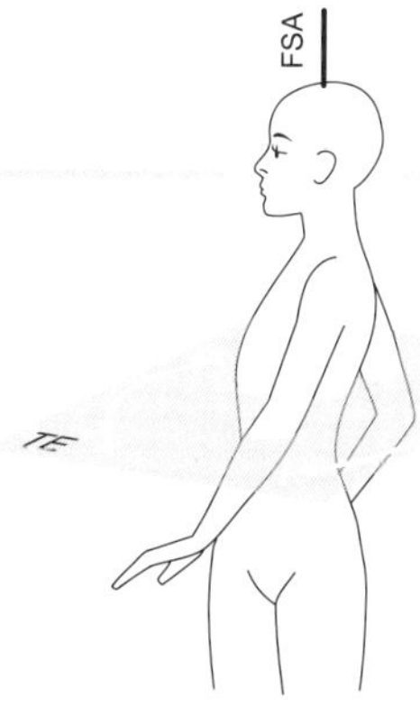

Die **Umdrehungsachse** steht **vertikal**

Die bewegende Muskulatur arbeitet hubfrei

Beispiele **Umdrehungsachsen in den peripheren Gelenken**

Definition

Umdrehungsachsen für Bewegungen, die peripher liegen, d. h außerhalb des Rumpfes, müssen zunächst bestimmt werden durch zwei Punkte, die miteinander verbunden werden und dadurch zu einer Achse werden.
Anschließend werden sie zum Körperschema in Beziehung gebracht.
Erst danach wird ihre Lage zum Raum bestimmt, d.h. festgelegt, ob die Umdrehungsachse vertikal oder horizontal eingestellt ist.

Scharnierbewegungen im Schultergelenk

Bewegung

Ab- und Adduktion des Oberarmes

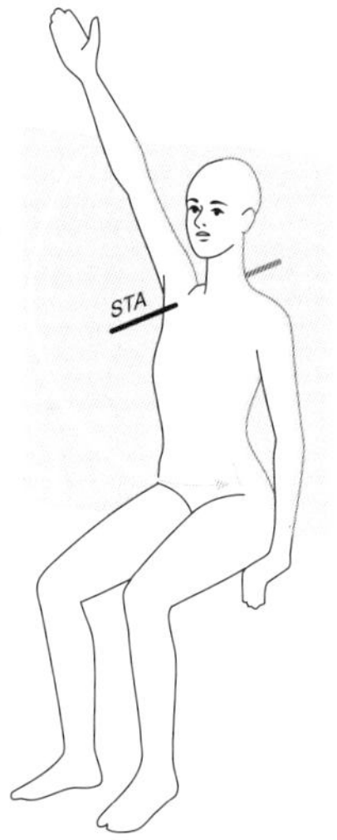

Die **Umdrehungsachse** steht parallel zur sagitto-transversalen Körperachse

Im Verhältnis zum Raum ist die Umdrehungsachse **horizontal**

Bewegung

Anteflexion und Retroflexion des Armes

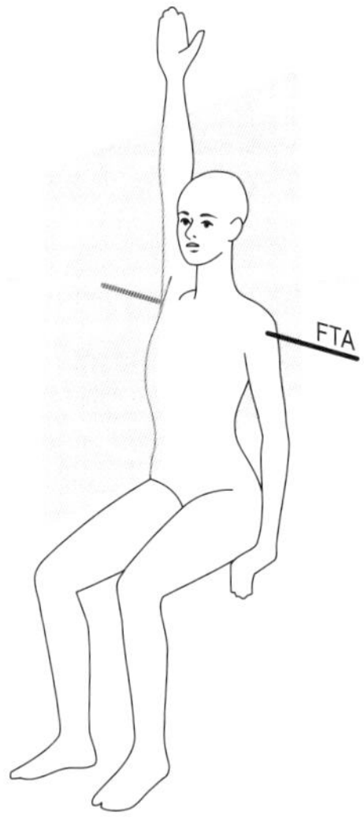

Die **Umdrehungsachse** steht parallel zur fronto-transversalen Körperachse

Im Verhältnis zum Raum ist die Umdrehungsachse **horizontal**

Bewegung

transversale Ab- und Adduktion des Oberarmes

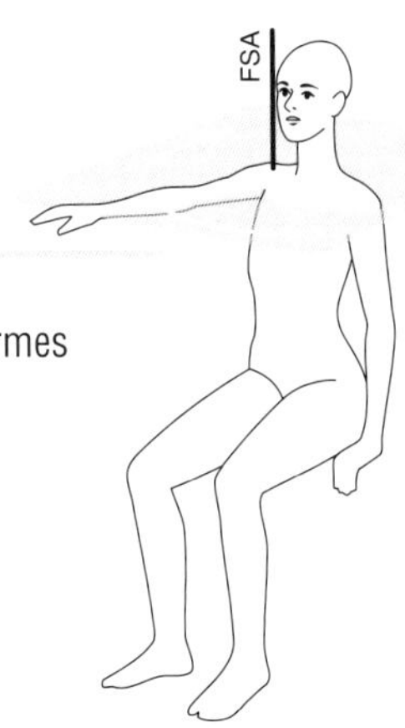

Die **Umdrehungsachse** steht parallel zur fronto-sagittalen Körperachse

Im Verhältnis zum Raum steht die Umdrehungsachse **vertikal**

Beispiele **Umdrehungsachsen in den peripheren Gelenken**

Rotationsbewegungen im Schultergelenk

Aste: Sitz

Bewegung

Innen- und Außenrotation des Oberarmes aus der anatomischen Nullstellung

Im Ellenbogengelenk ist der Unterarm um 90° gebeugt und steht somit waagerecht

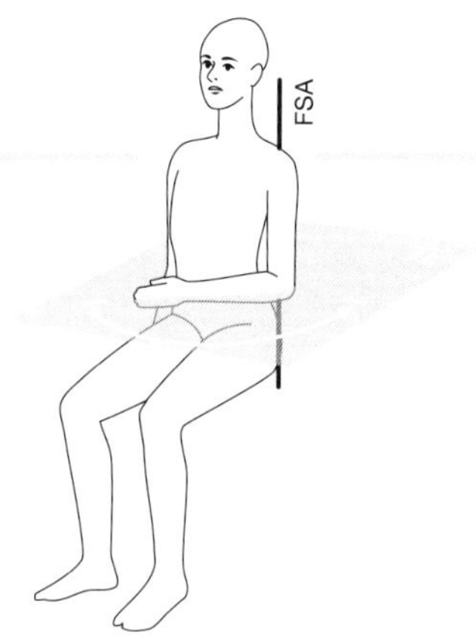

Die **Umdrehungsachse** ist parallel zur frontosagittalen Körperachse eingestellt

Im Verhältnis zum Raum steht die Umdrehungsachse **vertikal**

Bewegung

Innen- und Außenrotation des Oberarmes bei 90° Abduktion des Armes

Im Ellenbogengelenk ist der Unterarm um 90° gebeugt

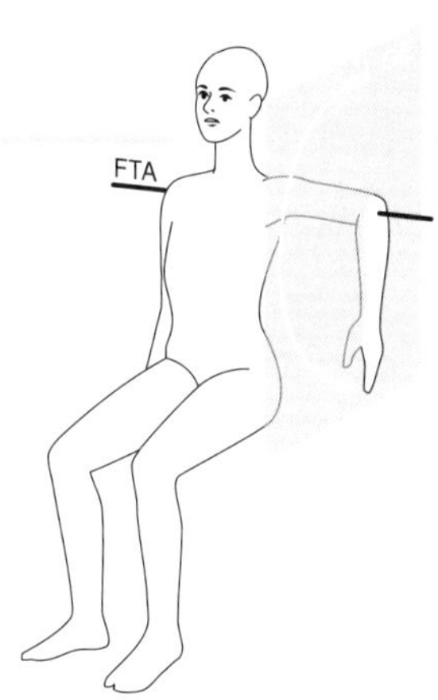

Die **Umdrehungsachse** ist parallel zur frontotransversalen Körperachse eingeordnet

Im Verhältnis zum Raum ist die Umdrehungsachse **horizontal**

Bewegung

Innen- und Außenrotation des Oberarmes bei 90° anteflektiertem Oberarm

Im Ellenbogengelenk ist der Unterarm um 90° gebeugt

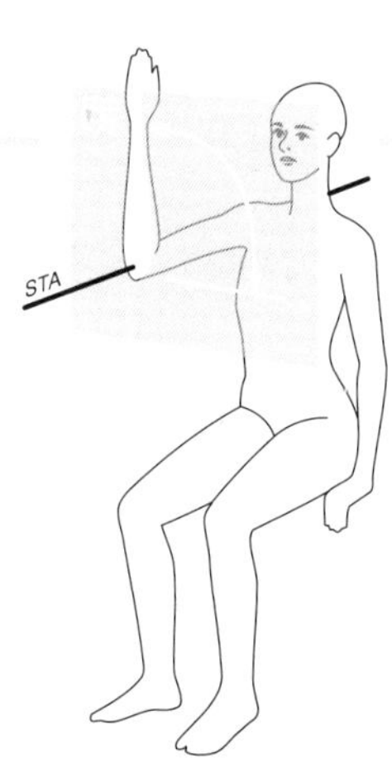

Die **Umdrehungsachse** steht parallel zur sagittotransversalen Körperachse

Im Verhältnis zum Raum ist die Umdrehungsachse **horizontal**

Übungsaufgaben ⇒ Orientierung des Therapeuten

Fragen | **Meine Lösung**

1. Geben Sie jeweils 3 Beispiele für Bewegungen um die

   frontotransversale

   sagittotransversale

   frontosagittale Achse,

   wenn sie

   a) horizontal

   b) vertikal eingestellt ist

2. Entwickeln Sie je 3 Beispiele für

   a) Bewegungen von Hebeln

   b) Bewegungen von Zeigern

   Geben Sie auch an, wie die Achse jeweils eingestellt ist in Bezug auf die 3 Körperachsen.

3. Wozu dienen Punkte?

   Geben Sie je 3 Beispiele an, wann Punkte

   a) als Distanzpunkte

   b) als Orientierungspunkte

   c) als Verbindungspunkte für Achsen zu betrachten sind

Die Antworten finden Sie auf den Seiten 314–315

Übersicht

Definition

Mechanik ist die Lehre der Bewegung der Körper unter Einfluss von Kräften.

Die mechanischen Gesetze beschreiben in mathematischer Form den Zusammenhang zwischen der Kraft als Ursache und der Bewegung als Wirkung.

Bewegung ist ein elementarer Vorgang der Lebewesen. Deshalb nimmt die Lehre von der Mechanik eine zentrale Rolle in der Bewegungstherapie ein.

Teilgebiete der Mechanik sind

- **Kinematik**
- **Dynamik**

Kinematik

beschreibt die räumlich-zeitliche Charakteristik der Bewegung, ohne die Masse der Körper und die einwirkenden Kräfte zu berücksichtigen.

Dynamik

befasst sich mit der Wirkung von Kräften.

Teilgebiete der Dynamik sind

- **Statik**
- **Kinetik**

Statik

untersucht die Bedingungen, unter denen die Kräfte im Gleichgewicht stehen.

Kinetik

befasst sich mit der Bestimmung der von Kräften hervorgerufenen Bewegungen.

Dies ist die umfassendste und schwierigste Aufgabe.

* Die nachfolgenden Ausführungen orientierten sich an: Willimczik, Biomechanik der Sportarten. Rowohlt, Reinbek 1989

Kinematik (Bewegungen)

Definition

Bewegungen sind Ortsveränderungen von Körper in Raum und Zeit.

Bewegung ist nur feststellbar in Bezug auf einen anderen Körper. Dabei stellt dieser Körper das Bezugssystem dar und die Bewegungen werden relativ dazu beobachtet und beschrieben.

Absolute Bewegungen gibt es nicht.

Normalerweise wählt man die als ruhend angesehene nähere Umgebung des betrachteten Körpers als Bezugssystem: den Sportplatz, ein fest installiertes Sportgerät, die Behandlungsbank.

Unterscheidung von Bewegungsarten nach der räumlichen Charakteristik

- **Drehbewegung = Rotation**
- **fortschreitende Bewegung = Translation**

Definition Translation

Alle Punkte eines Körpers beschreiben die gleichen (parallel zueinander verschobenen) Bahnen.
Es erfolgt keine Drehung des Körpers in sich.

Die Translation kann auf einer geraden Linie oder auch einer beliebig gekrümmten Kurve im Raum erfolgen

Kennzeichen der Translation ist ...

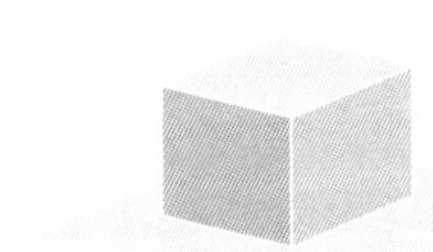

... die fehlende Achse

Definition Rotation

Alle Punkte eines Körpers beschreiben konzentrische Kreise um den Drehpunkt, d.h. Kreise mit gemeinsamem Mittelpunkt.

Der Drehpunkt kann dabei sowohl innerhalb als auch außerhalb des Körpers liegen

Kennzeichen der Rotationsbewegung ist also ...

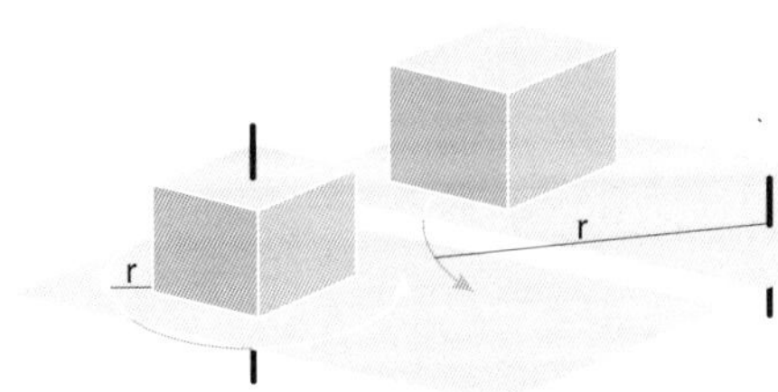

... **die Achse**

Im allgemeinen sind menschliche Bewegungen aus beiden Bewegungsarten zusammengesetzt.

Zeitliche Charakteristik

Bewegungen werden unterschieden in

- **gleichförmige**
- **und**
- **ungleichförmige Bewegungen**

Definition

Bei der **gleichförmigen** Bewegung bleibt die Geschwindigkeit konstant.

Bei der **ungleichförmigen** Bewegung ist die Geschwindigkeit veränderlich.

Die ungleichförmige Bewegung wird differenziert in

- **gleichmäßige Beschleunigung**
- **ungleichmäßige Beschleunigung**

Definition

Ungleichmäßige Beschleunigung ist gegeben, wenn in gleichen Zeiten ungleiche Geschwindigkeitsveränderungen hervorgerufen werden.

Dieser Fall kommt bei menschlichen Körperbewegungen am häufigsten vor.

Beschreibungsgrößen der Bewegung sind in der Kinematik

- **Zeit**
- **Weg bzw. Winkel**
- **Geschwindigkeit und**
- **Beschleunigung**

Die Einheit der Geschwindigkeit ist Meter/Sekunde (m/s).

Weg und Zeit ... ... stellen die Grundgrößen dar

Geschwindigkeit und Beschleunigung ... ... sind daraus abgeleitete Größen

Definition

Die Dynamik behandelt die Wirkung von Kräften auf Körper.

Sie gliedert sich in

- **Statik**
- **Kinetik**

Definitionen

In der **Statik** werden die Bedingungen untersucht, unter denen Kräfte im Gleichgewicht sind, d.h. wenn die betrachteten Körper im Zustand der Ruhe oder der gleichförmigen Bewegung sind. Die Körper werden nicht beschleunigt.

Die **Kinetik** befasst sich mit dem Zusammenhang zwischen den einwirkenden Kräften und den Bewegungen der Körper.

Beschreibung

Der Kraftbegriff ist von grundlegender Bedeutung für die Bewegung. Dennoch lässt sich Kraft letztlich nur aus ihren Wirkungen definieren:
- beschleunigende Wirkung
- die deformierende Wirkung.

Für uns wird der Kraftbegriff am anschaulichsten an der Muskelkraft.

Allerdings ist dieses Empfinden für Kraft kein verlässliches Messinstrument.

Man betrachtet die auf starre Körper einwirkenden Kräfte, die den Körper nicht beschleunigen.

memo

F = Kraft
N = Newton, Einheit der Kraft

Definition

Die Kraft ist eine vektorielle Größe, die bestimmt wird durch Betrag, Angriffspunkt und Richtung. Sie wird dargestellt durch einen Pfeil, dessen Länge ein Maß für die Kraft ist. Die Pfeilrichtung gibt die Richtung der Kraft an. Man spricht auch von der Wirkungslinie der Kraft. Beim starren Körper kann man die Kräfte entlang ihrer Wirkungslinie verschieben, ohne die Wirkung der Kraft auf den Körper zu verändern.

Wirken mehrere Kräfte auf den Körper, dann können sie mit der geometrischen Addition auf eine resultierende Kraft zusammengefasst werden.

Dies geschieht durch Aneinanderreihen der einzelnen Kraftvektoren.

Die resultierende Kraft wird durch den Vektor dargestellt.

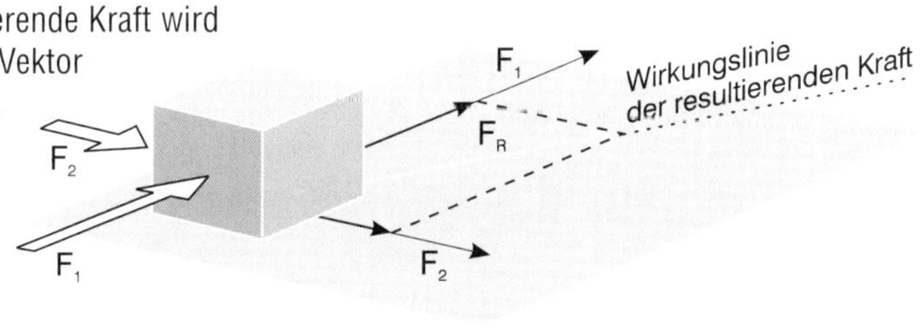

Er zeigt vom Anfang des ersten zum Ende des letzten Vektors.

Bei der Addition von Kräften nennt man diese Konstruktion Krafteck.

Drehmoment (M)

Definition

Das Drehmoment ist definiert als Produkt aus der Kraft **F** und dem senkrechten Abstand **r** ihrer Wirkungslinie vom Drehpunkt (r = Hebelarm).

Wirkt eine Kraft **F** auf einen drehbaren Körper, dann kann sie ein Drehmoment **M** erzeugen.

M = F • r

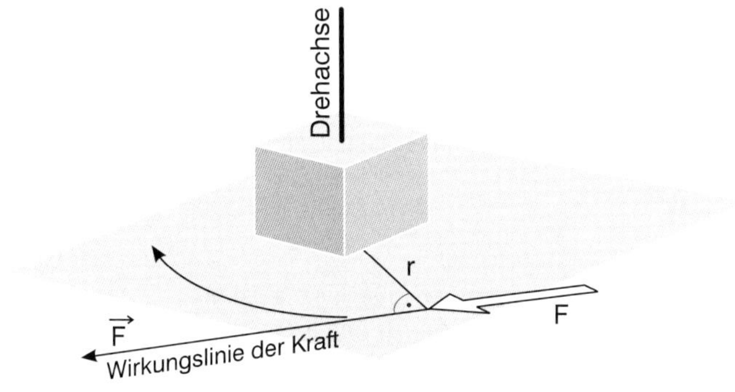

Den senkrechten Abstand **r** erhält man, wenn vom Drehpunkt das Lot auf die Wirkungslinie der Kraft fällt.

memo

M = **Drehmoment**
Nm = **Newtonmeter, Einheit**
r = **Hebelarm**
F = **Kraft**

Definition

Der Begriff des Drehmoments ist wichtig für alle Drehbewegungen, insbes. für das Verständnis der Anordnung und Wirkung der Muskeln am Bewegungsapparat

Ein Skelettmuskel bewirkt ein Drehmoment im Gelenk, weil die Wirkungslinie seiner resultierenden Zugkraft nicht durch die Gelenkmitte, ...

... sondern in einem Abstand zu diesem Drehpunkt verläuft

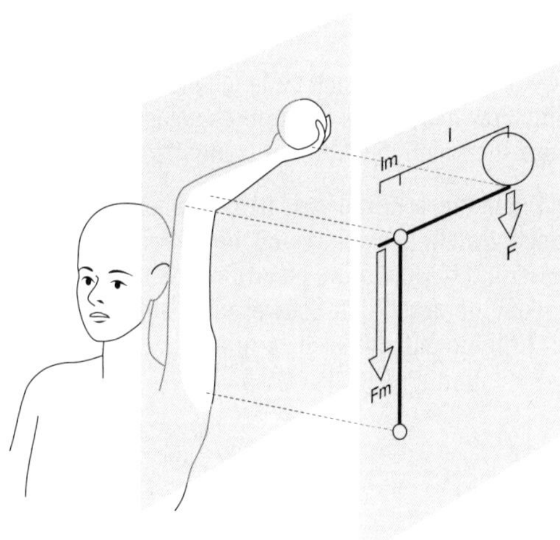

Dieser Abstand wird Hebelarm des Muskels genannt. Das Drehmoment einer bestimmten Muskelkraft ist um so höher, ...

... je größer der Hebelarm des Muskels ist

Addition von Drehmomenten

Wirken auf einen Körper mehrere Drehmomente, ...

... dann ergibt sich das resultierende Drehmoment als Summe der einzelnen Drehmomente

Bestimmung von Drehmomenten

Drehmomente werden nach dem Uhrzeigersinn bestimmt

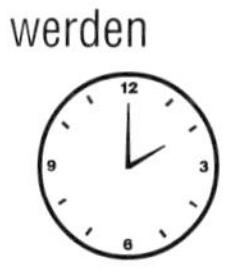

Im Gegenuhrzeigersinn wirkende (linksdrehende) Drehmomente ...

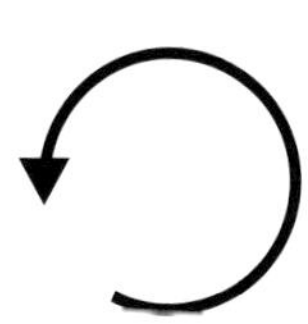

... werden positiv genannt

Im Uhrzeigersinn wirkende (rechtsdrehende) Drehmomente ...

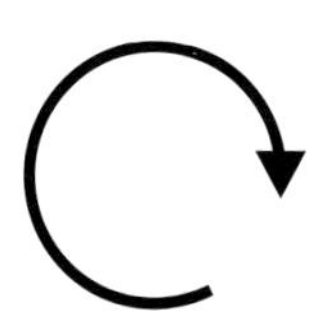

... werden negativ genannt

Definitionen Beispiel	Gleichgewicht und Standsicherheit

Definition

Bedingungen, unter denen sich Körper im Gleichgewicht befinden, nennt man **Gleichgewichtsbedingungen**.

Kräfte können eine Translation des Körpers bewirken.

Momente können eine Rotation des Körpers bewirken.

Gleichgewicht

Beide Bewegungen dürfen im Gleichgewicht nicht hervorgerufen werden, d.h. es muß gelten
- die Summe aller Kräfte ist gleich Null und
- die Summe aller Momente ist gleich Null.

Definition

Ein Körper befindet sich so lange im stabilen **Gleichgewicht**, wie das Lot durch seinen Schwerpunkt innerhalb der Unterstützungsfläche liegt.

Will man einen Körper aus dem stabilen Gleichgewicht bringen, versucht man, beispielsweise durch Kippen um einen Drehpunkt, die Senkrechte durch den Schwerpunkt außerhalb der Unterstützungsfläche zu bringen.

Beispiel: Der Quader befindet sich im stabilen Gleichgewicht.

Das **Lot** durch den **KSP**, identisch mit der **Gewichtskraft G**, liegt innerhalb der Unterstützungsfläche (Abstand a von der Kippkante).

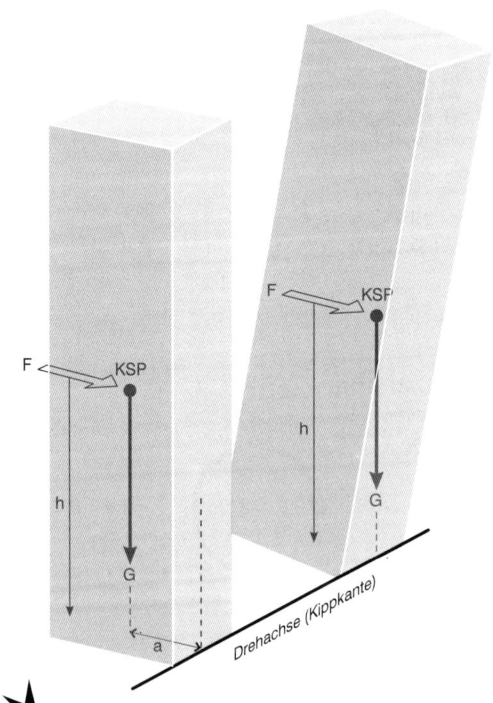

Durch eine **Kraft F**, die in der **Höhe h** des Schwerpunktes über der Grundfläche angreift, kann man versuchen, den Körper zu kippen. Die Kraft, die ausreicht, um den Körper um die Kippkante aus der stabilen Gleichgewichtslage in eine labile Gleichgewichtslage zu drehen, ist gegeben durch: **F >a/h • G**

memo

KSP = Körperschwerpunkt
G = Gewichtskraft
a = Abstand des Lotes
F = Kraft
h = Höhe
F>a/h • G

Die Standfestigkeit eines Körpers ist demnach um so größer, je größer das Gewicht ist, je tiefer der Schwerpunkt liegt und je größer der Abstand **a** des Lotes durch den Schwerpunkt von der Kippkante ist.

1. und 2. Newton'sches Gesetz

Die Kinetik untersucht den Zusammenhang zwischen den auf den Körper einwirkenden Kräften (= Bewegungsursache) und den daraus resultierenden Bewegungen.
Die **Newton'schen Gesetze (Axiome)** stellen Gesetzmäßigkeiten dar, denen alle Körper unterworfen sind und deren korrekte Anwendung auf den menschlichen Körper und seine Bewegung die wesentliche Grundlage der Biomechanik darstellt.

1. Newton'sches Gesetz

Trägheitsgesetz

Definition

Jeder Körper verharrt in seinem Zustand der Ruhe oder der gleichförmigen geradlinigen Bewegung, solange er nicht durch äußere Kräfte gezwungen wird, seinen Bewegungszustand zu ändern.

Dieses Gesetz bezieht sich auf die Trägheit, das Beharrungsvermögen von Körpern.

Zur Änderung des Bewegungszustandes eines Körpers, also zur Änderung seiner Geschwindigkeit (je nach Betrag und/oder Richtung), muss eine Kraft auf den Körper einwirken (= qualitative Aussage).

Die Trägheit ist also eine Eigenschaft aller sog. Massen.

Je größer die Masse, desto größer muss auch die Kraft sein, um diesen Zustand zu überwinden.

2. Newton'sches Gesetz

Aktionsgesetz, dynamisches Grundgesetz, Grundgesetz der Mechanik

Definition

Die Änderung des Bewegungszustandes ist der einwirkenden Kraft proportional und geschieht längs derjenigen Linie, in der die Kraft wirkt:

$$F = m \cdot a$$

Je größer die Masse eines Körpers ist, desto größer muss auch die Kraft sein, die ihn beschleunigt.

Die Kraft ist proportional der Beschleunigung.

Der Proportionalitätsfaktor **m** ist die Masse des Körpers.

Dieses Gesetz ist von grundlegender Bedeutung. Die Aussage des ersten Gesetzes wird damit quantifiziert. Damit wird die Kraft durch ihre beschleunigende Wirkung definiert.

Der Zusammenhang zwischen den kinematischen Größen und den dynamischen Größen wird durch dieses Gesetz hergestellt.

memo

F = Kraft
m = Masse des Körpers
a = Abstand des Lotes

3. Newton'sches Gesetz **Reaktionsgesetz; actio = reactio**

Definition

Die von zwei Körpern aufeinander ausgeübten Wirkungen (Kräfte und Momente) sind stets gleich groß und von entgegengesetzter Richtung

F = F

Das Gesetz besagt, daß Kräfte stets paarweise auftreten und dass zu jeder Kraft eine Gegenkraft existiert. Kraft und Gegenkraft greifen dabei an verschiedenen Körpern an. Die Gegenkraft bezeichnet man auch als **Reaktionskraft**.

> Für die krankengymnastische Tätigkeit hat das dritte Newton'sche Gesetz eine sehr große Bedeutung.

Wenn also eine Kraft wirksam wird, so wirkt sie nie auf einen einzigen Körper allein, sondern – rückwirkend – mindestens auf zwei, und zwar in beiden Richtungen in gleicher Größe. Allerdings ist diese Rückwirkung nicht immer sichtbar, besonders wenn sie zur Erde hin erfolgt. Dies liegt an deren großer Masse.

Die Rückwirkung ist aber ggf. darstellbar, z.B. bei einem Absprung (Trampolin, Kasten), wenn dieser Sprung von oder auf einem federnden Brett erfolgt.

Definition Impuls

Das Produkt aus der Masse **m** eines Körpers und seiner Geschwindigkeit **v** bezeichnet man als Impuls **p.**

$$p = m \cdot v$$

Der Impuls ist ...	ein Vektor.
Seine Richtung ist ...	die der Geschwindigkeit.
Der Impuls wird gemessen ...	in Newton • Sekunde: **Ns**

memo

m =	**Masse des Körpers**
v =	**Geschwindigkeit**
P =	**Impuls**
Ns =	**Newtonsekunde**

Bei konstanter Masse ist eine Änderung des Impulses gleichbedeutend mit einer Änderung der Geschwindigkeit.

Diese kann nur durch eine einwirkende Kraft verursacht werden.

Systematik

Definition Arbeit

Arbeit ist definiert als Produkt aus Kraft mal Weg.

Damit ist der räumliche Aspekt der Kraftwirkung charakterisiert.

Arbeit = Kraft • Weg

W = F • X

memo

W =	**Arbeit**
F =	**Kraft**
X =	**Weg**
Nm =	**Newtonmeter**
G =	**Gewicht**

Die Einheit der Arbeit ist ... Newton mal Meter, Kurzzeichen: **Nm**

Definition

Mechanische Arbeit ist immer mit Kraft und Weg verbunden. Das bloße Wirken einer Kraft bedeutet nicht, dass Arbeit verrichtet wird.

Wird eine Kugel vom Gewicht **G** im Gleichgewicht gehalten, dann muss die entsprechende Muskulatur die Gegenkraft **F** entwickeln.

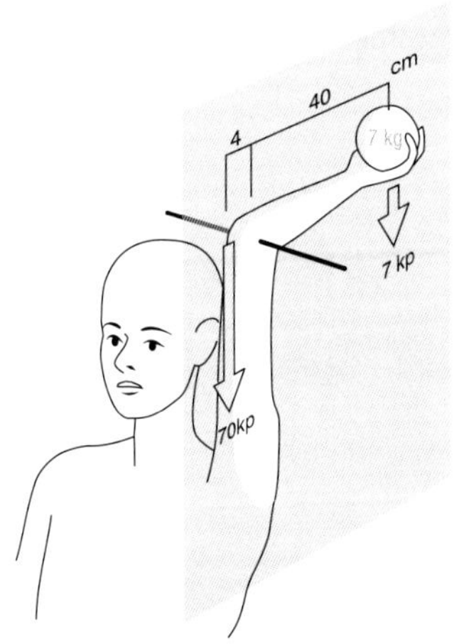

Da die Kugel in Ruhe gehalten wird, ist damit keine mechanische Arbeit verbunden: **F** ist eine nicht arbeitende Kraft.

Definition

Der mit der Muskelspannung verbundene Energieverbrauch kann physiologisch an Stoffwechselgrößen gemessen werden und wird auch als **physiologische Arbeit** bezeichnet.

Diese physiologische Arbeit ist nicht gleichbedeutend mit mechanischer Arbeit. Das ist immer dann der Fall, wenn Muskeln isometrisch arbeiten, d.h. wenn sie Spannung entwickeln, ohne ihre Länge zu ändern.

Kraft-Weg-Diagramm
Ist die Kraft längs des Weges gegeben, dann ergibt sich die Arbeit als Fläche unter der F (x) - Kurve:

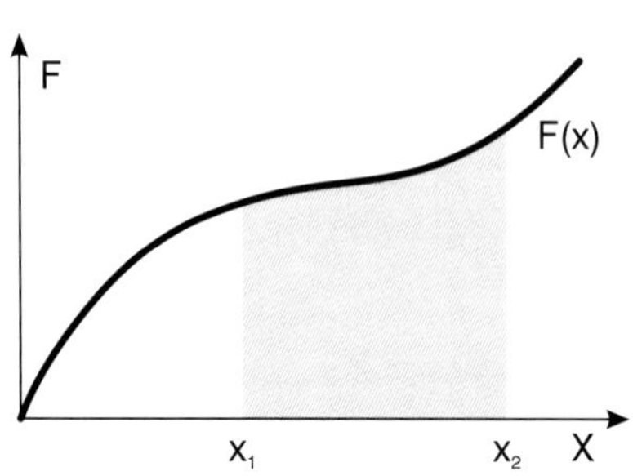

n. Willimczik

von x_1 bis x_2 wird die durch die schraffierte Fläche dargestellte Arbeit verrichtet.

Definition

Hubarbeit wird im Schwerefeld der Erde verrichtet.

Sie ist eine besondere, häufig vorkommende Art der Arbeit.

Hebt man einen Körper (ohne ihn zu beschleunigen) gegen die Schwerkraft an, dann wird Hubarbcit W_H aufgcwcndct.

Bezeichnet man die Höhe, um die der Körper gehoben wird, mit **h** und mit $G = m \cdot g$ seine Gewichtskraft, dann wird

$$W_H = m \cdot g \cdot h$$

als Hubarbeit geleistet.

Anheben eines Gewichtes gegen die Einwirkung der Schwerkraft wird als **positiver Hub** bezeichnet.

Das bremsende Herablassen eines Gewichtes unter der Einwirkung der Schwerkraft wird als **negativer Hub** bezeichnet.

memo

W_H =	**Hubarbeit**
h =	**Höhe**
G =	$m \cdot g$ **Gewichtskraft**

Systematik

Definition

Energie bedeutet Arbeitsvermögen, die **Fähigkeit, Arbeit zu verrichten**.

Der Begriff der Energie hängt eng mit dem der Arbeit zusammen.

Energie wird in den gleichen Einheiten gemessen wie Arbeit: **Nm**

Man unterscheidet

- **Lageenergie = potenzielle Energie**
- **Bewegungsenergie = kinetische Energie**

Lageenergie

hat ein Körper auf Grund seiner Lage (Höhe) im Schwerefeld der Erde.

Wird ein Körper um die Höhe **h** angehoben, dann ist die Hubarbeit $W_H = m \cdot g \cdot h$ verrichtet worden.

Sie ist nun als **Lageenergie E_{pot}** im Körper gespeichert.

$$E_{pot} = m \cdot g \cdot h$$

Potenzielle Energie

eines Körpers ist proportional zur Masse und der Hubhöhe über ein zweckmäßig festzulegendes Ausgangsniveau.

Dies ist im Allgemeinen die tiefste bei einer Bewegung auftretende Lage des Körperschwerpunktes.

Bewegungsenergie

hat ein Körper auf Grund seiner Bewegung, genauer: auf Grund seiner Geschwindigkeit.

Beim Erhöhen der Geschwindigkeit eines Körpers wird Beschleunigungsarbeit verrichtet, ...

... die dann als kinetische Energie im Körper enthalten ist.

$$E_{kin} = \frac{1}{2} m \cdot v^2$$

Die kinetische Energie eines Körpers ist proportional zur Masse und dem Quadrat der Geschwindigkeit. Bei Verdopplung der Geschwindigkeit vervierfacht sich die kinetische Energie.

Erhaltung der Energie

Die verschiedenen Formen von Energie können ineinander umgewandelt werden.
Gut verständlich ist das für einen frei fallenden Körper. Er wandelt seine Energie der Lage beim Fall in Bewegungsenergie um. Bei all diesen Umwandlungsprozessen kann weder Energie entstehen noch verloren gehen.

Energieerhaltungssatz

In einem abgeschlossenen System bleibt die Summe der Energie konstant.

Dieser Satz umfasst alle Energieformen, einschließlich der chemischen Energie und der Wärmeenergie.

In der Mechanik gilt dieser Satz nur unter der Voraussetzung, dass keine Reibung auftritt, die mechanische Energie in Wärmeenergie umwandelt.

Wenn man idealisierend ein solches verlustfreies System voraussetzt, dann gilt für die mechanische Energie der modifizierte Satz:

Energiesatz in der Mechanik

In einem abgeschlossenen System bleibt die Summe der potenziellen und der kinetischen Energie konstant.

$$E_{pot} + E_{kin} = \text{konstant}$$

Verhältnis Arbeit und Zeit

Definition

Leistung ist in der Mechanik definiert als Quotient aus verrichteter Arbeit und dazu benötigter Zeit.

$$\textbf{Leistung} = \frac{\textbf{Arbeit}}{\textbf{Zeit}}$$

Leistung setzt Arbeit voraus. Je größer die in einer bestimmten Zeit **t** verrichtete Arbeit **W** ist, desto größer ist auch die Leistung **P**.

$$P = \frac{W}{t}$$

memo

t =	**Zeit**
W =	**Arbeit**
P =	**Leistung**
Nm/s =	**Newton-meter/Sekunde**
F =	**Kraft**
V =	**Geschwindigkeit**

Die Einheit der Leistung ist

Newtonmeter/Sekunde: Nm/s

Im Sport kommt es häufig darauf an, die erforderliche Arbeit in möglichst kurzer Zeit zu verrichten, d.h. eine große Leistung aufzubringen. Das betrifft in erster Linie den „Motor" des Systems, die Muskulatur. Ein Begriff aus der Trainingslehre, der offensichtlich mit großer Muskelleistung verbunden ist, ist der der Schnellkraft.

Die mechanische Leistung wird definiert als Produkt der Kraft **F** und der Geschwindigkeit **v**, mit der die Kraft Arbeit verrichtet. Diese Definition enthält die zur Schnellkraft gehörenden Faktoren.

Massenmittelpunkt – Massenträgheitsmoment

Definition

Der **Körperschwerpunkt** KSP oder Massenmittelpunkt des Körpers ist ein physikalisch-mathematisch definierter Punkt.

Bei nicht verformbaren Körpern ...

... ist die Lage des KSP körperfest, d.h. anderen Körperpunkten geometrisch fest zugeordnet.

Bei verformbaren Körpern ...

... oder aus mehreren Teilkörpern zusammengesetzten Körpern ist die Lage des KSP von der jeweiligen Haltung d.h. der gegenseitigen Lage der einzelnen Teilkörper abhängig, also nicht mehr körperfest. Der KSP kann beim menschlichen Körper den anatomischen Strukturen nicht fest zugeordnet oder gar markiert werden.

Der Körperschwerpunkt ist ein konstruierter Punkt. Er verändert seine Lage je nach Massenverteilung. Er kann auch außerhalb des Körpers liegen.

Die Aste ...

... ist umso **stabiler**, je größer die Unterstützungsfläche (USF) ist und je tiefer der KSP über der USF liegt.

Die Aste ...

... ist um so **labiler**, je kleiner die USF ist und je weiter weg der KSP vom Boden ist.

Überschreitet das Schwerelot die Unterstützungsfläche, so sind starke Muskelkräfte nötig, um den Körper vor dem Fallen zu bewahren.

- **Alle äußeren Kräfte** (einschließlich der Schwerkraft) auf den Körper bezogen bezüglich der Translation wirken so, als würden sie am Schwerpunkt angreifen.
- **Die drehenden Momente** der äußeren Kräfte ergeben sich aus dem Kraftvektor und der Lage des KSP.
- **In allen Flugphasen** beschreibt die Bahn des KSP eine Parabel.

Definition

Das **Massenträgheitsmoment** ist ein Maß für die Trägheit eines Körpers bei Drehbewegungen. Je größer das Massenträgheitsmoment ist, desto größer muss das Produkt aus Drehmoment und Wirkungsdauer sein, um dem Körper eine bestimmte Änderung der Drehgeschwindigkeit zu erteilen.

Das Massenträgheitsmoment eines starr angenommenen Körpersegments ist konstant bezüglich einer beliebig vorgebbaren Drehachse. Durch Veränderung der Körperhaltung kann man die Geschwindigkeit einer Bewegung steuern.

Fragen	Meine Lösung
1. Welches sind die Teilgebiete der Mechanik?	
2. Definieren Sie die Begriffe Rotation und Translation.	
3. Was wird als Krafteck bezeichnet?	
4. Welche Abkürzungen haben folgende Begriffe: Körperschwerpunkt Drehmoment Kraft	
5. Beschreiben Sie die drei Newton'schen Gesetze.	
6. Welches ist die Formel für Arbeit, welche die für Leistung?	
7. Was versteht man unter E_{pot}?	
8. Beschreiben Sie den Energieerhaltungssatz.	

Die Antworten finden Sie auf den Seiten 316 – 317

Flüssigkeiten und Gase

Um die Vorgänge im Atmungs- und Herz-Kreislauf-System besser verstehen zu können, bedarf es der Kenntnis einiger physikalischer Gesetze.

Hydrostatik

Gesetz für ruhende Flüssigkeiten

- hydrostatischer Druck
- Auftrieb

Aerostatik

Gesetz über ruhende Gase

- Gasdruck
- Löslichkeit der Gase
- Luftdruck

Hydro- und Aerodynamik

Gesetze der bewegten Flüssigkeiten und Gase

- Fließen / Strömen
- Viskosität
- Strömungsgeschwindigkeit

Definition

Als **Flüssigkeit** werden alle Körper bezeichnet, die nur geringfügig zusammengedrückt, in ihrer Gestalt jedoch leicht verändert werden können. Sie unterscheiden sich von festen Körpern durch das Fehlen einer eigenen Gestalt.
Eine Flüssigkeit passt sich der jeweiligen Form des Gefäßes an, ihre Oberfläche stellt sich dabei waagerecht ein.

Flüssigkeiten

Hydrostatischer Druck

Ruhende Flüssigkeiten üben infolge ihres Gewichtes (ihrer Schwere) einen Druck aus.

Erfahrungen beim Tauchen im Schwimmbecken zeigen, dass die Druckkräfte auf den Körper mit zunehmender Tiefe stärker werden.

Der empfindliche Druckanzeiger ist das Trommelfell. Im Wasser herrscht ein Druck, der von der Wassertiefe abhängt. Die auf das Trommelfell wirkenden Druckkräfte sind unabhängig von der Lage des Kopfes. Da dieser Druck nicht von einem Kolben erzeugt wird, sondern vom Gewicht des Wassers, nennen wir ihn den Schweredruck.

Das Gewicht des Wassers erzeugt den Schweredruck.

Der Schweredruck ...

... ist proportional zur Höhe der Flüssigkeit und abhängig vom Gewicht der Flüssigkeit. D. h. ein Gefäß hat in verschiedenen Höhen Ausflussöffnungen. Füllt man Wasser ein, dann strömt das Wasser mit unterschiedlicher Geschwindigkeit aus den Öffnungen, und zwar wird sie von oben nach unten größer. Der Grund liegt in dem mit wachsender Tiefe steigenden Druck. In gleicher Tiefe muß der Druck an allen Stellen gleich groß sein.

Mit zunehmender Tiefe steigt der Druck.
Gleiche Tiefen sind mit gleichen Schweredruckwerten verbunden.

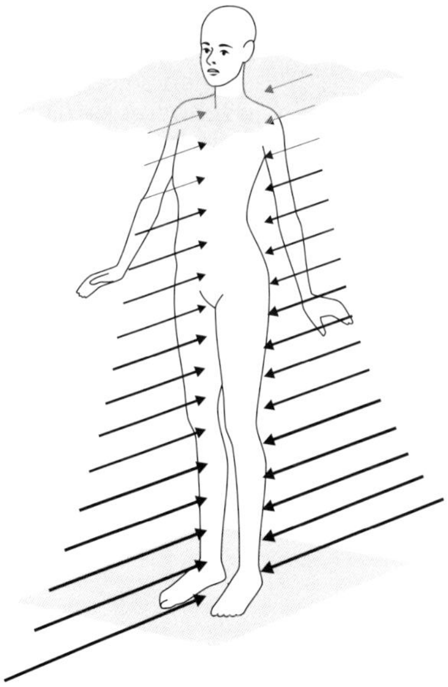

Folgerungen

Der hydrostatische Druck des Wassers wirkt sich gleichmäßig auf die gesamte Körperoberfläche aus, die Druckdifferenz zwischen Körper und Umgebung wird geringer.

Beim Stehen im Wasser erleichtert der hydrostatische Druck den Fluß von Lymphe und venösem Blut.
Das Volumen der Ödemflüssigkeit in den Geweben wird geringer, schwellungsbedingte Schmerzen lassen nach.

Steht man bis zum Hals im Wasser, vermindert der hydrostatische Druck die Vitalkapazität um 10%, das exspiratorische Reservevolumen geht auf etwa 1 Liter zurück (Normalwert bei 2,5 Liter). Die Ausatmung ist somit erleichtert.

Auftrieb

- Ist das Gewicht eines Stoffes **größer als** das der Flüssigkeit ... ... dann sinkt ein Körper aus diesem Stoff in der Flüssigkeit.
- Ist das Gewicht eines Stoffes **gleich wie** das der Flüssigkeit ... ... dann schwebt der Körper in beliebiger Tiefe.
- Ist das Gewicht eines Stoffes **kleiner als** das der Flüssigkeit ... ... dann steigt der Körper an die Oberfläche und schwimmt.

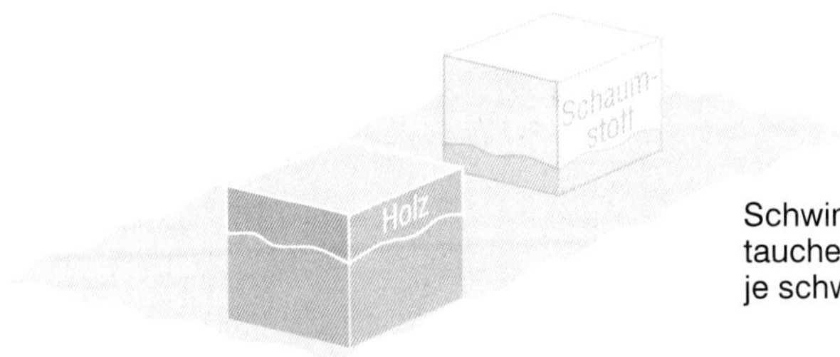

Schwimmbare Körper tauchen umso tiefer ein je schwerer sie sind.

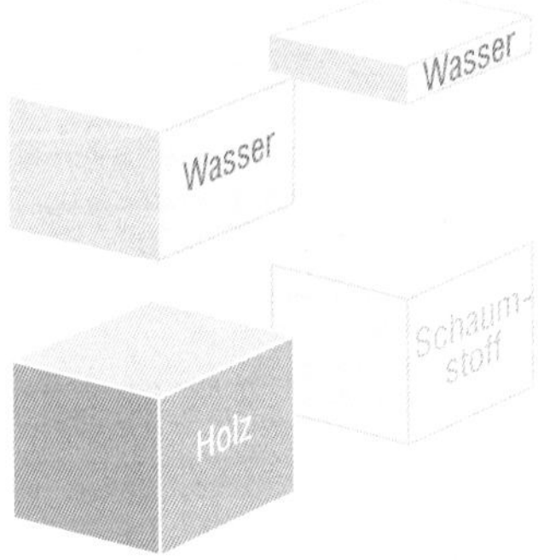

Das Gewicht des verdrängten Wassers ist gleich dem Gewicht des schwimmenden Körpers.

Beim Einstieg ins Wasser empfinden wir uns leichter. Wir können mit geringer Kraft den Anfänger in Schwimmlage halten. Der Auftrieb bewirkt eine scheinbare Minderung des Gewichtes.

Archimedisches Prinzip

Ein Körper verliert im Wasser scheinbar so viel an Gewicht, wie die von ihm verdrängte Wassermenge wiegt.

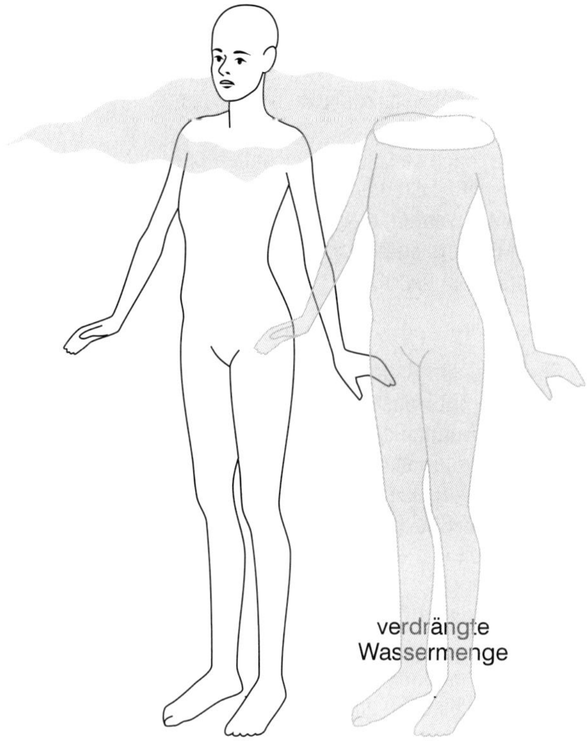

Der Auftrieb ist eine der Schwerkraft entgegengesetzte Kraft, deren Größe davon abhängt, wie tief die betreffende Person in das Wasser eingetaucht ist.

Wichtig für die Krankengymnastik

- Steht man bis zur Taille im Wasser, wird das Körpergewicht um 50% vermindert.
- Bis um 90 % wird das Körpergewicht reduziert, wenn man bis zu den Schultern im Wasser steht.
- Erleichterung von Bewegungen mit dem Auftrieb
- Erschwerung der Bewegungen bei Arbeiten gegen den Auftrieb
- Erschwerung der Bewegungen bei Arbeiten in Richtung des Auftriebs, wenn man schneller arbeitet, als der Auftrieb einwirken kann Auftrieb wird zum Widerstand.

Gase

Definition

Luft ist ein gasförmiger Körper, der wie alle Körper Raum ausfüllt, Gewicht besitzt und sich einer Gestaltänderung nicht widersetzt.

Gase sind durch ein Expansionsbestreben gekennzeichnet. Sie üben auf die Gefäßwand einen Druck (Gasdruck /Dampfdruck) aus, wenn sie in einem Gefäß eingeschlossen sind.

Kinetische Gastheorie

Theorie, nach der die Eigenschaften und Gesetzmäßigkeiten der Gase aus der Vorstellung abgeleitet werden, dass die Moleküle in einem Gas rasch umherfliegende Teilchen sind, die aneinanderstoßen und Kräfte aufeinander ausüben.

> Der Gasdruck entsteht durch die Stöße der Moleküle, deren mittlere kinetische Energie die Temperatur bestimmt.

Partialdruck der Gase

Sind in einem Raum mehrere unterschiedliche Gase, so übt jedes dieser Gase einen Teildruck aus. Die Summe der einzelnen Teildrücke ergeben den Gesamtdruck. Beim Atmungsvorgang spielt der Partialdruck eine wesentliche Rolle, beim Sauerstoff-Stickstoff-Transport im Blut und bei der Löslichkeit von Gasen.

Partialdruck = Teildruck eines Gases

Gasdruck

Eine Temperaturerhöhung eines Körpers hat in der Regel eine Zunahme von Molekularbewegung zur Folge. Dadurch entsteht eine Volumenvergrößerung und eine Erhöhung des Gasdruckes.

Luft:

- 78 % Stickstoff
- 21 % Sauerstoff
- 1 % Edelgase

kleinere Mengen Kohlendioxid, Wasserstoff u. a. Gase

Zustandsgrößen eines Gases

1. Temperatur
2. Druck
3. Volumen

> Durch Veränderung einer Größe wird der Zustand eines Gases geändert.

Gase, Löslichkeit

Absorption

Wenn Gase in Flüssigkeit gelöst werden.

Henry'sche Regel

Die Löslichkeit von Gasen in Flüssigkeit nimmt bei Vergrößerung des Druckes zu und ist proportional dem Gasdruck über der Flüssigkeit.

Große Bedeutung hat diese Regel ...

... z.B. beim Tauchen (Caissonkrankheit).

Caissonkrankheit: Wird der Körper Atemluft von Tauchgeräten ausgesetzt, die unter erhöhtem Druck steht, so löst sich mehr Stickstoff im Blut als gewöhnlich. Beim Auftauchen zum normalen Druck wird dieses Gas in Form kleiner Blasen frei. Es besteht die Gefahr einer Mikroembolie.

Mit steigender Temperatur nimmt die Löslichkeit von Gasen in Flüssigkeit ab.

Sättigung

Sättigung bezeichnet die hinreichende Lösung einer Gasmenge.
Die Löslichkeit eines Gases ist beschränkt.

Luftdruck

Luft besteht aus Stickstoff, Sauerstoff, Edelgasen und Kohlendioxid.

Die Lufthülle, welche die Erde umgibt, bezeichnet man auch als Atmosphäre. Die Hülle steht bis zu einer Höhe von rund 500 km unter der Wirkung der Schwerkraft. Wir leben auf dem Grunde eines Luftmeeres und erwarten schon deswegen einen dem Schweredruck des Wassers entsprechenden Schweredruck der Luft.
Die Dichte der Luft nimmt mit wachsender Höhe ab, in tieferen Luftschichten mehr als in höheren. Daher nimmt auch der Luftdruck über größere Höhenunterschiede nicht verhältnisgleich mit der Höhe ab.
Nur für geringe Höhendifferenzen stehen die Zunahme der Höhe und die Abnahme des Druckes im gleichen Verhältnis.

Wir spüren von diesem Luftdruck im Allgemeinen nichts, da die Luft von allen Seiten auf den Körper einwirkt.

Viskosität
ist die Zähflüssigkeit von Flüssigkeiten.

Innere Reibung
Sie beruht auf der inneren Reibung, die benachbarte Flüssigkeitsschichten aufeinander ausüben, weil ihre Moleküle sich gegenseitig anziehen. Sie nimmt bei steigender Temperatur ab und wird u. a. aus der Durchflussgeschwindigkeit durch enge Röhren ermittelt.

Äußere Reibung
ist abhängig von der Festigkeit und Oberflächenbeschaffenheit der Rohrwand und kann zu Turbulenzen führen.

Laminare Strömung

Eine Flüssigkeit, die durch eine Rinne oder ein Rohr fließt, benötigt eine Kraft, die größer als der Strömungswiderstand sein muss. Die Strömungserscheinungen in einer realen Flüssigkeit werden wesentlich von der Zähigkeit, d.h. von den Reibungskräften in der Grenzschicht und der Strömungsgeschwindigkeit bestimmt. Außerdem spielen die Dichte der Flüssigkeit und die Gestalt des umströmten Körpers eine Rolle.

Überschneidungsfrei nebeneinander verlaufen
= solange sich die Stromlinien dem Hindernis anpassen und ohne sich zu stören
= **laminare Strömung**

Parabolisches Geschwindigkeitsprofil

In Rohrmitte ist die Strömungsgeschwindigkeit am größten. Je weiter sich die Schichten nach außen bewegen, desto geringer die Geschwindigkeit bis hin zur äußersten Schicht, die der Rohrwand fest anhaftet.

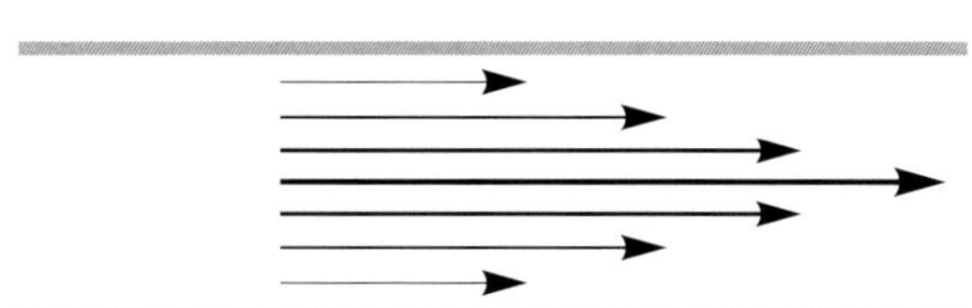

Strömungsgeschwindigkeit

Im engen Teil eines Rohres ist die Strömungsgeschwindigkeit größer als im weiten Teil. Bei nicht zu großer Strömungsgeschwindigkeit passen sich die Stromlinien der Rohrwand an. Im engen Durchlass liegen sie dichter nebeneinander als im weiten Durchlass.

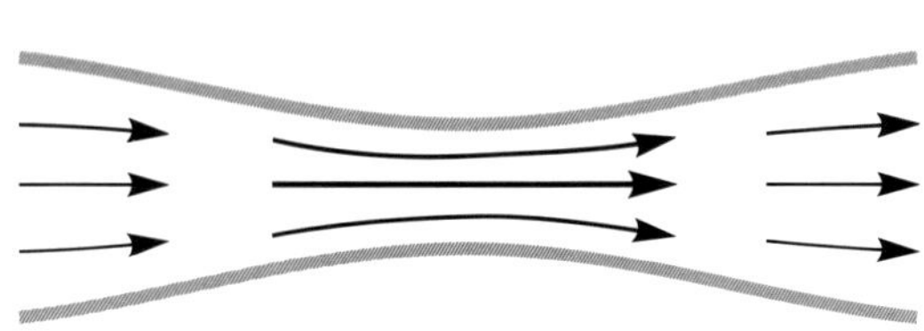

Hydrodynamik und Aerodynamik

Bernoulli'sches Paradoxon

In einer Strömung nimmt der Druck ab, wenn die Geschwindigkeit zunimmt.

Auf die Umgebung der Engstelle wird dabei eine Saugwirkung ausgeübt.

Kleiner Querschnitt, große Geschwindigkeit, kleiner Druck
z. B. zu vergleichen mit den Kapillaren im Blutkreislauf

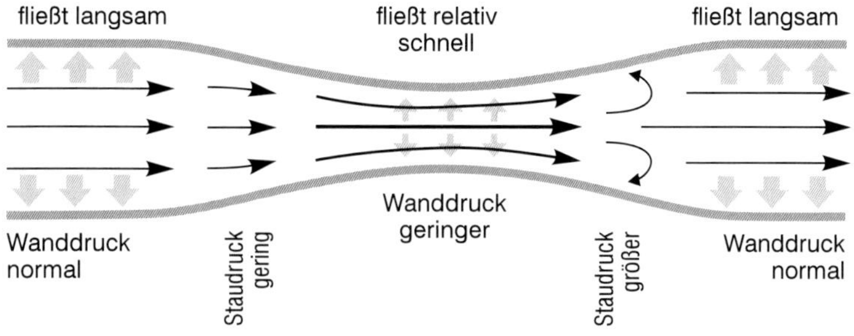

Je höher die Fließgeschwingigkeit, desto geringer ist der Wanddruck

Turbulente Strömung

Die **laminare Strömung** kann unter bestimmten Bedingungen in **turbulente Strömung** übergehen, bei der Wirbel auftreten, in denen sich die Flüssigkeitsteilchen nicht nur parallel, sondern auch **quer zur** Gefäßachse bewegen. Die innere Reibung nimmt dadurch erheblich zu, und das Strömungsprofil wird abgeflacht. Eine Verdoppelung der Stromstärke setzt somit etwa **vierfach höhere Drücke** voraus.

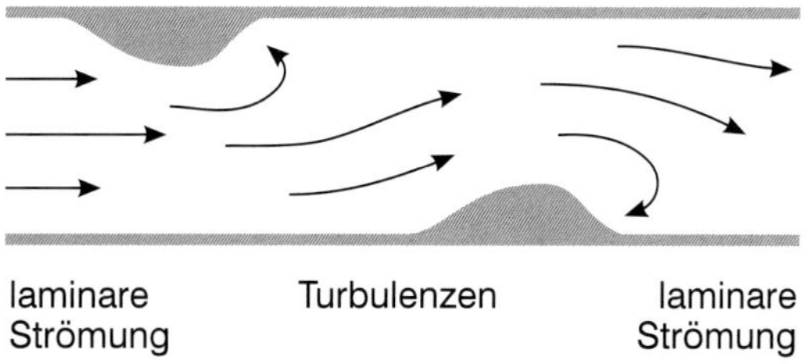

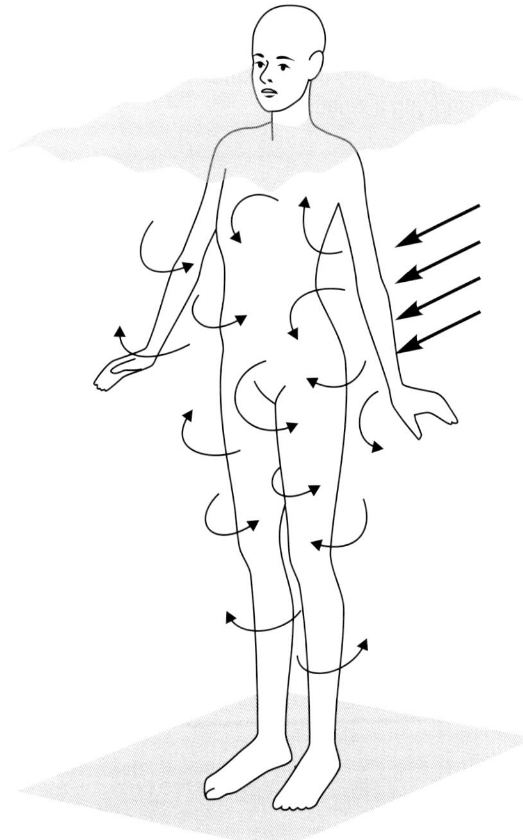

Turbulente Strömungen stellen eine erhebliche Mehrbelastung für das Herz dar.

Aerodynamik

Alle Gesetze und Bedingungen der Hydrodynamik lassen sich in gleicher Form auch auf die Anwendung mit **Gasen** umsetzen.

Fragen	Meine Lösung
1. Was verstehen Sie unter Aerostatik?	
2. Wie ist der Schweredruck zu sehen und von was ist er abhängig?	
3. Erklären Sie, was Sie unter Auftrieb verstehen und warum er für die Krankengymnastik so wichtig ist.	
4. Durch welche Größen kann man den Zustand eines Gases verändern?	
5. Was verstehen Sie unter Sättigung?	
6. Stellen Sie zeichnerisch eine laminare Strömung dar.	
7. Was sagt das Bernouill`sche Paradoxon aus?	
8. Warum stellen turbulente Strömungen eine Mehrbelastung für das Herz dar?	
9. Was hat Einfluss auf die Löslichkeit des Gases in Flüssigkeiten?	

Die Antworten finden Sie auf Seite 318

Fragen	Meine Lösung
10. Was besagt die kinetische Gastherorie?	
11. Was verstehen Sie unter Viskosität?	
12. Bei welchen Vorgängen im menschlichen Organismus spielt der Partialdruck eine wesentliche Rolle?	

Die Antworten finden Sie auf Seite 318

Reiz

Dieses Kapitel soll grundlegende Zusammenhänge zwischen Reiz und Reaktion aufzeigen. Jede Therapie mit physikalischen Mitteln– und somit jede physiotherapeutische Maßnahme – bedeutet eine Reizsetzung. Auf jede Reizsetzung erfolgt eine entsprechende Reaktion des behandelten Körpers, die sich von der eines Gesunden durchaus unterscheiden kann.

Definition

Als **Reiz (Stimulus)** wird jede organische Veränderung bezeichnet, die eine Erregung auslöst bzw. eine Empfindung verursacht oder eine Reaktion bewirkt. D. h. zwischen Reiz und Reaktion lassen sich bestimmte **Bezugsnormative** aufstellen. Es handelt sich hierbei um:

Bezugsnormative
- Reizqualität
- Reizintensität
- Reizdauer
- Reizdichte
- Reizumfang

Reizqualität
= Art der Reize

Für einen adäquaten Reiz braucht man geeignete Rezeptoren, damit ein Reiz ankommt. D. h. die Qualität des Reizes entscheidet darüber, ob eine Reizantwort überhaupt erfolgen kann.

Der Organismus kann auch gleichzeitig verschiedene Reizqualitäten aufnehmen, sofern sie vorhanden sind.

Reizintensität
= Stärke des Reizes

Die erforderliche Reizstärke wird auch als „**Reizschwelle**" bezeichnet.
Wird diese Schwelle unterschritten, man spricht hier auch von der „**Minimalschwelle**", bleibt der Reiz wirkungslos.

Erst bei der Überschreitung erfolgt die Reizbeantwortung.

Reizdauer

Die Dauer des Einzelreizes ist hier ebenso gemeint, wie die Zeit in der mehrere Reize gesetzt werden.

Reizdichte

Die Häufigkeit der Reize je Zeiteinheit wird als Reizdichte bezeichnet. Sie definiert das zeitliche Verhältnis von Belastung und Erholung in einer Trainingseinheit. Die Erholung kann zwei Funktionen im Anpassungsprozess haben:

- Abbau von Ermüdung (= vollständige Pause); oder
- Anpassungsvorgänge (= lohnende Pause).

Reizumfang

Das Ausmaß des vom Reiz angesprochenen „Tatorts" ergibt sich aus der Dauer und den Wiederholungen aller Belastungen einer Trainingseinheit.

Reaktion

Definition

Als **Reaktion** bezeichnet man die Antwort des Organismus auf verschiedene Reize (innere oder äußere Reize).

Bezugsnormative

- Reizparameter (Reizstärke, -dauer, - dichte und Reizumfang)
- momentane Reizschwelle
- Konstitution

Konstitution

Zu der Gesamtheit der ererbten und durch das Leben erworbenen Eigenschaften. Konstitution gehört auch die jeweilige Disposition (Anfälligkeit für Krankheiten) und Resistenz (Widerstandsfähigkeit).

Neben Konstitutionstypen gibt es auch Reaktionstypen. Diese bestimmen nicht unwesentlich die Reizantwort.

Sportmedizin:
Durch Training und Übung kann die Reaktion nur teilweise verbessert werden.
(Nöcker)

Adaptation (Anpassung)

Definition

Adaptation ist die Fähigkeit, sich an einen Reiz anzupassen.

Man unterscheidet:

Konstante Reizstärke

- Bei **konstant** bleibender Reizstärke kommt es zu einer Anpassung des Körpers. Es kommt zu einer Abnahme der Reizantwort.

Gewöhnung

Zunehmende Reizstärke

- Bei **zunehmender** Reizstärke kommt es zur Steigerung der Reaktion. Wird z. B. Muskulatur überfordert, kann das zu Traumen, Muskelkater oder Krämpfen führen.

Gefahr der Überforderung

Keine Reize

- Wenn **keine** Reize gesetzt werden, kommt es zu **Schäden** an unserem Körper.

Entstehen von Schäden

Auswirkungen auf die Physiotherapie

Es sind drei Intensitätsstufen zu unterscheiden

1. Erhaltungsreiz

Er erhält den momentanen Zustand der körperlichen Leistungsfähigkeit. Je höher die Funktionsfähigkeit des Körpers, um so höher ist die erforderliche Reizintensität zur Aufrechterhaltung.

2. Trainingsreiz

Er dient der Verbesserung des momentanen Leistungszustandes und muss die sog. individuelle Grenze (Trainingsschwelle) übersteigen. Der Schwellenwert des Trainingsreizes richtet sich nicht nur nach Intensität, Dauer und Wiederholungszahl, sondern auch nach dem Leistungszustand der betroffenen Person.

3. Überfordernder Reiz

Er ist im Bereich der Physiotherapie nicht sinnvoll. Es kommt zu Überforderungsreaktionen, die Schmerzen mit sich bringen infolge anhaltender Störungen des Stoffwechsels durch erhöhte Kortisolproduktion und Katecholaminausschüttung.

Inaktivität

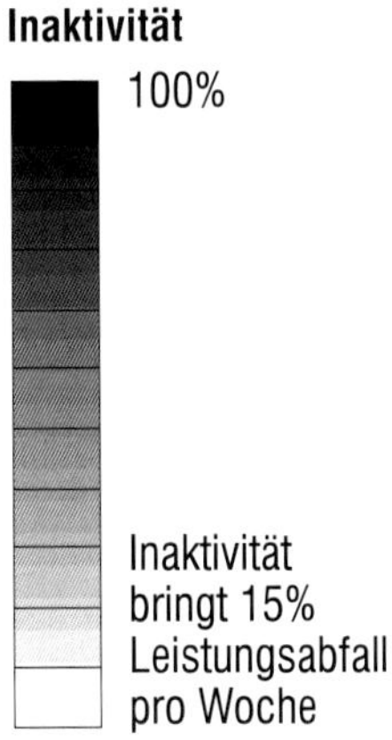

Atrophieschwelle = 20% der Maximalkraft

Erhaltungsreiz = 20 – 30% der Maximalkraft

Schwellenwert des Trainingsreizes = 30% der Maximalkraft

geringer Leistungszuwachs = zwischen 30 – 40%

optimales Training (dynamisch) = 40 – 50% der Maximalkraft

statisches Training (weder Ausdauer noch Koordination) = 50 – 60% der Maximalkraft

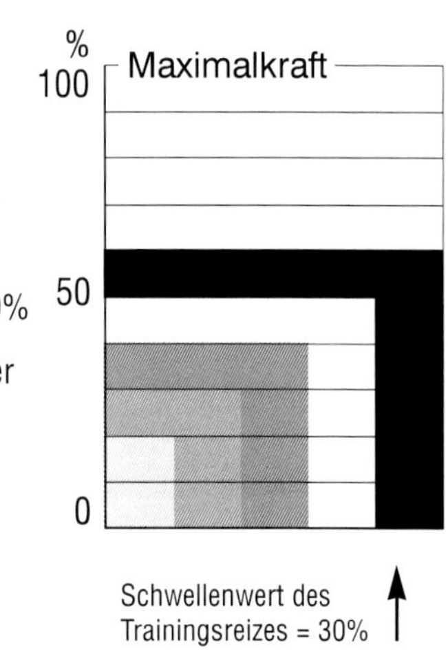

In der Physiotherapie sollte man mit Erhaltungs- und Trainingsreiz arbeiten.

Begriffe der Überforderung

Stress — Summe von überschwelligen Reizen, die auf den Körper einwirken und eine Adaptation auslösen

Distress — Überforderung, psychisch und physisch nicht zu verarbeitender Stress

Reizstufenregel

Arndt-Schulz'sche Regel

- schwache Reize wirken anregend auf die Lebenstätigkeit
- starke Reize lösen Anpassungsvorgänge aus
- zu starke Reize wirken schädigend oder lähmend auf das Organ
- starke Reize hemmen
- zu schwache Reize bleiben wirkungslos.

Knochengewebe

Der Knochen ist passiver Bestandteil des Bewegungsapparates. Bau und die Anordnung der Osteone ist abhängig von der Belastung.

Bei Änderung der Beanspruchung werden die Osteone jeweils umgebaut. Sie reagieren mit Anbau und trajektorieller Ausrichtung der Spongiosa. Bei längerer Inaktivität kommt es zum Verlust der Knochensubstanz.

D. h. der Knochen benötigt Druckbelastung in Längsrichtung, um nicht zu atrophieren.

Für die Physiotherapie wichtig

Bei längerer Bettruhe kann durch Einsatz von Muskelkräften einer Schädigung vorgebeugt werden.

> **Praxis**
> Z. B. durch Isometrie; freies aktives Bewegen (nicht zu vergessen auch durch konsensuelle Wirkung).

Bindegewebe

- besteht vornehmlich aus kollagenen Fasern
- kann sich verkürzen durch Anpassung, ungeordnet wuchern und durch starke Kelloidbildung zu übermäßigen Narben führen
- es kommt hauptsächlich in Muskel-, Gelenkkapsel-, Bänder- und Lungengewebe vor.

Für die Physiotherapie wichtig

adäquate Reize zur Verbesserung oder Prophylaxe: wiederholte Dehnreize durch Bewegung des verkürzten Gebietes.

> **Praxis**
> Bei Verkürzung der Muskulatur sollte eher mit aktiven Dehntechniken gearbeitet werden. Bei ungeordnetem Bindegewebe, z. B. auf einer Narbe, arbeitet man mit vorsichtig angesetztem Zug im Sinne der Ausrichtung der Fasern nach Zugrichtung.

Muskeln und Nervengewebe stellen eine Funktionseinheit dar, daher werden sie auch unter Organsysteme zusammengefasst.

Im neuromuskulären System kommt es ...

... zu bestimmten Abläufen von Bewegungen durch Zusammenspiel von Nerven und Skelettmuskeln.

Muskelkontraktion – Koordination

Zur Verbesserung gibt es adäquate Reize, die diesen Ablauf des Zusammenspiels erleichtern und dadurch eine fließende, koordinative, automatisierte und auch ökonomischere Anpassung erzielen.

memo

Fazilitation
= Erleichterung
Bahnen
Unterstützen

Adäquate Reize

Sensorische Reize:

- Druck
- Zug
- Widerstand
- Zug (Traktion)
- Druck (Approximation).

Mechanische Reize wirken vor allem auf die Gelenkrezeptoren.

Druck ...

... fördert Stabilität.

Zug ...

... fördert Bewegung.

Die Muskelspindel als Propriozeptor des Muskels wird hauptsächlich durch sehr schnelle Dehnung gereizt.

Sehnenrezeptoren reagieren auf Dehnung: entweder passiv von außen oder durch kräftige Anspannung (insbes. isometrische) des Muskels.

Widerstand ...

- versorgt das Zentralnervensystem (ZNS) mit Information aus der Peripherie
- verbessert die Dehnungsempfindlichkeit der Muskelspindeln
- fördert die Wahrnehmung.

Muskelkraft

Spezifischer Reiz ist die Muskelspannung.

Dabei muss eine Trainingsschwelle überschritten werden.

Der **Indifferenzbereich liegt** bei ca. 20 – 30% der maximalen Kraft.

Trainingsreize liegen also oberhalb von 30% der Maximalkraft.

Reaktion des Muskels auf Anspannung

- Zunächst mehr Einsatz von motorischen Einheiten
- Ökonomisierung durch Verbesserung des Trainingszustandes mit weniger Einsatz von motorischen Einheiten
- Danach reagiert der Muskel mit Hypertrophie.

Muskelausdauer

Adäquater Reiz zur Verbesserung der lokalen aeroben Muskelausdauer ist eine genügend hohe Anzahl von Bewegungswiederholungen.

Praxis

Bewegungsfrequenz und Muskelspannung sollen submaximal sein, damit sie über ca. 3 – 5 Min. ohne Ermüdung durchgeführt werden können.

Reaktion des Muskels auf Ausdauer

- Anpassung in den hämodynamischen und metabolischen Vorgängen
- Verbesserung der intramuskulären Blutverteilung
- Vermehrung von Mitochondrien.

Dadurch wird der Sauerstoffvorrat besser ausgenutzt.

Praxis

Bei erhöhter Bewegungsfrequenz und größerer Muskelspannung kommt es vermehrt zur anaeroben Energiebereitstellung und damit zur schnelleren Ermüdung.

Kreislaufregulation

Adäquater Reiz zur Verbesserung der orthostatischen Sofortregulation bei Kollapsneigung: Bewegung beider Beine über mehrere Minuten mit möglichst großer Spannung.

Dadurch steigt der Blutdruck an, es kommt zur Erhöhung des systolischen Wertes.

Gefäßdurchblutung

Adäquater Reiz zur langfristig erhöhten Kapillarisierung ist eine hohe Anzahl von Bewegungswiederholungen (über 1 – 3 Min.) mit dynamischen Muskelkontraktionen.

Kapillaren

Soll eine kurzfristige Kapillarisierung erreicht werden, so werden dynamische und statische Muskelkontraktionen mit großer Muskelspannung (60 – 100%) durchgeführt.

Die Drosselung der Durchblutung hat eine nachfolgende erhöhte Durchblutung zur Folge.

Venen und Lymphgefäße

Zur Verbesserung der Funktion von Venen- und Lymphgefäßen werden dynamische Muskelkontraktionen mit hoher Wiederholungszahl als Muskel- und Gelenkpumpe durchgeführt.

Kreislaufleistung

Der adäquate Reiz besteht im Training der allgemeinen (aeroben) Ausdauer.

Es müssen mehr als $^1/_6$ bis $^1/_7$ der gesamten Skelettmuskulatur mehr als 10 Minuten mit mind. 50% der maximalen Leistungsfähigkeit des Herz-Kreislauf-Systems dynamisch beansprucht werden.

Anpassung des Herz-Kreislauf-Systems

Ökonomisierung der Herzarbeit durch

- Abnahme der Herzschlagfrequenz in Körperruhe und gegebenen submaximalen Belastungsstufen
- Abnahme des systolischen Blutdrucks
- Verlängerung der Systolen- und Diastolendauer
- Reduzierung der Katecholaminausschüttung auf gegebenen Belastungsstufen.

verbesserte Durchblutung in der Peripherie

Differenzierung

Einteilung
- Leistungsbereitschaft
- Leistungsreserve

Leistungsbereitschaft
- äußere Bedingungen, z.B. Umgebung, soziales Umfeld
- innere Bedingungen, z.B. Leistungswillen

Leistungsbereiche des Gesunden

leichte Arbeit ohne bewusste Willensanspannung und Ermüdung (z.B. Gehen auf ebener Strecke).

Sportliche Höchstleistungen oder Schwerstarbeit werden mit 80% der Leistungsfähigkeit und mit höchster Willensanstrengung ermöglicht. Sie gehen mit stärkerer Ermüdung einher.

Die Bereiche der **physiologischen Leistungsbereitschaft** sind von der Tagesperiodik abhängig.

Der letzte Bereich der Leistungsreserven ist normalerweise dem Willen nicht unterworfen. In extremen Situation, z.B. bei Lebensgefahr können sie über Hormonwirkung mobilisiert werden.

Leistungsbereiche des Kranken

Bereich sehr geringer Leistungen

während **Bettruhe** oder während **Ruhigstellung** (Immobilisation).
Die Patienten werden angeleitet, die noch bewegungsfähigen Gliedmaßen zu üben und mehrere tiefe Atemzüge durchzuführen.

So sollen ungünstige Folgen des Bewegungsmangels verhindert werden.

Bereich des Aufbaus von Leistungen

nach **Ruhigstellung** bzw. **Schonung**.
Unter Anleitung übt der Patient Bewegungsformen und trainiert körperliche Fähigkeiten, z.B. Muskelkraft und Ausdauer.

Damit sollen die Voraussetzungen geschaffen werden, wieder fit für den Alltag zu werden.

Bereich der Alltagsbelastungen

Der Kranke soll wieder an die **normale Leistung** für den Alltag (Haushalt, Beruf, Sport) herangeführt werden.

Leistungssteigerung

Bereich der Leistungssteigerung

- Verbesserung der Koordination
- Kraft
- Ausdauer.

Praxis
Beim Kranken entfällt das Schnelligkeits- und Schnellkrafttraining.

Zur Verbesserung der Beweglichkeit gibt es eine Fülle von **physiotherapeutischen Methoden** und Techniken.

Dauerleistungsgrenze

In der Auseinandersetzung mit der Umwelt ist der Mensch mehr auf Ausdauerleistung eingestellt.

Um die Dauerleistungsfähigkeit zu beurteilen, wird die Dauerleistungsgrenze ermittelt.

Oberhalb dieser Grenze tritt Ermüdung ein.

Unterhalb der Grenzen werden alle erforderlichen Funktionen in einem Fließgleichgewicht gehalten = **steady state**.

steady state

Der Organismus ist immer bestrebt, die Homöostase aufrechtzuerhalten.

Ohne Homöostase ist der Organismus nicht lebensfähig.

Pulsfrequenz

Kriterium für die Feststellung der Dauerleistungsgrenze.

100 – 120/Min.

Sie liegt – je nach Trainingszustand – beim Erwachsenen zwischen 100 – 120 Schlägen pro Minute.

Muskelausdauer

Die Dauerleistungsgrenze liegt im Bereich der aerob-anaeroben Schwelle.

aerob/anaerob

Arbeitet die Muskulatur mit großem statischen Anteil d.h. mit starker Muskelspannung, ist die Energiebereitstellung über die Sauerstoffzufuhr nicht mehr gewährleistet. Ein großer Teil des Energiebedarfs wird dann anaerob durch Milchsäurebildung bereitgestellt.

Praxis
Die resultierende Azidose zwingt zum Abbruch der Muskelarbeit.

Ermüdung – Erholung – Pause

Muskelermüdung

tritt ein, wenn der Muskel zu wenig energiereiche Verbindungen hat und Endprodukte des Stoffwechsels anhäuft.

Bei statischer Muskelarbeit tritt Ermüdung früh ein.

Symptome der Muskelermüdung

- im Ausmaß verkleinerte und unsichere Bewegungen
- verlangsamte Muskelkontraktionen unangenehmes Ziehen bis Schmerz im Muskel

Erholung

- dient zur Beseitigung der Muskelermüdung durch Abtransport von Stoffwechselprodukten
- baut abgebaute Substrate wieder auf
- stellt dadurch Stoffwechselgleichgewicht im Muskel wieder her.

Erholungspausen
- bei der Arbeit
- im Beruf
- im Sport

sehr **wichtig**

Lohnende Pause – vollständige Pause

Das erste Viertel der Erholungspause ist besonders wirksam. In diesem Pausenabschnitt liegen etwa $^2/_3$ der Gesamterholung.

Der Begriff **„lohnende Pause“** für kurze, unvollständige Erholungspausen wurde für den Sport als **Intervalltraining** geprägt.

Vollständige Pausen sind z. B. notwendig beim Training von dynamischer und statischer Kraft mit hoher Muskelspannung.
Zwischen den einzelnen Trainingsphasen müssen vollständige Pausen eingesetzt werden, damit sich die Energiedepots wieder auffüllen können.

Trainingsprinzip:
je höher die Belastungsintensität, desto länger die Pause

Zentrale Ermüdung ...

... ist ein psycho-physischer Vorgang.

Er kann mit peripherer Ermüdung gekoppelt sein.

Es besteht ein subjektives Ermüdungsgefühl.

Symptome:

- gestörte Bewegungskoordination
- verminderte Wahrnehmungs- und Konzentrationsfähigkeit
- Antriebsverlust

Training der Muskelkraft

Leistungssteigerung durch Übung
Häufiges Wiederholen des gleichen Bewegungsablaufes verbessert die Koordination.

Wirkung
- Automatisierung des Bewegungsablaufs
- Verringerung des Innervationsaufwandes

Intermuskuläre Koordination
Das Zusammenwirken mehrerer Muskelgruppen, es wird durch Üben verbessert.

Intramuskuläre Koordination
Es werden mehrere motorische Einheiten eines Muskels gleichzeitig innerviert.

Diese Fähigkeit wird durch **Training** verbessert und somit die Muskelkraft erhöht.

Leistungssteigerung durch Training
Der Muskel entwickelt **Kraft** durch Spannung: dynamische und statische Kraft.

Training der Muskelkraft
Auf erhöhte Spannung reagiert die Muskelfaser mit Volumenzunahme.

Kraft und Querschnitt im Muskel hängen voneinander ab.

Statisches Krafttraining Definition

Spannung, die ein Muskel in einer Körperposition willkürlich gegen einen fixierten Widerstand auszuüben vermag.

Maximalkraft

bei willkürlicher Anspannung
maximal aufwendbare Kraft = 100%

Adäquater Reiz

für die Kraftzunahme und Hypertrophie der Muskelfaser ist die Spannungsentwicklung in den elastischen Elementen des Muskels.

Dosierung (= Reizquantität) des statischen Muskeltrainings (nach Hollmann):

Reizintensität

50 – 70% der Maximalkraft ergibt optimalen Trainingseffekt.

Bei 20 – 30% bleibt die Muskelkraft erhalten.

Die Schwelle des Trainingsreizes muss also oberhalb 20 – 30% der Maximalkraft liegen.

Reizdauer

Bei Kraftbelastung von 50 – 70% der Maximalkraft 5 – 10 sec, bei Einsatz von 100% 2 – 3 sec.

Reizumfang

Anzahl der statischen Kontraktionen: 5 pro Tag

Vorteile

- Möglichkeit, jede Muskelgruppe zu selektieren
- geringerer Zeitaufwand für das Training

Nachteile

- Kraftschulung erfolgt nicht im Rahmen eines Bewegungsablaufes
- durch Kapillarkompression erfolgt eine Einschränkung der Muskeldurchblutung
- Pressvorgang, der sofort bei maximalem Krafteinsatz größerer Muskelgruppen erfolgt.

Für die Physiotherapie wichtig

Große Bedeutung bei oder nach Ruhigstellungen

Praxis
Bei lagerungsstabilen Frakturen, zum schnellen Wiederaufbau der Muskelkraft, in der Erhöhung der Wahrnehmung für Muskelspannung, im Erreichen einer reaktiven Hyperämie.

Dynamisches Krafttraining | **Leistungssteigerung**

Definition

Es wird die Kraft trainiert, die ein Muskel willkürlich innerhalb eines Bewegungsablaufes entwickeln kann.
Charakteristisch für die dynamische Muskelarbeit ist der Wechsel von Kontraktion und Erschlaffung.

Formen

Dynamisch-konzentrische Kraft
Der Muskel verkürzt sich, und die aufgewandte Muskelspannung ist größer als die von außen angreifende Kraft.

= überwindende Kraft

Dynamisch-exzentrische Kraft
Während einer Muskelverlängerung bringt der Muskel eine Bremskraft auf. Die von außen angreifende Kraft ist größer als die vom Muskel entwickelte Spannung.

= nachgebende Kraft
Die Kraft wird entwickelt bei Dehnung des angespannten Muskels durch eine Last oder einen Behandler.

Da die elastischen Elemente des Muskels durch eine äußere Kraft gedehnt werden, tritt zur Kontraktionsspannung des Muskels eine zusätzliche Spannung.

Dynamisch-konzentrisches Krafttraining

Vorteile
- Gleichzeitigkeit von Training und Übung, da mit der Kraft auch die intramuskuläre Koordination verbessert wird
- die am Bewegungsablauf beteiligten Muskeln können selektiv geübt werden.

Nachteil
- ungleichmäßige Spannungsentwicklung im Bewegungsablauf.

Praxis
Bei dynamisch-konzentrischem Krafttraining ist die Zahl der Wiederholungen entscheidend.

Dynamisch-exzentrisches Krafttraining

Vorteile
- hohe muskuläre Spannung
- Das exzentrische Maximum liegt 30 – 40% über dem dynamisch-konzentrischen Kraftmaximum. Dadurch weniger Energieverbrauch.

Nachteil
- Gelenkbelastung durch starken Anpressdruck, deshalb Vorsicht bei Arthrosen!

Definition

Trainiert wird die **Ermüdungswiderstandsfähigkeit** d.h. die Fähigkeit des Organismus, eine gegebene Leistung möglichst lange durchzuhalten.

Man unterscheidet

- lokale Muskelausdauer (weniger als $^1/_6 - ^1/_7$ der Skelettmuskulatur)
- allgemeine Ausdauer (mehr als $^1/_6 - ^1/_7$ der Skelettmuskulatur)

Trainingsmethoden

Dauermethoden	Intervallmethoden
• Dauermethode	• intensives Intervalltraining
• Wechselmethode	• extensives Intervalltraining
• Fahrtspiel	• Wiederholungsmethode

Dauermethode

Belastungen mit gleichbleibender Geschwindigkeit

Der Organismus arbeitet mit aerober Energiebereitstellung und geht keine wesentliche Sauerstoffschuld ein.

Im Laufe des Trainings kann bei gleicher Pulsfrequenz z.B. von 10 auf 15 und später auf 20 Min. gesteigert werden.

Grundlage für die Pulsfrequenz

180 minus Lebensalter
oder
Mittel von Maximalpuls plus Ruhepuls

Steigerung der Belastung geschieht durch Änderung der Reizkomponenten,

z.B. längere Laufstrecke oder in kürzerer Zeit.

Wechselmethode

Im Rahmen einer längeren Laufbelastung wird die Laufgeschwindigkeit auf vorher festgelegten Strecken planmäßig geändert, so dass verschiedene Pulsfrequenzhöhen miteinander wechseln.

Pulsfrequenzhöhen alternieren

Fahrtspiel

Methode zur Entwicklung der Langzeitausdauer = länger als 30 Min. Es ist ein Spiel mit der Geschwindigkeit im Gelände.

Die Lauf- und Gehgeschwindigkeit wechselt je nach Beschaffenheit des Geländes.

Intervallmethode
Intensives Intervalltraining

Es erfordert:

- hohe Reizintensität
- kurze Reizdauer
- geringe Reizdichte
- geringen Reizumfang.

Das intensive Intervalltraining verbessert Schnellkraft, anaerobe Kapazität und damit die Kurzzeitausdauer.

Es übt die Erholungsfähigkeit.

Extensives Intervalltraining

Es erfordert:

- mittlere Reizintensität
- längere Reizdauer
- hohe Reizdichte
- großen Reizumfang.

Wiederholungsmethode

Es ist eine intermittierende Belastung. Sie entsteht durch systematischen Wechsel von Belastung und langen, d.h. echten Erholungspausen.

Es wird zum Training des dynamischen Kraft- und Kraftausdauertrainings verwandt, wenn mit großem Krafteinsatz und daher anaerober Energiebereitstellung gearbeitet wird.

Die Wiederholungsmethode trainiert die lokale dynamische anaerobe Muskelausdauer.

Übungsaufgaben ⇒ Reiz – Reaktion – Adaptation

Fragen	Meine Lösung
1. Was verstehen Sie unter Reizschwelle?	
2. Von welchen Faktoren ist die Reaktion abhängig?	
3. Welche Reize setzt man hauptsächlich in der Physiotherapie ein? Definieren Sie diese.	
4. Was sagt die Arndt-Schulz'sche Regel aus?	
5. Durch welche Übungen kann nach längerer Inaktivität einer Schädigung des Knochengewebes vorgebeugt werden?	
6. Auf welchen Reiz reagieren Sehnenrezeptoren hauptsächlich?	
7. Wodurch wird die Muskelausdauer verbessert?	
8. Welche Ergebnisse erhalten Sie, wenn Sie mit Ihrem Patient Muskelausdauer üben?	

Die Antworten finden Sie auf Seite 319

Übungsaufgaben ⇒ Reiz – Reaktion – Adaptation

Fragen	Meine Lösung
9. Wie können Sie in der Physiotherapie spezifische Reize speziell für das Bindegewebe setzen?	
10. Was verstehen Sie unter Fazilitation?	
11. In welchem Maße lässt sich die Adaptation unterscheiden?	

Die Antworten finden Sie auf Seite 319

Bewegungssystem*

Das Bewegungssystem wird unterschieden in	aktiver Teil passiver Teil
Aktives Bewegungssystem	Skelettmuskulatur
Passives Bewegungssystem	Knöchernes Skelett und seine Verbindungselemente, die Gelenke Dazu gehören auch Knorpel, Sehnen und Bänder.

* Die nachfolgenden Ausführungen orientierten sich an: Willimczik, Biomechanik der Sportarten. Rowohlt, Reinbeck 1989

Bauteile	**Bewegungssystem**	
Mechanische Eigenschaften	Das passive Bewegungssystem wird gekennzeichnet durch die mechanischen Eigenschaften seiner Bauteile, u.a. durch	
	• Körpergröße und Körpergewicht	Bauteile
	• Längen der Teilglieder	
	• Gelenkkonstruktion (z.B. Kugel- oder Scharniergelenk)	
	• Masse der Teilglieder	
	• Massenverteilung (Lage des KSP, Massenträgheitsmomente)	
	• Festigkeitseigenschaften der verschiedenen Gewebematerialien.	
Für eine **mechanische Beschreibung** ist es erforderlich, dass	• idealisierende, d.h. nur das Wesentliche enthaltende modellmäßige Vereinfachungen als Grundlage genommen werden.	
Grundlegende Annahme	Um eine angenäherte, relativ einfache Beschreibung zu erreichen, geht man von folgenden Annahmen aus:	
	• Die Gelenke werden entweder als Kugel- oder Scharniergelenke aufgefasst, die nur reine Drehbewegungen zulassen.	Gelenke
	• Die Längsachsen der Teilglieder werden als Verbindungslinien der Gelenkachsen bzw. Gelenkmittelpunkte definiert.	Längsachsen der Teilglieder
	• Die Teilglieder werden als starre, nicht verformbare Körper aufgefasst.	Teilglieder
	• Die über Sehnen, Bänder und Gelenke übertragenen Kräfte werden als resultierende Einzelkräfte dargestellt.	Übertragende Kräfte

Elemente

Beschreibung

Das aktive Bewegungssystem ist die Skelettmuskulatur.
Der Muskel ist der Beweger (Motor), der die Aufgabe hat, aus chemischer Energie mechanische Spannung bzw. Arbeit zu erzeugen.
Der Muskel kann nur Zugspannungen erzeugen, die im Allgemeinen über Sehnen auf das Skelettsystem übertragen werden.

Elemente des Gesamtmuskels

- das kontraktile Element (**K.E.**) — Es erzeugt durch Spannung aktive, willkürliche Kontraktion Spannung.
- das parallel-elastische Element (**P.E.**) (im Wesentlichen das im Muskel befindliche Bindegewebe) — Es wirkt parallel zum kontraktilen Element, vergleichbar einer elastischen Feder.
- das serienelastische Element (**S.E.**) (im wesentlichen das an der Sehne befindliche Bindegewebe) — Es wirkt in Reihe mit den beiden vorgenannten Elementen.

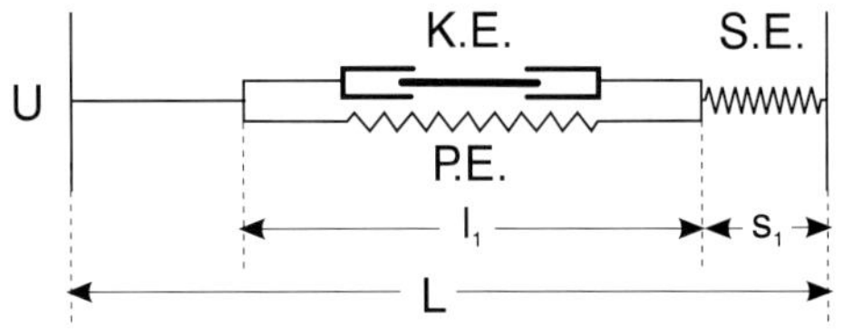

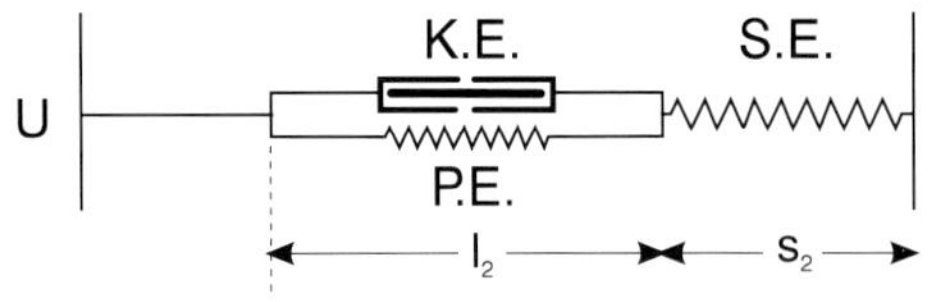

(n. Willimczik)

Kontraktionsarten

Arten

- **isometrische Kontraktion**

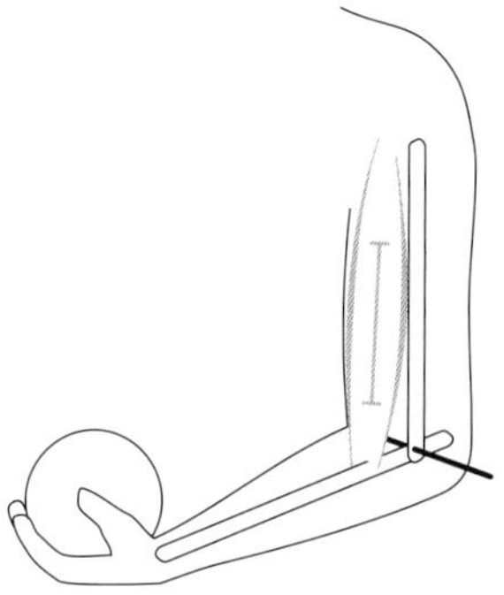

Dabei bleibt die Gesamtlänge des aktiven Muskels zwischen Ursprung und Ansatz konstant. In dem überspannten Gelenk erfolgt keine Bewegung. Die Verkürzung des kontraktilen Elementes wird durch entsprechende Verlängerung des serien-elastischen Elements kompensiert. Die Kraft des kontraktilen Elements wird übertragen zwischen Ursprung und Ansatz, ohne dass eine Änderung der Länge erfolgt.

- **konzentrische Kontraktion**

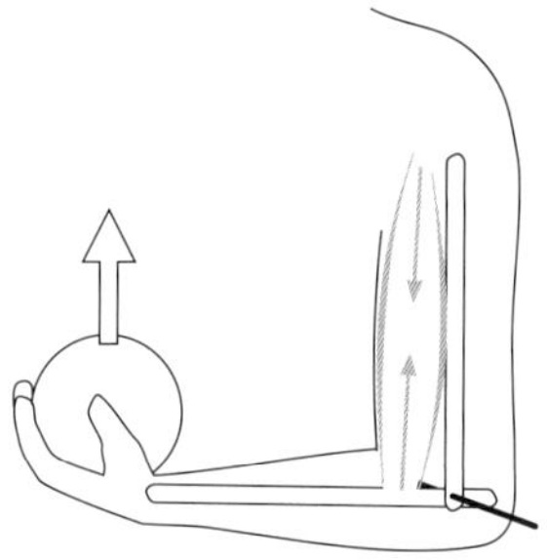

Die Aktivität des Muskels bewirkt eine Verkürzung der Muskellänge, es findet Bewegung statt, der Muskel überwindet Bewegungswiderstände.

- **exzentrische Kontraktion**

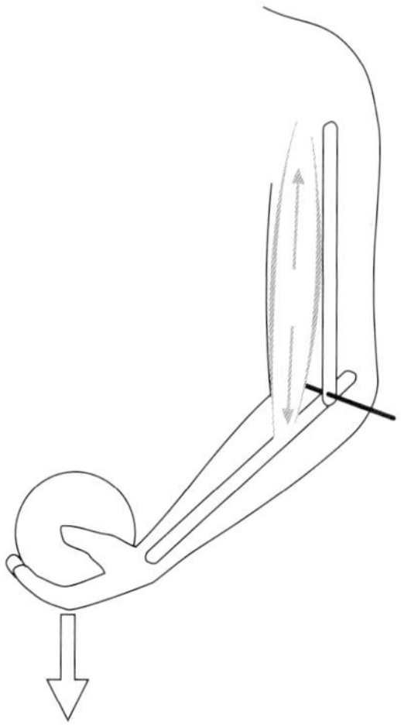

Der aktive Muskel wird durch äußere Kräfte / Momente (Antagonisten, äußere Krafteinwirkungen) gedehnt, der Muskel arbeitet nachgebend. Gegen die Aktivität der Beuger oder Strecker wird gestreckt oder gebeugt.

Bestimmung der Kontraktionsart

Feststellung der Aktivität des Muskels, sowie der Änderung oder Konstanz der Muskellänge

Ohne die gleichzeitige Kenntnis beider Größen kann die Kontraktionsart nicht näher charakterisiert werden. Insbesondere ist es nicht möglich, allein aus der Gelenkwinkeländerung auf die Muskel-kontraktion zu schließen.

Muskelkraft und Muskellänge

Definition

Die von der Sehne auf den Ansatz des Muskels übertragene Kraft bezeichnet man als **Muskelkraft**.

Im statischen Fall ist die Muskelkraft gleich der Summe der vom aktiven kontraktilen Element und der vom (passiven) parallel-elastischen Element entwickelten Kräfte.

Muskellänge

Bei geringerer oder größerer Muskellänge nimmt diese Kraft geringere Werte an.

Überdehnung

Bei Überdehnung des Muskels kommt es zu folgender Situation:
Die gesamte Kraft des Muskels wird durch die parallel-elastischen Elemente repräsentiert, während eine willkürliche Kontraktion des Muskels kaum noch möglich ist.

Die Kraft des parallel-elastischen Elements ...

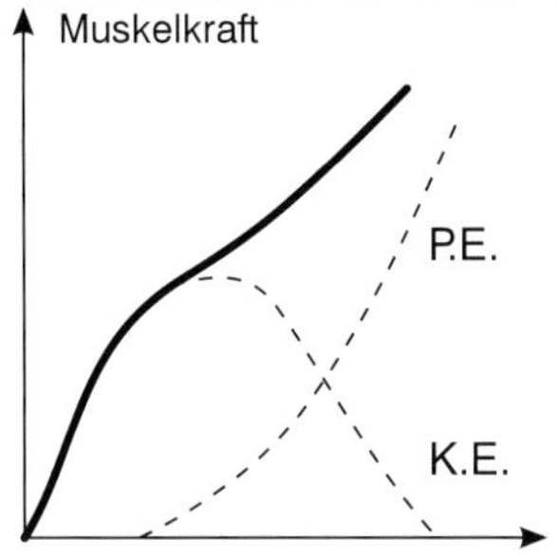

... nimmt ab einer gewissen Länge des Muskels von Null aus kontinuierlich zu.

Die Kraft des kontraktilen Elements dagegen ...

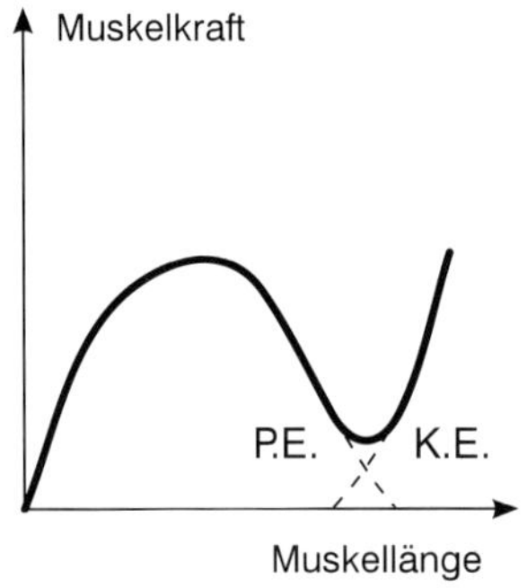

... entwickelt bei einer gewissen mittleren Länge, der Ruhelänge, ihre maximale Kraft.

(n. Willimczik)

Muskelkraft und Geschwindigkeit

Definition

Bei dynamischer Muskelarbeit kommt es zu Längenänderungen des Muskels. Die Muskelkraft hängt nun ab von der Geschwindigkeit der Längenänderung des Muskels, d.h. von der Bewegungsgeschwindigkeit.

Je größer die erforderliche Muskelkraft ist, z.B. bei zunehmender Last beim Anheben, desto geringer wird die Bewegungsgeschwindigkeit.

Zusammenhang zwischen Kraft und Geschwindigkeit

Der rechte Kurvenast repräsentiert die konzentrische Kontraktion, der linke die exzentrische Kontraktion, bei der der aktive Muskel gedehnt wird.

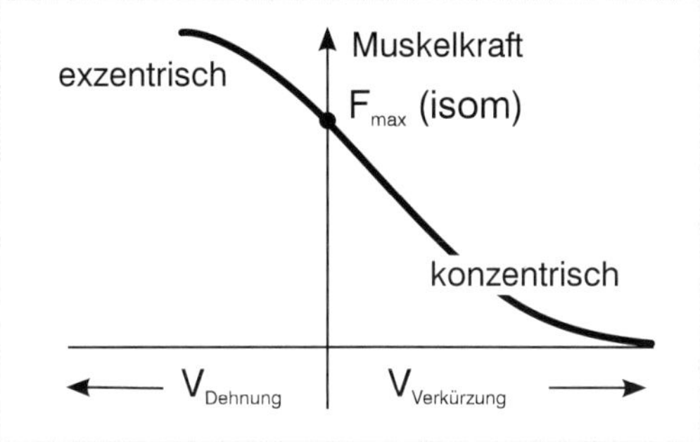

(n. Willimczik)

Die unter isometrischen Bedingungen gemessene Maximalkraft **F (max)** kann bei exzentrischer Kontraktion noch überschritten werden.

Im Falle exzentrischer Kontraktion ist also die Muskelkraft am größten.

memo

F (max) = Maximalkraft

Muskelkraft und Querschnitt

Definition

Die von einem Muskel maximal zu entwickelnde Kraft hängt ab vom (physiologischen) Querschnitt der Muskulatur.

Deshalb kann man den Zuwachs an Muskelkraft in grober Näherung aus dem Zuwachs an Querschnitt (über den Umfang berechenbar) ermitteln.

Querschnittsermittlung

Als Näherungswert gilt:
je Quadratzentimeter Muskelquerschnitt können 50 – 100 N an Muskelkraft entwickelt werden.

Ein Muskel von **100 cm²** kann demnach eine Kraft von maximal **10 000 N** aufbringen.

Hebelarme des Muskels

Für die mechanische Wirkung der Muskelkräfte ist der jeweilige Hebelarm des Muskels in Hinblick auf das betrachtete Gelenk von Bedeutung. Dieser Hebelarm ergibt sich bei der Annahme eines resultierenden Vektors der Muskelkraft aus dem senkrechten Abstand der Wirkungslinie der Kraft vom Gelenkmittelpunkt. Bei den meisten Gelenken verändert sich der Hebelarm mit der Gelenkwinkelstellung.

Die exakte Bestimmung der Hebelarme der Muskulatur ist im Allgemeinen schwierig.

Bedeutung **für die Physiotherapie**

Prinzip

Jeder Impuls, welcher an der motorischen Endplatte zu einer Depolarisation führt, zieht die Tätigkeit der entsprechenden motorischen Einheiten nach sich: Muskelfasern kontrahieren sich.

Die Aktionen an der motorischen Endplatte erfolgen nach dem Alles-oder-nichts-Gesetz.

Dosierung

Sie erfolgt durch
- das Verhältnis Neuron/innervierte Muskelfasern.
- die Menge der eingeschalteten Neurone pro Bewegungsaktion.

> **Praxis**
> Eine gleichmäßige Bewegung während des gesamten Bewegungsablaufes erfordert eine ungleichmäßige Kontraktion innerhalb des Bewegungsverlaufs.

Verhältnis der Bewegungsrichtung zur Schwerkraft

- Es ist zudem von Bedeutung, in welchem Verhältnis die Bewegungsrichtung zur Schwerkraft steht; denn Bewegungen unter oder ohne Einfluss der Schwerkraft (je nach Ausgangslage des Körpers) machen trotz des gleichen beabsichtigten Bewegungsziels von Fall zu Fall ganz unterschiedliche Kontraktionsabläufe der Muskulatur nötig.
- Bei Beginn einer Bewegung ist die Zahl der rekrutierten motorischen Einheiten größer als im weiteren Verlauf der Bewegung.
- Bei Richtungsänderungen entgegen der Schwerkraft tritt eine Zunahme der Impulsgebung an mehr motorischen Einheiten ein und/oder es werden synergistisch wirkende Muskeln eingeschaltet.

Bremsprinzip

Bei einer Bewegung, welche gleichsinnig wie die Schwerkraft gerichtet ist, tritt umgekehrt das Prinzip der Bremsung durch Verminderung der Aktivität an der motorischen Endplatte auf. Dies ist gleichzeitig eine Schutzmaßnahme gegen Aufprall und gegen abrupte Dehnung im Gelenk.

Auxotone Muskelarbeit

Definition

Auxotone Muskelarbeit ist eine dosierte, dem Bewegungsablauf und der Bewegungsrichtung stets angepasste Kontraktionsform.

Sie setzt eine **Abstufung in der Zahl** der beteiligten Muskelfasern bzw. der motorischen Einheiten voraus sowie eine **Intensitätsveränderung** der Reize während des Bewegungsablaufes und beruht nicht zuletzt auf der ungleichen **Reizschwelle** der einzelnen Fasern.

Kontraktion bedeutet Arbeit und erfordert örtlichen Energieumsatz.

Kraft der Kontraktion

Sie hängt auch ab vom Ausmaß der Ruhedehnung und setzt eine Elastizität des Muskelgewebes voraus.

Faserverlauf

Der Faserverlauf spielt für die Eignung des Muskels zu bestimmten Kontraktionsleistungen eine Rolle:

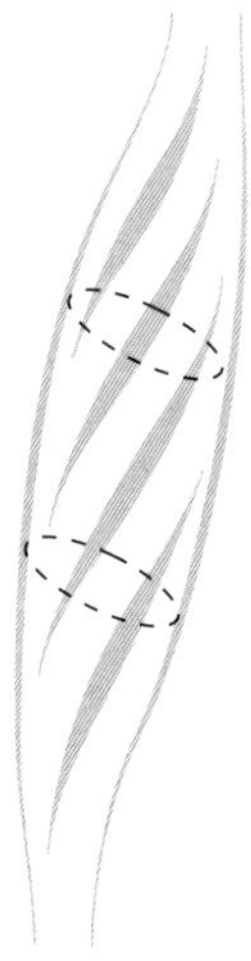

Kurze Fasern und schräger Faserverlauf ⇒ Haltearbeit

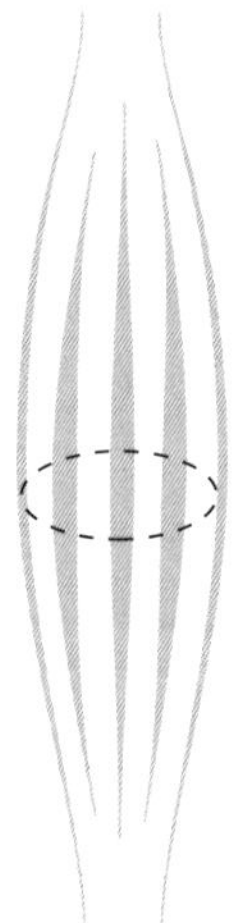

Lange Fasern und paralleler Faseranordnung ⇒ Bewegung

Bewegungsimpuls - Bewegungsregelung

Definition

Der **Bewegungsimpuls** geht von der Großhirnrinde aus. Hier wird der Willküranteil der Bewegung bes. deutlich: die Kommandierung von der Zentrale aus setzt eine periphere Aktion in Gang

Definition

Bei der **Bewegungsregelung** handelt es sich um einen Kreislauf von Impulsen und Rückmeldungen. In den letzten Jahrzehnten ist die Kenntnis über die Vorgänge, welche die menschliche Bewegung bestimmen und ihren Ablauf steuern, weitgehend erklärbar geworden. Dennoch muss man teilweise noch zu Modellvorstellungen greifen. Hierzu dienen insbes. Begriffe aus der **Regeltechnik.** Auch Denkmodelle aus der **Kybernetik** wurden angewendet. So spricht man zunehmend von der **Bewegungsregelung.**

Impulse

Sie werden von zentral nach peripher gegeben, von dort laufen Informationen nach zentral.

Gegenseitige Rückmeldungen über den Istzustand und Vergleich mit dem Sollzustand ermöglichen eine ständige Anpassung der Bewegung durch entsprechende Modifikationen.

Wichtige Schaltstationen für die Bewegungsregelungen liegen bereits im Rückenmark und in verschiedenen Hirnzentren. Wesentliche Rezeptoren sind in Muskel- und Sehnenspindeln repräsentiert.

Bewegung ist kein Selbstzweck, sondern Reaktion, Auseinandersetzung und Ausdruckswillen gegenüber der Umwelt.

Schaltstationen

Hierdurch wird unter gesunden Voraussetzungen eine aktuelle und adäquate Anpassung der motorischen Impulse auf die jeweiligen Erfordernisse, z. B. Beschleunigung oder Bremsung der Bewegung, Verwandlung von Bewegung in Haltung, Beibehaltung einer gleichförmigen Bewegung bei Lageveränderungen des Körpers möglich.

Impulsleitung

Sie geht über Fasern unterschiedlichen Charakters vor sich. Verknüpfungen zum Kleinhirn haben für die Koordination und für den Muskeltonus Bedeutung.

Verflechtungen zwischen dem Regelkreis der Motorik und demjenigen des sensorischen Bereiches sind nötig und vorhanden, um Informationen und Impulse der Sinnesorgane und Tastorgane in den Bewegungsablauf einzubeziehen.

Man spricht deshalb von Sensomotorik.

Sarkomer

Anmerkung

Dieses Kapitel beschäftigt sich nicht mit der makroskopischen und mikroskopischen Anatomie des Muskels und auch nicht mit den physiologischen Vorgängen bei der Kontraktion. Sie werden als bereits unterrichtet vorausgesetzt bzw. müssen erst unterrichtet werden, bevor die Themen dieses Kapitels behandelt werden.

Im Folgenden werden einige wesentliche Elemente der Anatomie und Physiologie zusammengefasst, die für das Verständnis des Kapitels entscheidend sind.

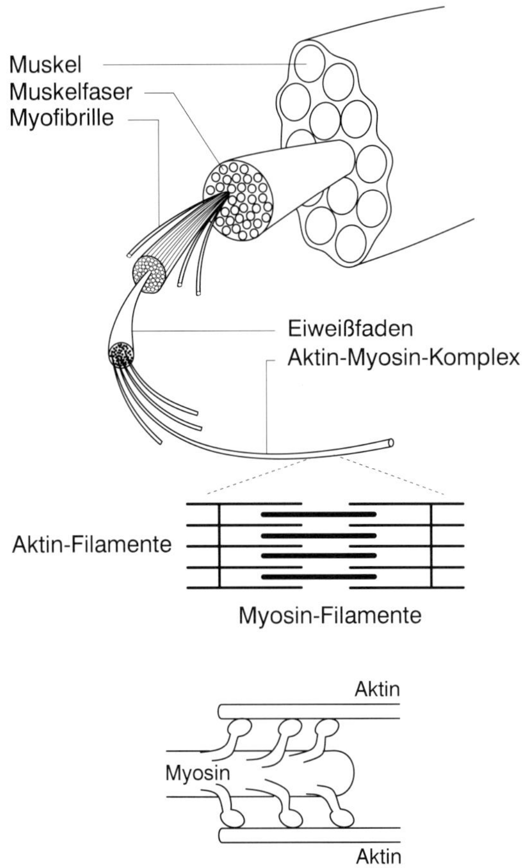

Sarkomer

kleinste funktionelle Einheit des Muskels

Es reicht von einer Z-Scheibe zur anderen.

Myofilamente

Aktin und Myosin

Die Myosinköpfchen können an den Aktinfilamenten „andocken", wenn Energie bereitgestellt wird und die Tropomyosinfädchen beiseite gleiten.

Je mehr Myosinköpfchen sich am Aktin anheften können, desto mehr Kraft kann der Muskel entfalten. Dazu ist einerseits Zeit, andererseits gute Überlappung von Aktin und Myosin erforderlich.

Maximale Verkürzungsfähigkeit

ca. 50% der Ursprungslänge

Beim Ineinandergleiten der Myofilamente ändern diese ihre eigene Länge nicht. Der Muskel wird zwar kürzer, aber dicker, weil die Masse im geschlossenen System untergebracht werden muss.

Übungsaufgaben ⇒ Aktives Bewegungssystem

Fragen	Meine Lösung
1. Stellen Sie das parallel-elastische Element und das serien-elastische Element des Muskels gegenüber	
2. Geben Sie je 3 Beispiele für konzentrische bzw. exzentrische Kontraktion	
3. Beschreiben Sie die Entwicklung der Muskelkraft in Abhängigkeit von Querschnitt, Muskellänge und Geschwindigkeit	
4. Was ist die kleinste funktionelle Einheit des Muskels? Wie wird die maximale Verkürzungsfähigkeit einer Muskelfaser angeben?	

Die Antworten finden Sie auf Seite 320

Definition

Ruhelänge des Muskels:
Eine Muskelfaser, die bei ihrer Ruhelänge gehalten wird, zieht weder an ihren Befestigungen noch wird von außen an ihr gezogen.

- Die Ruhelänge wird mit 100% angegeben.
- In der Ruhelänge ist die Überlappung von Aktin- und Myosinfilamenten optimal.

Die Muskelfaser kann also ihr isometrisches Maximum entfalten.

Mehr als 100% = Vordehnung

Durch die Elastizität seiner serien-elastischen Elemente kann der Muskel bei einer zusätzlichen Vordehnung von 20% noch mehr, vor allem dynamische Kraft entfalten.

Bei noch mehr Vordehnung nimmt die Überlappung von Aktin und Myosin kontinuierlich ab, so dass sich auch die Kraft des Muskels reduziert.

Weniger als 100% =

Ein Muskel, der auf unter 100% der Ruhelänge gebracht wird, verliert sofort an nach außen sichtbarer Kraft.

Je mehr sich die Z-Scheiben bei der Muskelkontraktion annähern, desto schwieriger wird es, Brückenbildungen aufzubauen.

In maximal angenäherter Position geht dies nicht mehr, die Myosinfilamente sind den Z-Scheiben zu sehr angenähert.

Ein Therapeut, der vom Patienten aktive Muskelkontraktion erwartet, muss auf diese physiologischen Gegebenheiten Rücksicht nehmen bzw. sie richtig interpretieren können.

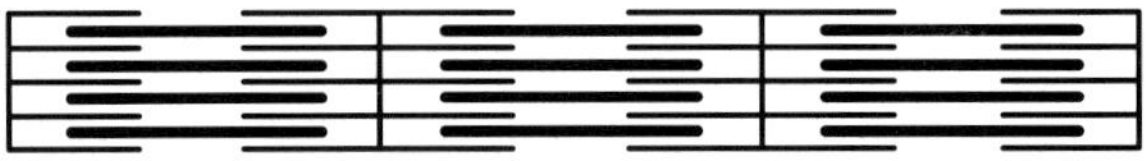

Ruhe

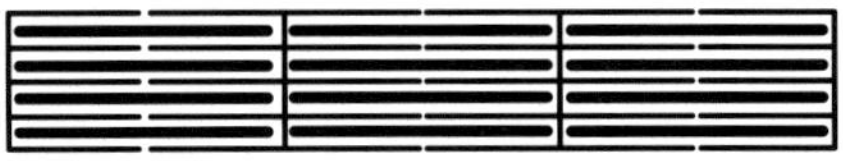

Kontraktion

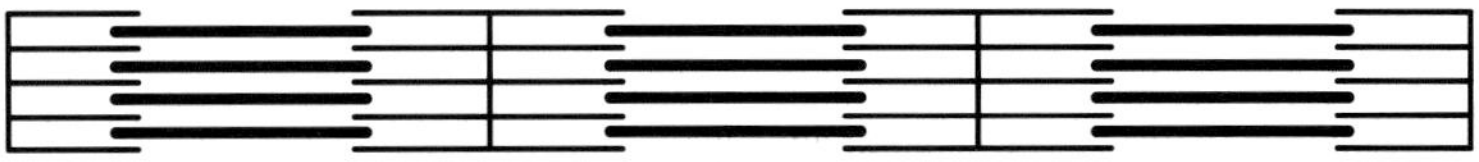

Dehnung

Definition

Insuffizienz ist gegeben, wenn etwas an Wirkung fehlt.

Man unterscheidet

- **aktive Insuffizienz**
- **passive Insuffizienz**

Insuffizienz ist an sich noch nicht pathologisch.

- **Aktive Insuffizienz** setzt sich mit der Kraft des Muskels auseinander.
- **Passive Insuffizienz** richtet sich an die nachgebende Eigenschaft des Muskels, d.h. an seine Dehnfähigkeit.

Es ist die Aufgabe des Therapeuten zu erkennen, wann Insuffizienz „physiologisch“ ist und ab wann sie als „pathologisch“ zu betrachten ist.

Definition

Bei aktiver Insuffizienz verliert der Muskel an nach außen sichtbarer Wirkung:

- seine Verkürzungsfähigkeit reicht nicht aus, um die Hebel, die er überbrückt, optimal zu bewegen bzw. zu stabilisieren.

„Physiologische" aktive Insuffizienz ...

... bedeutet, dass unter bestimmten Voraussetzungen die Muskulatur an Wirkung verliert.

In bestimmten therapeutischen Situationen ist dies vom Therapeuten beabsichtigt ...

z.B. um anderen, schwächeren oder ungünstiger gelegenen Muskeln eine Möglichkeit zu geben, zu kontrahieren.

Wenn man als Vorbedingung für die Kontraktion des Muskels unter 100% der Ruhelänge geht, z.B. auf 90% ...

... so verliert der Muskel sofort an nach außen sichtbarer Kontraktionskraft, ohne dass er geschädigt wäre.

Dies ist dadurch bedingt, dass sich der Muskel erst in sich weit genug verkürzen muss, bevor er an seinen Befestigungen ziehen kann.
Dies entspricht einer isometrischen Muskelarbeit, die erst die nötige Stabilität im zu bewegenden Gelenk herstellen muss.

- **Der Muskel verliert also an Wirkung.**

Dies ist jedoch als normaler Vorgang zu betrachten.

Für den Physiotherapeuten bedeutet dies, dass er einen Muskel aktiv insuffizient macht (machen kann), wenn er die beiden Ansätze des Muskels **vor dem Kontraktionsauftrag** annähert.

Aktive Insuffizienz

Beispiel 1:

Aste: Rückenlage

Geplant ist eine Anspannung der Bauchmuskulatur, ohne dass vorzeitig der M. iliopsoas anspringt. Die Füße werden aufgestellt. Dadurch sind die Ansätze des Iliopsoas angenähert und „aktiv insuffizient gemacht worden".

Die Bauchmuskeln haben nun die Chance anzuspringen, bevor es der Hüftbeuger tut.

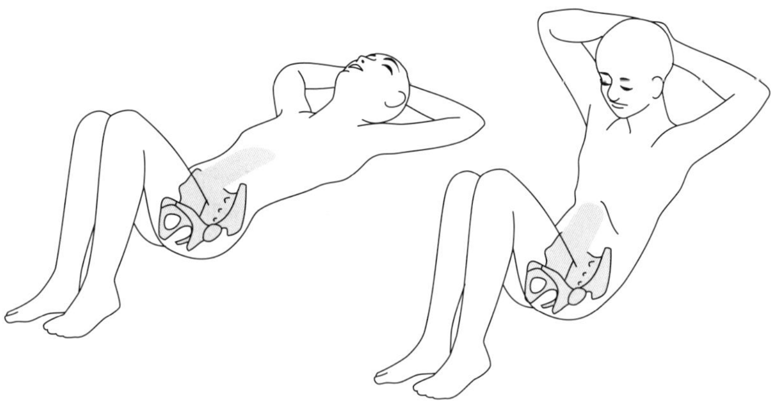

Wenn die Beine ausgestreckt liegen, ist der Iliopsoas vorgedehnt und wird anspannen in dem Augenblick, in dem der Übende aufgefordert wird, den Kopf und dann den Oberkörper anzuheben. Allerdings wird der Muskel vorher die Lendenwirbelsäule nach vorne ziehen in eine übermäßige unerwünschte Hyperlordose.

Die Arbeit der Bauchmuskulatur ist nicht mehr optimal gegeben oder sogar weitgehend unnötig geworden, da der Hüftbeuger ihr die Arbeit abnimmt.

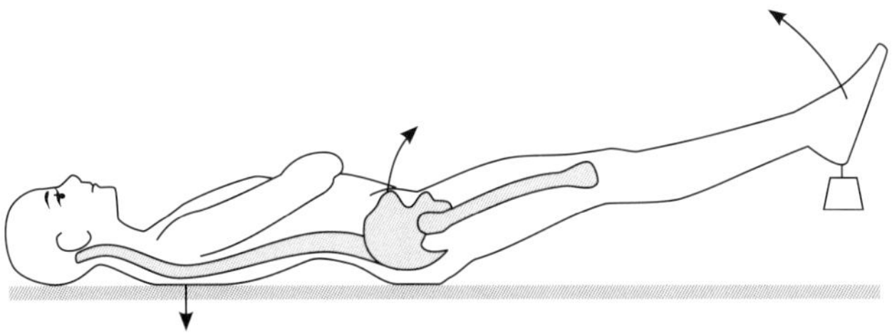

Anmerkung

Im obengenannten Beispiel ist die aktive Insuffizienz ein gewünschter Effekt.
In anderen Fällen kann die aktive Insuffizienz ein unerwünschter Nebeneffekt bei einer Muskelarbeit sein.

Deshalb soll sich der Therapeut dessen bewusst sein, dass Muskeln in angenäherter Position unter schwierigen Bedingungen arbeiten müssen.

Zweigelenkige Muskeln

Auch bei einer aktiven konzentrisch-dynamischen Muskelarbeit wird es für den Muskel schwieriger, Kraft zu entfalten, wenn er in eine immer mehr angenäherte Position kommt.

Dies ist insbes. zu beachten, wenn zweigelenkige Muskeln arbeiten sollen.

Funktion und Aufgabe

Im Allgemeinen entwickeln zweigelenkige Muskeln im distalen Gelenk die größere Kraft.

Allerdings arbeiten sie dann in der **offenen Kette.**

Muskeln der unteren Extremität müssen meist in der **geschlossenen Kette** aktiv sein. Dies bedeutet, dass der Fuß fixiert ist und der Körper dagegen bewegt wird.
Dann kommt die Komponente im proximalen Gelenk zum Tragen.

Beispiel:
M. biceps brachii als Ellenbogenbeuger, Mm. ischiocrurales als Kniebeuger.

Wenn ein zweigelenkiger Muskel in einem der beiden Gelenke optimale Kraft aufbauen soll, so muss er in dem anderen Gelenk genügend Vordehnung haben.

Jedenfalls sollte dafür gesorgt sein, dass in einem der beiden Gelenke Vordehnung herrscht, wenn Kraft entfaltet werden soll.

Muskeln, die sich über beide Gelenke zugleich kontrahieren müssen, arbeiten unter erschwerten Bedingungen und werden auf intramuskuläre Koordination gefordert.

Außerdem ist ihre Fähigkeit, in beiden Gelenken maximalen Bewegungsausschlag zu erreichen, begrenzt.

Beispiel:
Die Ischiokruralen müssen dann z.B. das Becken im Hüftgelenk nach hinten halten und sind beim gestreckten Standbein im Kniegelenk entsprechend vorgedehnt.

Aktive Insuffizienz **Beispiel 1**

Bewegungsauftrag:
Kniebeugung
geforderte Muskulatur:
Mm. ischiocrurales

Aste: Rückenlage
Der Übende wird aufgefordert, das Bein gegen Widerstand hochzuziehen und gleichzeitig in Hüft- und Kniegelenk zu beugen.

Die Kniebeugung soll maximal erfolgen.

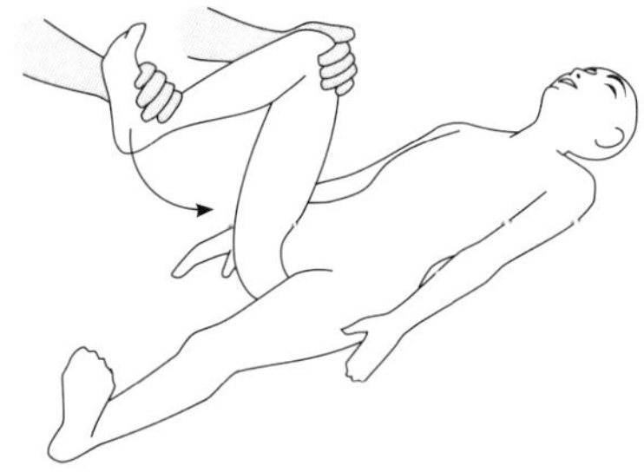

Da die Ischiokruralen im Hüftgelenk vorgedehnt sind, ist maximale Kniebeugung möglich (ca. 130°).
Die Kniebeuger können nicht aktiv insuffizient werden.

Aste: Rückenlage
Das nicht zu beübende Bein wird aufgestellt, das andere Bein wird gestreckt erhoben.
Der Übende wird aufgefordert, gegen Widerstand gleichzeitig in der Hüfte zu strecken und im Kniegelenk zu beugen.

Dies ist ein schwieriger Bewegungsauftrag.

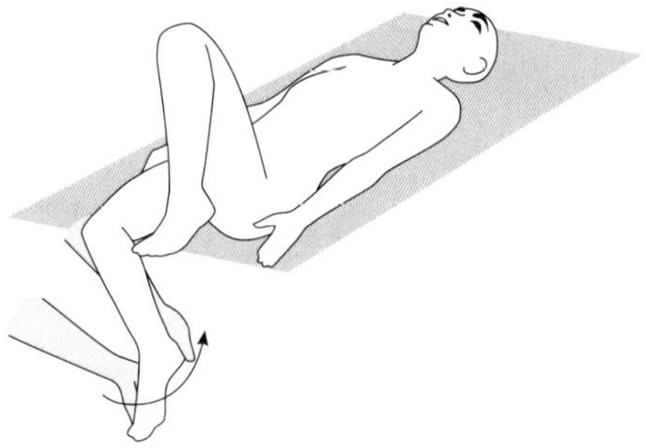

Die Muskulatur muss sich von beiden Ansätzen her zugleich annähern. Wenn die Nullstellung des Hüftgelenkes erreicht ist, wird die Kniebeugung bei ca. 90° begrenzt sein.

Jede weitere Beugung würde die Muskulatur mit einem Krampf beantworten.

Der Therapeut muss sich also vorher überlegen, ob er maximale/optimale Kraftentwicklung wünscht oder ob er die Muskulatur auf selektive Aktivität und intramuskuläre Koordination schulen will.

Beachte: Die maximale Verkürzungsfähigkeit der Muskulatur liegt bei 50% der Ursprungslänge. Zweigelenkige Muskeln, die sich über beide Gelenke kontrahieren müssen, werden auf intramuskuläre Koordination geschult.

Aktive Insuffizienz **Beispiel 2**

Bewegungsauftrag: Ellenbogenbeugung

Geforderte Muskulatur: M.biceps brachii

Aste: Rückenlage, der gestreckte Arm ist vor das Gesicht erhoben. Der Übende wird aufgefordert, gegen den Widerstand des Therapeuten den Arm gleichzeitig neben den Körper zu ziehen und im Ellenbogengelenk zu beugen.

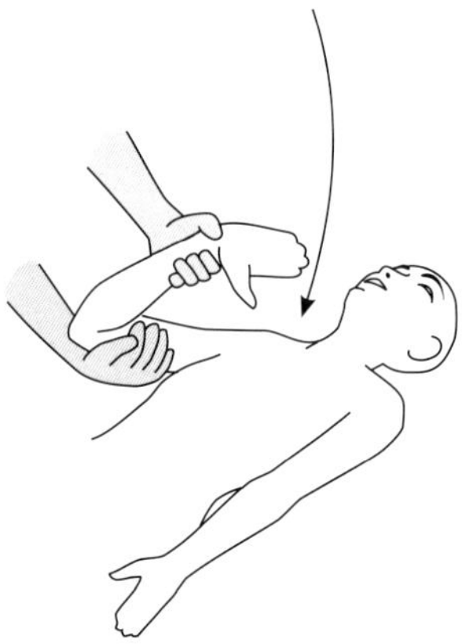

Es ist maximale Ellenbogenbeugung möglich, da proximale Vordehnung erfolgt.

Aste: Rückenlage, der gestreckte Arm liegt neben dem Körper. Der Übende wird aufgefordert, die Hand des Therapeuten fest zu umfassen und den Arm vor das Gesicht zu ziehen und gleichzeitig im Ellenbogengelenk zu beugen.

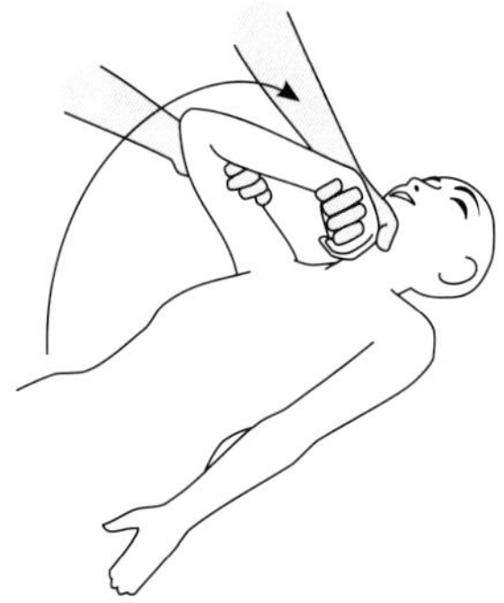

Nun muß der M. biceps brachii sich von beiden Ansätzen her kontrahieren. Eine maximale Ellenbogenbeugung in der Endstellung des Armes ist über den Biceps brachii nicht möglich. Es müssen also die übrigen Ellenbogenbeuger einspringen, damit die Bewegung kraftvoll zu Ende geführt werden kann.

Zusammenfassung

- Es gibt Situationen für die Muskulatur, in der sie mehr Kraft entfalten kann als in anderen.
- Dabei ist zu unterscheiden, ob eine maximale isometrische Anspannung oder eine dynamische Kraftentfaltung erfolgen soll.
- Für isometrische maximale Kraftentwicklung ist die Ruhelänge am besten.
- Für eine dynamische Kraftentfaltung ist eine zusätzliche Vordehnung von 20% optimal.
- Befindet sich die Muskelfaser unter 100% der Ruhelänge, so verliert sie sofort an nach außen sichtbarer Kraft, sie verliert also an Wirkung = aktive Insuffizienz.
- Zweigelenkige Muskeln, die sich von beiden Ansätzen her kontrahieren müssen, werden auf intramuskuläre Koordination trainiert.

Muskelstatus

Um beurteilen zu können, wann ein Muskel tatsächlich an Kraft verloren hat, nimmt der Physiotherapeut den **Muskelstatus** zu Hilfe.

Beachte: Auf Grund der anatomischen Anordnung der Muskeln in Schlingen mit schrägem und diagonalem Verlauf können nur Bewegungen getestet werden, nicht einzelne Muskelindividuen. An jeder Bewegung sind grundsätzlich mehrere Muskeln bzw. Anteile von Muskeln beteiligt. Einige wirken agonistisch, einige synergistisch.

Beachte auch die Stabilisations- und die Neutralisationsmuskeln.

Bewegungsskala der Muskelkraft von 5 – 0

5 = volle Kraft gegen maximal möglichen Widerstand

4 = Widerstand ist möglich, jedoch nicht mehr maximal ► (Der Proband hat ca. 25 – 40% der Maximalkraft verloren).

3 = Bewegen gegen die Eigenschwere ist möglich Widerstand ist nicht mehr möglich. ► (Der Proband hat ca. 40 – 50% der Maximalkraft verloren).

2 = Bewegen ohne Eigenschwere ist möglich, d.h. die Umdrehungsachse für die Testbewegung steht vertikal, damit der Muskel keine Hubarbeit leisten muss ► (Der Proband hat ca. 75% der Maximalkraft verloren).

1 = Bewegen ist nicht mehr möglich. Der Untersucher spürt minimale Muskelanspannung bei der Aufforderung zur Anspannung. ► (Der Proband hat ca. 90 – 95% der Maximalkraft verloren).

0 = Es ist keinerlei Muskelanspannung zu spüren. ► Der Muskel ist paralytisch.

Pathologische aktive Insuffizienz

Definition

Der Muskel ist in Bezug auf die Hebel, die er bewegen soll, **zu lang,** d.h. seine Verkürzungsfähigkeit reicht im Augenblick nicht aus, um die physiologischen Bewegungsausschläge aktiv gegen angemessenen Widerstand zu erreichen.

Bei eingelenkigen Muskeln ... ... ist aktive Insuffizienz immer „pathologisch".

Bei zweigelenkigen Muskeln ... ... liegt dann eine „pathologische" aktive Insuffizienz vor, wenn der Muskel seine Verkürzungsmöglichkeit von 50% der Ursprungslänge gegen angemessenen Widerstand nicht erreicht.

„Pathologische" aktive Insuffizienz bedeutet für den Therapeuten den Auftrag zum aktiven Üben.

Bedenke: Ein Muskel kann sich nur auf 50% seiner Ursprungslänge verkürzen. Dies ist insbes. bei zweigelenkigen Muskeln zu beachten.

Definition

Passive Insuffizienz eines Muskels liegt dann vor, wenn er sich nicht so weit dehnen lässt, dass die Bewegungsausschläge in den Bewegungsstellen, die er überbrückt, dem physiologischen Bewegungsausmaß entsprechen.

Beurteilung

Muskeln haben eine physiologische Kontrollfunktion, d.h. sie sollen Bewegungen rechtzeitig bremsen, um eine Schädigung der kapsulär-ligamentären Strukturen zu verhindern.

Wenn Muskeln Bewegungen nicht mehr rechtzeitig bremsen können, liegt eine erhebliche koordinative Störung vor.

Wenn Muskeln allerdings eine Bewegung zu früh stoppen, erzwingen sie eine unphysiologische Ausweichbewegung. Diese geht wiederum auf Kosten der Kapsel-Band-Strukturen, die kompensatorisch wirken müssen.

„Pathologische“ passive Insuffizienz

Bei zweigelenkigen Muskeln ist passive Insuffizienz dann „pathologisch“, wenn die Verkürzung des Muskels einen physiologischen Bewegungsablauf vorzeitig abstoppt und damit eine Ausweichbewegung in der nächsthöheren Schaltstelle erzwingt.

Muskeln haben die Aufgabe, eine Bewegung rechtzeitig zu bremsen, nicht zu früh, aber auch nicht zu spät.

Bei eingelenkigen Muskeln ist passive Insuffizienz immer „pathologisch“, weil sie einen physiologischen Bewegungsablauf zu früh bremsen.

Beispiele
Passive Insuffizienz

M. soleus	„Pathologische“ Verkürzung des M. soleus ...	... bremst die physiologische Dorsalflexion des Fußes, die erforderlich für einen normalen Gangablauf ist.
M. brachialis	„Pathologische“ Verkürzung des M. brachialis ...	... bremst die volle Streckung des Ellenbogens. Normalerweise ist die Bremse ligamentär (hartes Endgefühl).
	Wenn der M. brachialis bremst, ...	... ist das Endgefühl fest federnd (muskulär).
Mm. ischiocrurales	„Pathologische“ Verkürzung der ischiokruralen Muskulatur bedingt, ... Dies bedeutet, dass die lumbosakrale Verankerung aufgegeben werden muss.	... dass das Becken nach hinten gehalten wird, wenn sich der Oberkörper bei gestreckten Beinen etwas nach vorne beugt.
M. rectus femoris	„Pathologische“ Verkürzung des Rectus femoris bedeutet, ...	... dass beim Ausholen mit dem Spielbein, z.B. um einen Schuss mit dem Fußball abzufeuern, das Becken nach vorne kippt, wenn das Knie gebeugt wird. Die Lendenwirbelsäule wird in eine Hyperlordose gezwungen.

Die meisten zur Verkürzung neigenden zweigelenkigen Muskeln enden entweder über dem Schultergürtel oder über dem Beckenring an der Wirbelsäule. Diese ist bes. anfällig für Überlastung auf Grund der vielen Schaltstellen.

Die Verkürzung eines Muskels tut für sich gesehen nicht weh. Es reagieren die Kapsel-Band-Strukturen der Gelenke, die kompensieren müssen, um den Bewegungsablauf dennoch zu ermöglichen. Sie werden bei häufiger Wiederholung mit Überlastung reagieren. Der Schmerz stellt dann das Symptom dar, das zuerst beseitigt werden muss. Danach allerdings beginnt die Suche nach der eigentlichen Ursache der Beschwerden, die möglicherweise in der verkürzten Muskulatur zu finden ist.

Aktive und passive Insuffizienz **Normwerte***

Die Beurteilung der Muskulatur hinsichtlich aktiver oder passiver Insuffizienz setzt eine genaue Kenntnis der Normwerte voraus.

Ischiokruralmuskulatur

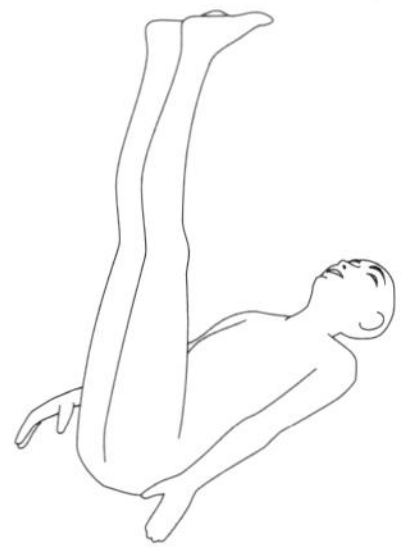

- **Maximale Dehnung**

  Bei maximaler Extension im Kniegelenk kann das Hüftgelenk 90° flektiert werden.

- **Maximale Verkürzung**

  Bei maximaler Extension im Hüftgelenk kann das Kniegelenk aktiv nicht endgradig flektiert werden.

Rectus femoris

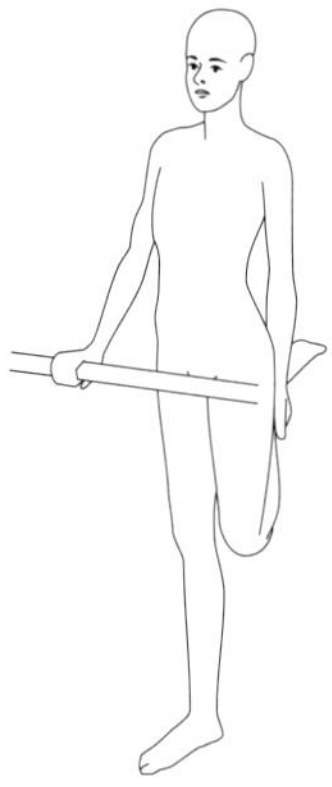

- **Maximale Dehnung**

  Bei maximaler Extension im Hüftgelenk kann die Ferse an das Gesäß gedrückt werden.

- **Maximale Verkürzung**

  Bei maximaler Extension im Kniegelenk kann das Hüftgelenk aktiv bis 90° gebeugt werden.

Triceps surae

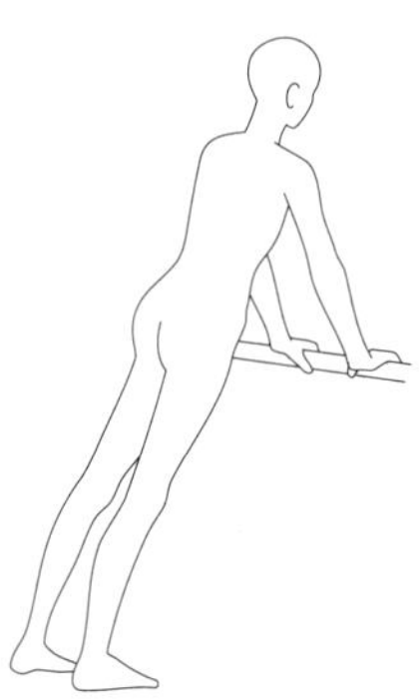

- **Maximale Dehnung**

  Bei maximaler Extension im Kniegelenk kann das obere Sprunggelenk ca. 20° dorsalextendiert werden.

- **Maximale Verkürzung**

  Bei maximaler Plantarflexion im oberen Sprunggelenk von ca. 50° kann das Kniegelenk nicht endgradig flektiert werden.

* n. Klein-Vogelbach

Lange Fingerextensoren

• **Maximale Dehnung**

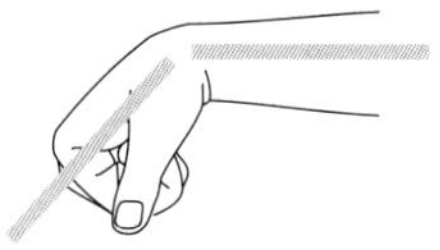

Bei maximaler Flexion in den distalen, proximalen und Grundgelenken der Finger II – V kann das Handgelenk 15° – 20° volarflektiert werden.

• **Maximale Verkürzung**

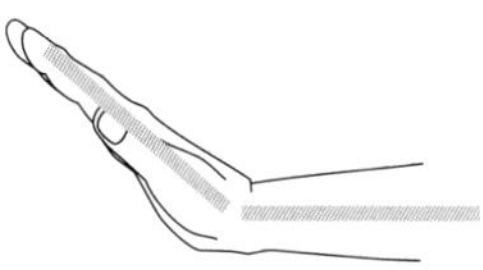

Bei maximaler Extension in den distalen, proximalen und Grundgelenken der Finger II – V kann das Handgelenk aktiv bis ca. 70° – 80° dorsalextendiert werden.

Lange Fingerflexoren

• **Maximale Dehnung**

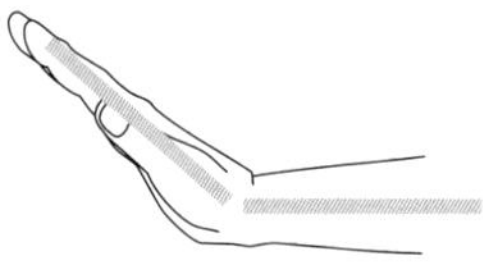

Bei maximaler Extension in den distalen und proximalen Grundgelenken der Finger II – V kann das Handgelenk aktiv bis ca. 70° – 80° dorsalextendiert werden.

• **Maximale Verkürzung**

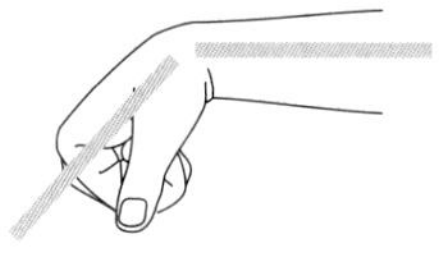

Bei maximaler Flexion der distalen, proximalen und Grundgelenke der Finger II – V kann das Handgelenk nur ca. 20° – 30° volarflektiert werden.

Mm. pectorales

• **Maximale Dehnung**

Bei Hüftgelenken, LWS und BWS in Nullstellung kann die Längsachse des Armes frontosagittal zur nach kranial verlängerten KLA eingestellt werden.

• **Maximale Verkürzung**

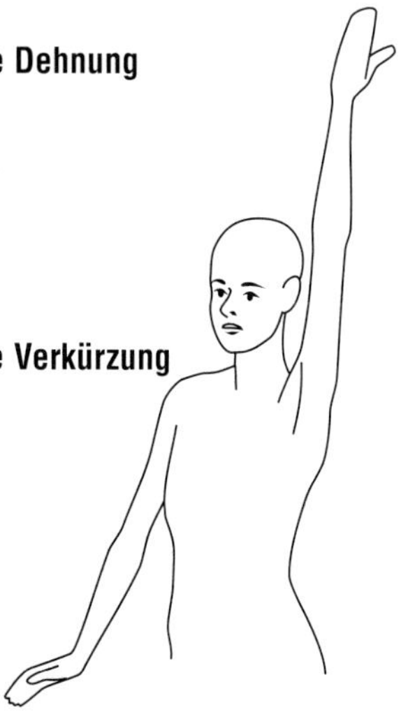

Bei maximaler Flexion der BWS kann der Oberarm aktiv nicht endgradig in Extension/Adduktion/Innenrotation im Schultergelenk am Brustkorb fixiert werden.

Einteilung

Die Einteilung des menschlichen Körpers in **funktionelle Körperabschnitte** hat sich als hilfreiche Schematisierung erwiesen.

Körperabschnitt Brustkorb

Bereich der Atmung, des Herzens und des Mediastinums

Aufgabe im Bewegungsverhalten

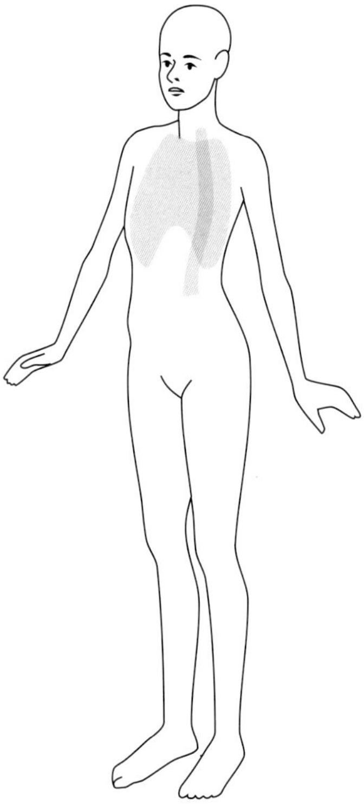

Stabilisierendes Zentrum der Körperhaltung und Bewegung. Alle Kräfte die von den Armen, vom Kopf und von den Beinen ankommen, müssen vom Brustkorb aufgefangen und koordiniert werden.

Die Atembewegungen der Rippen und die Lageveränderung der KLA im Raum erfordern eine anpassungsfähige, haltende Aktivität der Muskulatur.

Die **dynamische Stabilisation der BWS** in ihrer Nullstellung ist von hoher funktioneller Bedeutung.

* Die Ausführungen auf den nächsten Seiten orientieren sich an dem Buch „Funktionelle Bewegungslehre" von Dr. h.r. S. Klein-Vogelbach. Sie haben nach unserer Auffassung so grundlegende Bedeutung, daß sie im Grundlagenfach unterrichtet werden sollten.

Einteilung

Körperabschnitt Becken

Aufgabe im Bewegungsverhalten

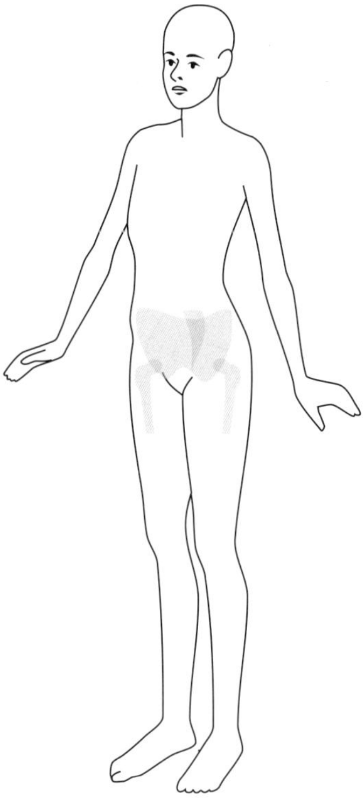

Bereich der Verdauung und der Fortpflanzung

Der KA Becken liegt zwischen Brustkorb und den Beinen. Er muss zwischen diesen beiden Körperabschnitten mit unterschiedlicher funktioneller Aufgabe die **Balance** halten.

Die der Fortbewegung dienenden abwechselnden Bewegungen der Beine müssen im KA Becken abgefangen und entsprechend koordiniert auf den Thorax übertragen werden. Nur so kann der KA Brustkorb als **Widerlager** für die Bewegungen von Kopf und Armen dienen.

Der KA Becken mit LWS muss im Zustand der potenziellen Beweglichkeit sein, um seiner Aufgabe nachkommen zu können und ständig minimale Balanceakte ausführen zu können.

Körperabschnitt Beine

Aufgabe im Bewegungsverhalten

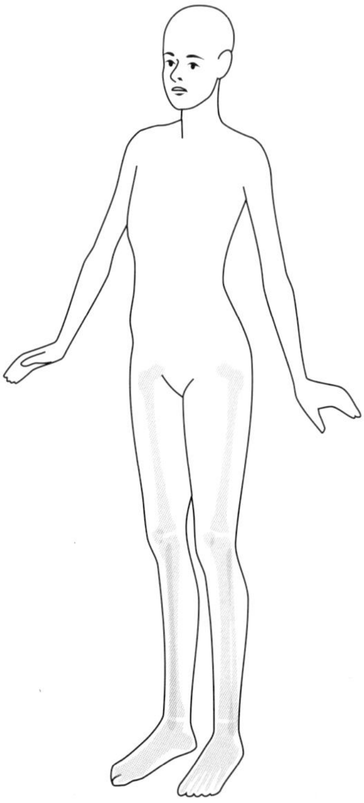

Bereich der Fortbewegung

Sie dienen der Fortbewegung und stellen den Kontakt zum Boden her. Beim Gehen ermöglichen sie die **rhythmische Verlagerung** der Unterstützungsfläche nach vorn.

Die Beine bilden den mobilen Unterbau der Wirbelsäule. Eine gute Beinachsenbelastung ist unerlässlich für eine gute Statik der Wirbelsäule.

Einteilung

Körperabschnitt Kopf

Aufgabe im Bewegungsverhalten

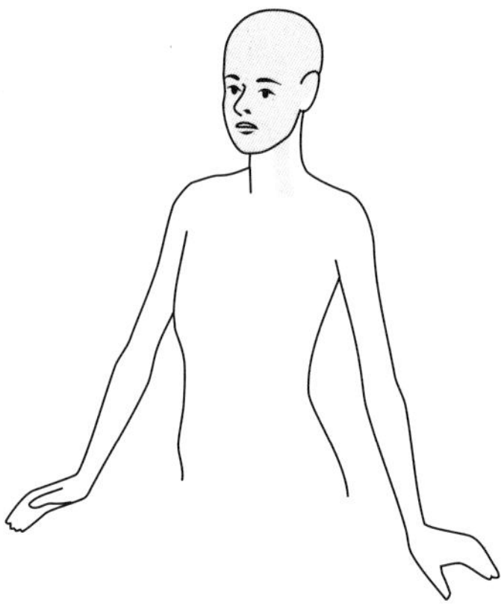

Bereich der Sinnesorgane, Augen, Ohren, Nase, Mund und des Gehirns

Der KA balanciert über dem Brustkorb und ragt frei in die Luft

Um die feine **Orientierung im Raum** und die richtige Einstellung des Kopfes zum Rumpf zu ermöglichen, ist große pozentielle Beweglichkeit erforderlich.

Körperabschnitt Arme

Aufgabe im Bewegungsverhalten

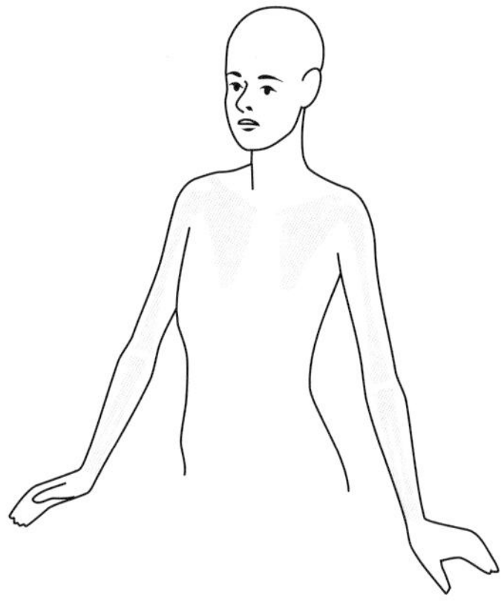

Bereich der manuellen Geschicklichkeit, des Gestikulierens, des Schreibens, Musizierens etc.

Der KA Arm dient allgemein zum Greifen, Halten, Wegstoßen.
Durch die muskuläre Fixierung des Schultergürtels am Brustkorb erhalten die Arme ihren großen Bewegungspielraum.
Im Gegensatz zu den Beinen, die am starren Beckenring aufgehängt sind und mit ihren Bewegungen stark voneinander abhängig sind, können die Arme unabhängig voneinander agieren.

Ihr Aktionsbereich ist groß und vielfältig.

Ökonomische Aktivität

Definition

Ökonomische Aktivität liegt vor, wenn bei einer beliebigen Haltung oder Bewegung die Intensität der geleisteten Muskelaktivität weder zu hoch noch zu niedrig ist, um das angestrebte Ergebnis und das äußere Erscheinungsbild optimal hervorzubringen.

Auch eine sehr hohe Muskelintensität kann ökonomisch sein.

Die Intensität der ökonomischen Aktivität ist abhängig von den Gewichten, die gehoben, gebremst oder am Fallen gehindert werden müssen und vom Tempo, in dem diese Gewichte bewegt werden.

Zu hohe Intensität

macht steif und unterdrückt feine Gleichgewichtsreaktionen, die sich in minimalen Stellungsänderungen der Gelenke äußern.

... Die Bewegung wird vergröbert. An kritischen Stellen wird die Belastung erhöht.

Zu niedrige Aktivität

überlastet die passiven Strukturen.

... Auf Grund der mangelnden Bewegungsbereitschaft der Muskulatur entstehen bei plötzlichen Impulsen überschießende Gleichgewichtsreaktionen.

Ökonomische Aktivität erhöht die Bewegungsbereitschaft der Muskulatur im Bewegungsverhalten.

Parkierfunktion

Definition

Ein Körperabschnitt drückt nur mit seinem Eigengewicht auf die Unterlage.

Die Parkierfunktion ist der Aktivitätszustand mit der geringsten ökonomischen Aktivität.

Einen Körperabschnitt im Zustand der Parkierfunktion zu halten, während andere Körperabschnitte bewegt werden, erfordert eine hohe Wahrnehmungsleistung.

Beispiel Parkierfunktion

Aste: Aufrechter Stand. Das Körpergewicht lastet auf dem rechten Bein, das linke Bein ist auf dem Boden parkiert.

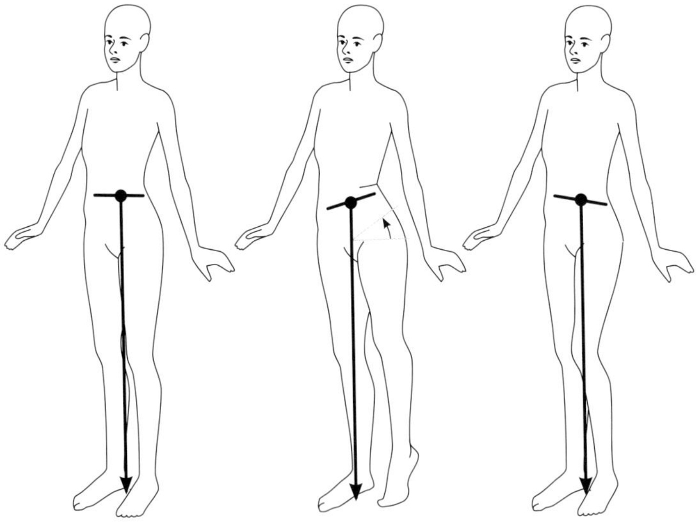

Ausführung: Das Becken auf der linken Seite wird angehoben und wieder abgesenkt (mit Hilfe konzentrischer und exzentrischer Aktivität der kleinen Glutäen auf der Standbeinseite).

Während dieser Bewegung darf sich der Druck unter dem auf dem Boden parkierten Vorfuß nicht ändern.

Stabilisation

Definition

Als Stabilisation wird die muskuläre Fixierung eines oder mehrerer Gelenke verstanden.

Stabilisation ist im ökonomischen Bewegungsverhalten ein häufiger Aktivitätszustand.

Dynamische Stabilisation

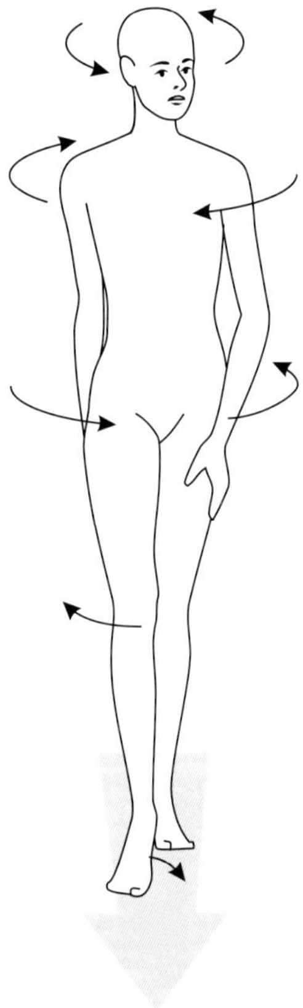

Von **dynamischer Stabilisation** spricht man, wenn der betreffende Körperabschnitt destabilisierenden Angriffen ausgesetzt ist und diesen standhalten muss.

Am meisten trifft dies auf den **KA Thorax** zu, da durch die alternierenden Bewegungen von Armen und Beinen beim Gehen ständig rotatorische Angriffe auf die BWS erfolgen.

Potenzielle Beweglichkeit

Definition

Unter potenzieller Beweglichkeit versteht man die leichte Ansprechbarkeit der Muskeln auf Bewegung im Sinne einer Veränderung der Gelenkstellungen innerhalb des Körpers

Potenzielle Beweglichkeit erhöht die Reaktionsbereitschaft der Muskulatur.

Zwischen dynamischer Stabilisation und potenzieller Beweglichkeit besteht ein kausaler Zusammenhang.

Dies ist in der aufrechten Körperhaltung am besten nachvollziehbar.

So können nur bei guter dynamischer Stabilisation der BWS in ihrer Nullstellung die Körperabschnitte Kopf und Becken ihrer Aufgabe der potenziellen Beweglichkeit nachkommen: d.h. der Kopf muss sich in der aufrechten Körperhaltung ohne Mühe nach rechts und links drehen lassen, und das Becken muss über den fixierten Standbeinsäulen balancieren können und Angriffe auf das Gleichgewicht ausgleichen können.

Übungsaufgaben ⇒ Aktivitätszustände

Fragen | **Meine Lösung**

1. Stellen Sie aktive und passive Insuffizienz einander gegenüber. Geben Sie 3 Beispiele.

2. Beschreiben Sie die Bedeutung der jeweiligen funktionellen Körperabschnitte.

3. Stellen Sie potenzielle Beweglichkeit und Stabilisation einander gegenüber.

Die Antworten finden Sie auf Seite 321

Physiotherapeutische Befunderhebung

Wirkorte

Um symptomorientiert und nicht diagnosenorientiert zu behandeln, werden die Symptome des Patienten einem Wirkort zugeordnet:

Wirkort	Bewegungssystem	z.B. Gelenk, Knochen Muskulatur
Wirkort	Bewegungsentwicklung und -kontrolle	z.B. ZNS PNS
Wirkort	Inneres Organe-System	z.B. Herz-Kreislauf- Gefäßsystem Lymphsystem Atemwege Bauchorgane Urogenital-System
Wirkort	Systeme des Verhaltens und Erlebens	z.B. Störungen der Wahrnehmung Interaktion Kommunikation
Wirkort	Haut	z.B. Narben, Rötung Ekzeme

Bewegungssystem

Therapieziel	Störung	Maßnahmen
Schmerzen lindern bzw. beseitigen	z. B. Entzündung, Erguss Fehl- Überbelastung Zerrung, Ruptur, Operation	Wärme-Kälte-Therapie Elektrotherapie Traktionsbehandlung Massagetherapie (z.B. manuelle Lymphdränage) Krankengymnastik (z.B. manuelle Therapie) Übungsbehandlung
Durchblutungs-Stoffwechsel-Situation beeinflussen	z.B: Ödeme, Stauungen Zyanose, Verklebungen	Wärme-Kälte-Therapie Massagetherapie (z.B. manuelle Lymphdränage, BGM), Elektrotherapie (z.B. hydroelektrische Bäder)
Beweglichkeit erhalten/ verbessern	Störungen des Arthrons Hypomobilität	Krankengymnastik (z.B. manuelle Therapie)
Kraft verbessern/erhalten	Störungen z.B. durch Atrophie, Anomalien	Krankengymnastik Übungsbehandlung
Ausdauer verbessern/erhalten	Störungen im Energie- und -Versorgungssystem	Krankengymnastik
Koordination verbessern/ erhalten	Störungen des Arthrons: muskuläre Dysbalance	Krankengymnastik (z.B. nach PNF) Elektrotherapie

Wirkort Bewegungsentwicklung–Bewegungssteuerung

Therapieziel	Störung	Maßnahmen
Schmerzen lindern	z.B. durch Fehlsteuerung	Krankengymnastik
Durchblutungs-Stoffwechselsituation beeinflussen	Reflexreaktion z.B. Stauungen, Ödeme, Zyanose, Störungen im Nervenstoffwechsel	Krankengymnastik
Beweglichkeit verbessern/erhalten	z.B. Hypomobilität	Krankengymnastik (z.B. nach PNF, Bobath, Vojta)
Kraft verbessern/erhalten	Störungen der Innervation z.B. Spastizität, Rigidität Atonie	Krankengymnastik
Ausdauer verbessern/erhalten	Störungen im Energie- und Versorgungssystem	Krankengymnastik
Koordination verbessern/erhalten	Störungen der Sensomotorik Störungen der Grob- und Feinmotorik	Krankengymnastik (z.B. nach PNF, Bobath, Vojta) Elektrotherapie, Wärme-Kälte-Therapie

Wirkort inneres Organe-System

Therapieziel	Störung	Maßnahmen
Schmerzen lindern	Schmerzen z.B. durch Kolik, Spasmus, Schwellung, Entzündung	Wärme-Kälte-Therapie Massagetherapie (insbes. manuelle Lymphdränage) Elektrotherapie, med. Bäder, Krankengymnastik Inhalationstherapie
Durchblutungs-Stoffwechselsituation beeinflussen	z.B. Störungen des Stoffwechsels, vagotone bzw. sympathikotone Störungen	Massagetherapie (insbes. BGM, manuelle Lymphdränage) Elektrotherapie, med. Bäder, Krankengymnastik Inhalationstherapie
Beweglichkeit verbessern/ erhalten Kraft verbessern/erhalten	Störungen, z.B. Adhäsionen	Massagetherapie (z.B. BGM), Krankengymnastik
Ausdauer verbessern/ erhalten	Störungen im Energie- und Versorgungssystem	Krankengymnastik
Koordination verbessern/ erhalten	Obstruktive und restriktive Atemwegsstörungen Herz-Rhythmus-Störungen, Obstipation	Massagetherapie (insbes. BGM), Wärme-Kälte-Therapie, Krankengymnastik

Wirkort Systeme des Verhaltens und Erlebens

Therapieziel	Störung	Maßnahmen
Schmerzen lindern	Chronisches Schmerzsyndrom somatoforme Störungen funktionelle Störungen	Wärme- Kälte-Therapie, Massagetherapie Krankengymnastik Übungsbehandlung
Durchblutungs-Stoffwechselsituation beeinflussen	Vegetative Fehlregulation hormonelle und Sexualstörungen Essstörungen psychosomatische Störungen	Massagetherapie (z.B. BGM), Krankengymnastik, Übungsbehandlung Wärme-Kälte-Therapie med. Bäder
Beweglichkeit verbessern/ erhalten	z.B. psychische Hemmungen und Blockierung Angststörung, depressive Syndrome, psychotische Erkrankungen	Krankengymnastik, Massagetherapie, Wärme-Kälte-Therapie, med. Bäder
Kraft verbessern/erhalten	z.B. Ich-Aktivitätsstörungen Angststörungen Depression Erschöpfungszustände Psychasthenie	Krankengymnastik Übungsbehandlung
Ausdauer verbessern/ erhalten	z.B. neurotische und psychotische Störungen, posttraumatische Belastungen Suchtverhalten Angststörungen	Krankengymnastik
Koordination verbessern/ erhalten	z.B. psychotische und neurotische Störungen	Krankengymnastik Übungsbehandlung

Wirkort Haut

Therapieziel	**Störung**	**Maßnahmen**
Schmerzen lindern	z.B. Ödeme Entzündung Nekrose	Wärme-Kälte-Therapie Massagetherapie (z.B. manuelle Lymphdränage, BGM) med. Bäder Elektrotherapie
Durchblutungs-Stoffwechselsituation beeinflussen	z.B. Ödeme Entzündungen Degeneration bis zur Nekrose	Massagetherapie (z.B. manuelle Lymphdränage BGM) Wärme Kältetherapie med. Bäder Elektrotherapie
Beweglichkeit verbessern/ erhalten	z.B. Narben Fibrosen Kollagenosen	Massagetherapie Krankengymnastik Übungsbehandlung

Systematik

Definition

Die physiotherapeutische Befunderhebung dient der systematischen Begutachtung des menschlichen Körpers zur möglichst genauen Beurteilung seines Zustandes.
Dazu gehört das planvolle, zielgerichtete Sammeln von Daten, die ein möglichst umfassendes Bild vom derzeitigen Zustand des Patienten geben sollen.

Die Befundgliederung enthält folgende Abschnitte

Befunderhebung

- Erkennen der Problematik als Grundlage der Behandlung

Physiotherapeutischer Behandlungsplan

- Planung der erfolgversprechendsten Maßnahmen und deren günstigsten Aufbau in einer Behandlung
  - Behandlungsziele
  - Behandlungsprinzipien
  - Anwendung der Behandlungstechniken.

Wiederbefundung

- Kontrolle der Effektivität der Behandlung.

Die physiotherapeutische Befunderhebung ...

- schult das gezielte Beobachten und sichere Beurteilen
- kann die Untersuchungsergebnisse analysieren
- ermöglicht eine Kontrolle der Behandlungsergebnisse
- zieht die Behandlungsergebnisse zur Dokumentation des Behandlungsverlaufs heran
- optimiert die physiotherapeutische Tätigkeit.

Arthron*

Bewegungssystem des menschlichen Körpers Arthron

Bewegungsstellen: Gelenke, Bandscheiben	= **Materie**
bewegende Strukturen: Muskeln und Sehnen	= **Kraft**
bewegungsauslösende Strukturen: peripheres und zentrales Nervensystem	= **Steuerung**
Funktionseinheit aus Materie, Kraft und Steuerung	= **Arthron**

Störungen des Arthrons

- Welcher Teil des Arthrons ist betroffen?
- Welcher Art ist die Störung?
- Welchem klinischen Bild ist die Störung zuzuordnen?

* n. Frisch, H., Springer-Verlag, Heidelberg – Programmierte Untersuchung des Bewegungsapparates

Krankheitsgruppen am Bewegungsapparat

Gruppe 1	Funktionsstörungen ohne objektivierbare pathologisch-anatomische Veränderungen
Gruppe 2	Traumen
Gruppe 3	Degenerative Prozesse („-osis“, „-pathie“) Arthrosen, Ligamentosen, Myosen, Tendopathien
Gruppe 4	Symptomatische Prozesse Der Gelenkprozess ist nur ein Symptom einer außerhalb des Gelenkes liegenden Erkrankung.
Gruppe 5	Entzündliche Prozesse „-itis“ Arthritis, Myositis, Periostitis, Neuritis
Gruppe 6	Tumoren **Vorsicht!**

Begriffe

Kapselmuster

Beispiel: Schultergelenk

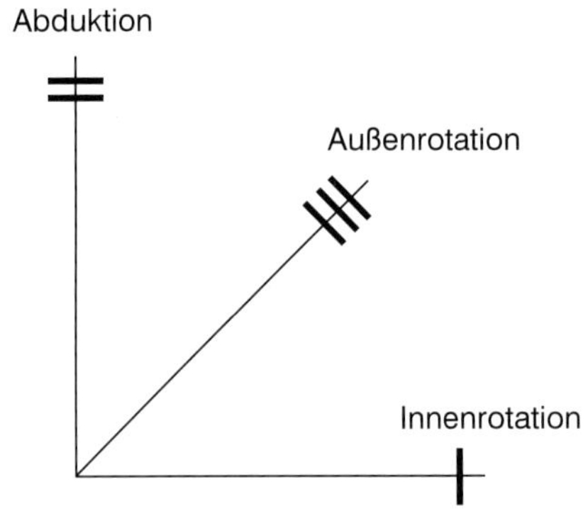

Passive Bewegungseinschränkung im Gelenk mit bestimmter Reihenfolge der Einschränkung
Ursache: Arthritis oder Arthrose
Das Gelenk ist in seiner Gesamtheit betroffen

Schmerzhafter Bogen

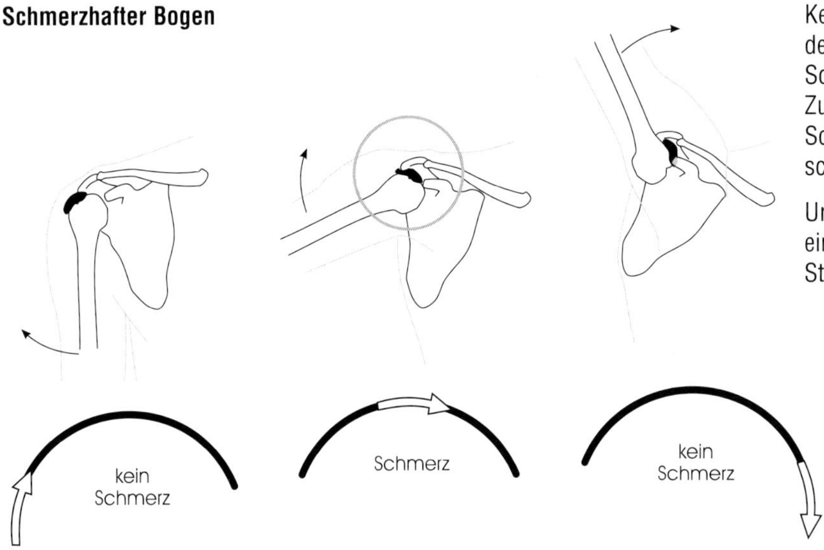

Kein Schmerz zu Beginn der Bewegung, dann folgt Schmerz
Zum Schluss ist der Schmerz wieder verschwunden.

Ursache: Kompression einer empfindlichen Struktur

Übertragener Schmerz

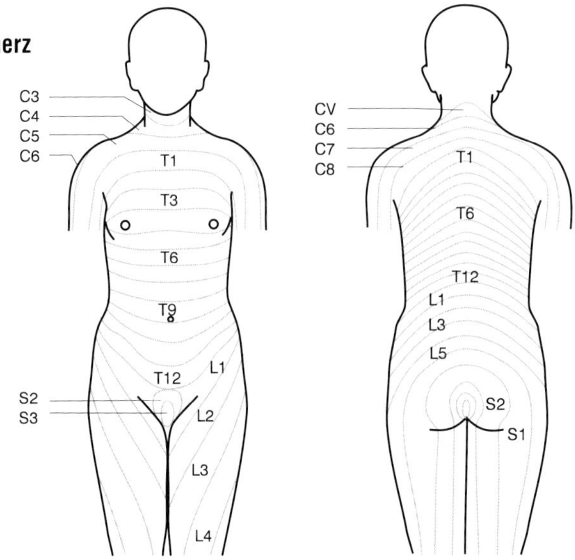

Ort des Schmerzes und Ort der Läsion stimmen nicht überein.
Der Patient gibt den Schmerz an anderer Stelle an als die, an der die eigentliche Schmerzursache liegt.
Der Schmerz wird in der Regel im Dermatom empfunden.

Schmerzanalyse

- Schmerz ist keine Reaktion auf spezifische Umweltreize. Bei entsprechender Intensität kann er von allen Nozizeptoren des Körpers ausgehen.
- Die Nozizeption ist unspezifisch. Die Stärke eines Schmerzreizes muss nicht mit dem Schweregrad der Läsion übereinstimmen.
- Der Ort der Schmerzentstehung stimmt häufig nicht überein, mit dem Ort der Schmerzempfindung („referred pain“).

Schmerz ist eine Leistung des Großhirns

- Es besteht eine starke Verflechtung zwischen Schmerzempfindung und Schmerzverarbeitung, d.h. den affektiven Auswirkungen des Schmerzes.
- Schmerz beeinträchtigt das Allgemeinempfinden.
- Ein Schmerzgeschehen, das länger als 6 Monate besteht, gilt als chronisch und verselbstständigt sich.

Unterscheidung der Schmerzarten nach strukturellen Gesichtspunkten	**Örtlicher Rezeptorenschmerz**	**= Dolor localisatus**
	tritt auf bei Irritation der Körperoberfläche	
	Übertragener Schmerz	**= Dolor translatus**
	Er wird nicht am Ort der Entstehung empfunden, sondern als übertragener Schmerz. Irritationsort und Schmerzort stimmen nicht überein.	
	Projizierter neuralgischer Schmerz =	**= Dolor projectus**
	Er entsteht bei Irritation einer Schmerzbahn (peripherer Nerv, Nervenwurzel). Der Irritationsort lässt sich aus dem Ausbreitungsgebiet des Schmerzes folgern.	
	Schmerz in umschriebenen Glieder- und Körperabschnitten	**= Meralgie**
	Tritt auf in Verbindung mit neurozirkulatorischen oder neurodystrophischen Störungen. Der Irritationsort liegt im Bereich von Nerven, die Sympathikusfasern führen.	

Schmerzanalyse

Hinweise

- keine vorschnelle Einordnung „typischer“ Symptomenbilder ohne systematische Erforschung der Beschwerden und eingehender Befunderhebung
- jede Verstärkung oder Veränderung kann eine Verschlimmerung des Prozesses bedeuten
- Jede plötzliche und unerwartete „Besserung“ der Beschwerden kann ebenfalls eine Verschlimmerung bedeuten (z.B. Gewebsuntergang nach Reizzustand, Verlagerung eines Bandscheibenvorfalls).

Untersuchungsposition

Man unterscheidet folgende Untersuchungspositionen

Belastungspositionen

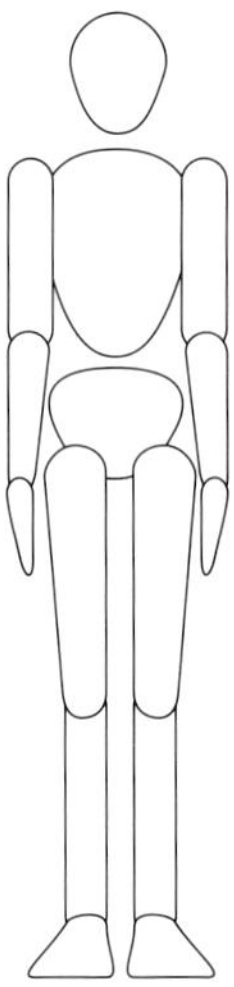

. . . im Stehen

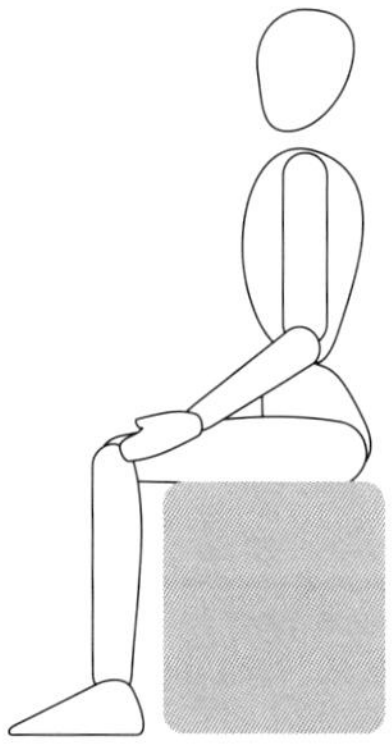

. . . im Sitzen

Entlastungspositionen

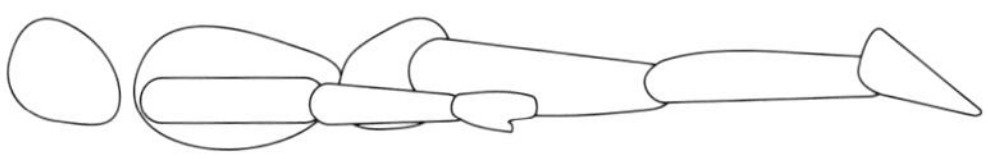

. . . in Bauchlage

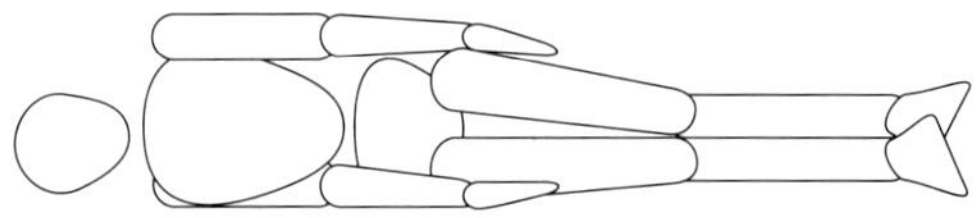

. . . in Seitenlage

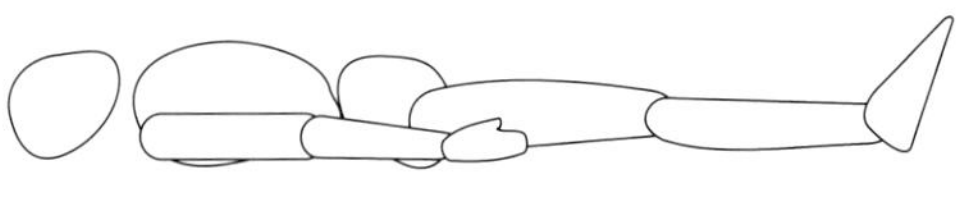

. . . in Rückenlage

Untersuchungsregionen

Man unterscheidet folgende Untersuchungsregionen:

HWS /Kopf

Untersuchung im Sitzen und in Rückenlage

HSA-Region
(Halswirbelsäule, Schultergürtel, Arme)

Untersuchung im Sitzen (ggf. auch Bauch- und Rückenlage)

Thorax
(BWS, Rippen)

Untersuchung im Sitzen, in Bauch-, Seiten- und Rückenlage

LBH-Region
(Lendenwirbelsäule – Becken – Hüfte

Untersuchung in allen Positionen

Beine

Untersuchung in allen Positionen

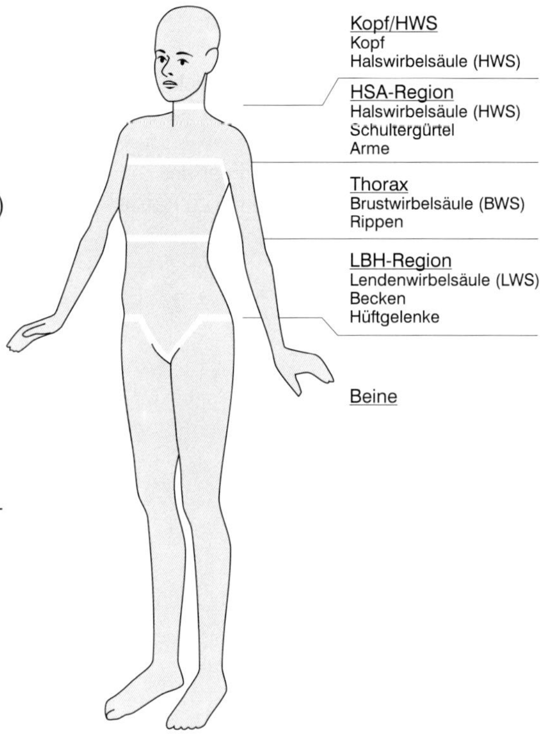

> Aus rationellen Erwägungen führt man pro Untersuchungsregion jeweils alle erforderlichen Tests aus, bevor man den Patienten eine andere Position einnehmen lässt.
>
> In der Regel beginnt man mit den belasteten Positionen und geht dann zu den unbelasteten Positionen über.

Vorgehen

Die physiotherapeutische Untersuchung bedient sich folgender Möglichkeiten:

Befragung des Patienten	• nach seinen Beschwerden, vor allem Schmerzen nach Lokalisation, Dauer, Art, zeitlicher Abhängigkeit • Vorgeschichte • nach seiner häuslichen Situation vor der Entlassung, z.B. ob eine Betreuung zu Hause möglich ist.
Sichtbefund **Tastbefund** **Hörbefund**	• optisch • taktil • akustisch.
Schätzung	z.B. • der Muskelkraft (nach Janda) • des aktiven und passiven Bewegungsausmaßes • der Dehnfähigkeit der Muskulatur (nach Janda).
Messungen	z.B. • Gelenkmessungen nach der Neutral-Null-Messmethode • Messungen von Umfängen und Längen • Messen von Atem- und Pulsfrequenzen • Messen der elektrischen Erregbarkeit.
Stimulus-Reaktions-Proben	z.B. • Setzen von Reizen (Stimuli, auf die der Patient reagieren muss) z.B. • Prüfen des Gleichgewichts, im Sitzen und Stehen • Prüfen der motorischen Entwicklung • Prüfen der Reaktionsfähigkeit.

Die Befunde werden **Organen** bzw. Organsystemen zugeordnet.

Haut, Unterhaut	• Farbe, Turgor, Temperatur, Trophik Verschieblichkeit, Hautrelief, Muskelrelief • Schwellungen, Ödeme, Hautvenen.
Knochen	• Achsenabweichungen an Rumpf und • Extremitäten • Längendifferenzen.
neuromuskuläres System	• sensomotorische Eigenschaften in Bezug auf Störungen der Sensibilität, der Sensorik • Änderungen im Reflexverhalten • Alltagsmotorik • Muskulatur in Bezug auf Tonus, Kraft, Kraftausdauer.
Kreislauf	• Puls, Blutdruck, Leistungsgefühl - bei orthostatischer Belastung - bei Ausdauerbelastung • Hautfarbe, lageabhängige Ödeme, Schmerzen z.B. an Extremitäten, in der Brust.
Atmung	• Atemform Atemweg Atemfrequenz Atemrhythmus • Husten Sekretabgabe • Thoraxform Rippenbeweglichkeit.
Bauchorgane	• Beschwerden, Muskeltastbefund des Abdomens.
Urogenitalsystem	• Beschwerden bei gestörter Blasenentleerung, Harninkontinenz • leichte Formen der Gebärmuttersenkung.

Die physiotherapeutische Befunderhebung enthält:

Teil 1

Persönliche Daten des Patienten	• Name • Vorname/Geschlecht • Geburtsdatum /Alter • Kostenträger • Beruf/Tätigkeit • Begleiterkrankungen • Besonderheiten/Auffälligkeiten • Versorgung/OP-Tag	
Allgemeinbefund		z.B. Konstitution, Bewusstseinszustand, Belastbarkeit
Anamnese	Bodychart	
Inspektion		z.B.: Haltung, Hautbeschaffenheit
Palpation		z.B. Temperatur, Tonus, Hautbeschaffenheit
Funktionsprüfung	aktiv – passiv	Vergleich auf Quantität und Qualität
	isometrische Muskeltests	auf Kraft und/oder Schmerz
	spezielle Tests	z.B.Gelenkspieltests
Zusatztests – Provokationstests		z.B. Stabilitätstests bei Verdacht auf Bandruptur

Systematik

Die physiotherapeutische Befunderhebung enthält:

Teil 2

Neurologische Tests	Sensibilität Motorik Reflexe Stimulus-Reaktionsproben	Dermatome Myotome z.B. Patellarsehnenreflex z.B. Gleichgewichtsreaktionen
Schätzungen	Muskelstatus Verkürzungstests	Skala 5 – 0 Skala 0 – 2
Messungen	Längen-/Umfangmessungen Messungen mit dem Winkelmesser	 nach der Neutral-Null-Methode
	Elektrodiagnostik Pulsfrequenz-Blutdruck	I-T-Kurve vor, während, nach Belastung
	Atemdiagramm	Beobachtung unter Belastung

> Für den funktionellen Befund muss man eine geeignete Auswahl treffen. Nur relevante Tests machen.
> Wichtig ist die Auswahl anhand der zuvor erhaltenen Informationen des allgemeinen Befundes.
> Zum Beispiel: wenn man im Sichtbefund feststellt, dass eine Extremität im Umfang dicker ist, muss man die Umfangmessungen machen, sonst nicht.
> Bei Hüftendoprothesen immer anatomische Beinlänge messen.
> Bei koronaren Herzerkrankungen RR und Pulskontrolle.
> Lagerungsproben bei Gefäßerkrankungen etc.

Informationen

Haltung	In welcher Stellung befindet sich der Patient beim Eintritt des Untersuchers:	• liegend • sitzend • stehend
Kräftezustand/Konstitution	Größe im Verhältnis zum Gewicht, Erscheinungstyp:	• muskulös • hager • stämmig
Bewusstseinszustand/ Verhalten	klar, getrübt, bewusstlos, zeitliche persönliche Orientierung, Wahrnehmung, auffällig, ängstlich, gespannt, überaktiv, interessiert usw.	• auf Gestik und Mimik achten (tägliche Änderung möglich)
Belastbarkeit/ Leistungszustand	derzeitige Situation – im Vergleich zu vorher	• Art der erlaubten Belastung angeben • (übungs-/belastungs-stabil)
	Patientengefühl:	• Überforderung • Schmerzen • andere Probleme, welche Alltagsaktivitäten kann bzw. darf der Patient machen
	vorherige Situation:	• Sport, Haushalt, Beruf, Alltag
Hilfsmittelversorgung	Hörgeräte, Brille, Gehhilfen, Prothesen, Lagerungsmaterial, Katheter	

Fallanamnese

1. Teil der Fallanamnese	Frage nach der **subjektiven Bewertung** seitens des Patienten	
Fragen zum jetzigen Ereignis	**Was** ...	... ist Ihr Problem?
	Lokalisation **Wo** ...	... sind Ihre Schmerzen/ Beschwerden? Z.B. punktuell, genau oder eher diffus
	Dauer **Wann/seit wann** ...	... haben Sie Beschwerden?
	Schmerzcharakter **Wie** ...	... äußern sich Ihre Schmerzen/Beschwerden? Z.B. stechend, ziehend, brennend, spitz, dumpf
	Begleitphänomene **Womit** ...	... sind Ihre Schmerzen/ Beschwerden verbunden? Z.B. Parästhesien, Kribbeln
2. Teil der Fallanamnese	**Fragen zur Person** **Beruf**	z.B. sitzende Tätigkeit schwere körperliche Arbeit stereotype Bewegungsabläufe
	Hobbys	Besteht ein starker Unterschied zur beruflichen Tätigkeit?
	Sport	Welchen zeitlichen Aufwand nehmen die sportlichen Aktivitäten ein?
	sonstige Alltagsaktivitäten **bisherige Behandlung**	Was wurde bisher gegen die Beschwerden bereits unternommen?
	subjektive Einstellung zur Krankheit	Appetit, Schlaf, Angst, Depression

Befunderhebung ⇒ Anamnese

Eigenanamnese

1. Teil der Eigenanamnese	**gesundheitliche Entwicklung**	Kinderkrankheiten mit evtl. Folgen?
	frühere Verletzungen, Operationen	insbes. in Bezug darauf, ob es eine Verbindung zu den jetzigen Beschwerden geben könnte
	ernsthafte Erkrankungen	z.B. aus dem rheumatischen Formenkreis Tumoren
	Gewohnheiten	Rauchverhalten Alkohol Essgewohnheiten bei Relevanz Anzahl notieren regelmäßiger Alkoholgenuss? gesunde Ernährungsweise Übergewicht
2. Teil der Eigenanamnese	**Soziale Entwicklung**	Gab es Schwierigkeiten zu Hause, in der Schule, im sonstigen sozialen Umfeld? Wie sind die häuslichen Verhältnisse jetzt?
	beruflicher Werdegang	Gibt es Hinweise auf „Stresssituation" physischer oder psychischer Art?
3. Teil der Eigenanamnese	**Familiensituation** • Gibt es erbliche Belastung in der Familie? • Gibt es ernsthafte Erkrankungen in der Familie?	

Patienten gezielt fragen, aber reden lassen

Verfassung des Patienten beachten

nur relevante Daten notieren

Bodychart

Zweck

Schnelle, übersichtliche Dokumentation der Beschwerdefelder des Pat.
Die Beschwerdefelder werden mit Nummern je nach Angaben des Pat. versehen und mit knappen Anmerkungen über Ausbreitungsgebiet, Schmerzcharakter bzw. -dauer versehen.
Der Bodychart wird während der Behandlung immer wieder zur Dokumentation herangezogen.

Muster:

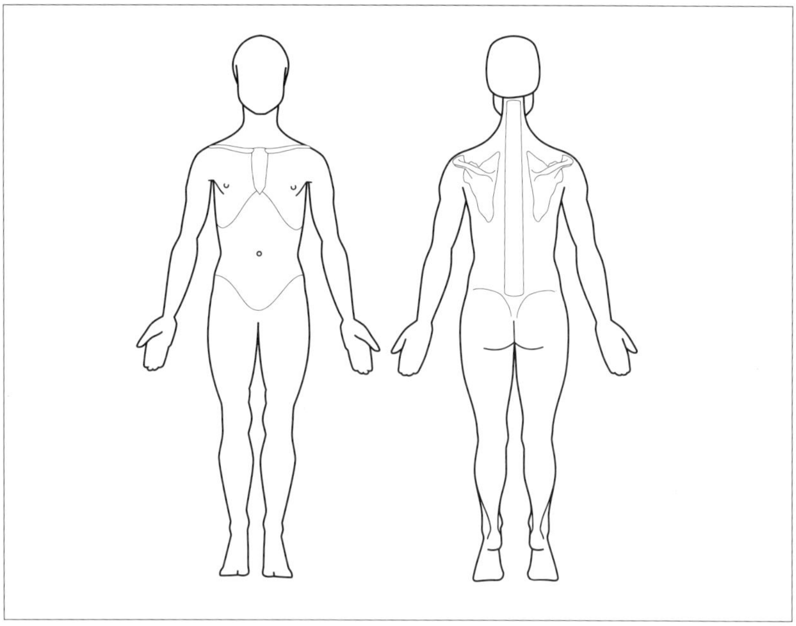

Beispiel:

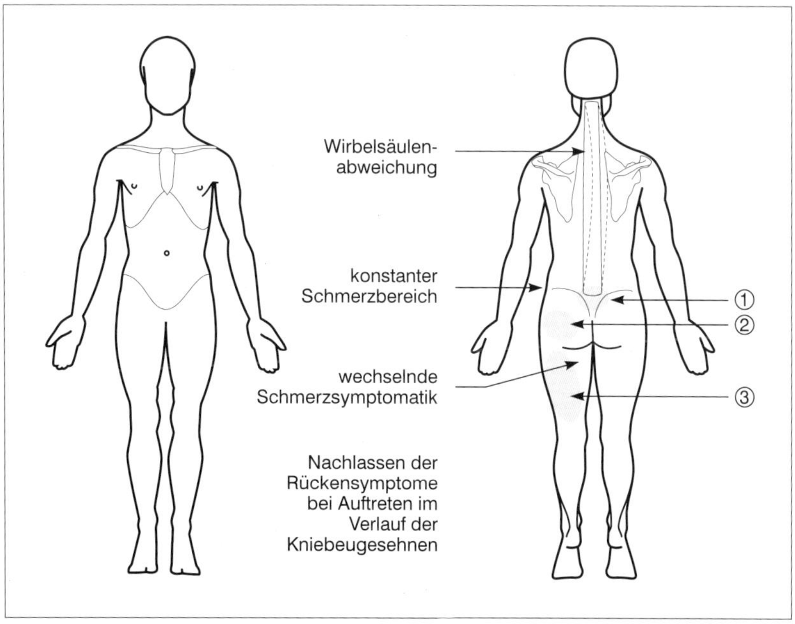

Systematik

Definition

die Inspektion ist eine Untersuchung, welche nur durch das Ansehen des Patienten erfolgt.
Der Therapeut erhält Hinweise über sichtbare Veränderungen

Die Inspektion gibt Auskunft über

- Beschaffenheit der Haut: Narben, Farbe, Schwellungen, Muskelrelief
- Konstitution:Proportionen, Gewichte
- Statik: Haltung des Patienten
- Bewegungsverhalten, Bewegungsübergänge, Gleichgewicht, Gangbild

Haut

Durchblutung: blasse Haut, zyanotische Verfärbung, gerötete oder livide Haut
Narben (z.B. Operationsnarbe, Verbrennungen)
Schwielen
Ekzeme
Dekubiti, Wunden
Beschaffenheit der Haut: trocken, schuppig, feucht
Einziehungen, Aufquellungen

Muskelrelief

Atrophie bei verminderter Kontur (Vergleich zur anderen Seite!)
Hypertrophie entsteht bei bes. Beanspruchung

Schwellungen

- z.B. in der Umgebung eines Gelenkes durch Distorsion oder Entzündung
- Ödeme (z.B. nach Mammaablatio)

Atmung

Art der Atmung, N-N, M-N, Bauchatmung, Atemrhythmus, Husten, Atemnot

Knochen

Erkennbare Formveränderungen der Knochen können durch
- alte Verletzungen
- Stoffwechselerkrankungen
- genetische Defekte
- oder durch degenerative Veränderungen entstehen.

Man kann erkennen

- Achsenabweichungen
- Verformungen, angeborene oder erworbene Exostosen (Fersensporn)
- Fehlbildungen aufgrund genetischer Defekte oder embryonaler Entwicklungsstörungen
- Kallusbildung nach Frakturen
- Längenasymmetrie.

Gelenke erkennbare Veränderungen

- Deformitäten z.B. bei angeborenen Missbildungen oder durch alte Verletzungsfolgen
- Fehlstellungen
- deutliche Veränderungen z.B.Schwellungen oder Ergüsse
- auffällige Bewegungseinschränkungen z.B. bei Kontrakturen.

Konstitution
Körperbautyp

- Leptosom: mager, schlaksig, schmal, hoch aufgeschossen mit eher zarten,langen Gliedmaßen und flachem Brustkorb
- Athlet: sportliche Figur, breitschultrig mit ausgeprägtem Brustkorb. Die Muskulatur ist gut bis kräftig entwickelt, mittlere bis hochgewachsene Körpergröße
- Pykniker: gedrungene Figur mit starkem Leibansatz, kurzem Hals und Neigung zur Glatzenbildung. Die Muskulatur ist ungenügend bis schlecht ausgebildet
- dysplastischer Typ: Körperbau häufig von der Norm abweichend, verschiedene Körperformen.

Körpergröße

Man spricht von
- normalwüchsig
- großwüchsig
- kleinwüchsig

Ein ausgeprägter Hoch- oder Kleinwuchs kann auf hormonell bedingte Störungen zurückzuführen sein.

Körperproportionen

Es werden die Längen, Breiten, Tiefen beurteilt in Bezug auf Normwerte.
Abweichungen werden mit – – – bzw. +++ gekennzeichnet.

Körpergewicht

Ebenso wie die Körpergröße kann auch das Körpergewicht Hinweise auf eventuelle krankhafte Veränderungen geben.

Statik

Es werden die einzelnen Bewegungsniveaus von unten nach oben und in den verschiedenen Körperebenen beurteilt.

Frontalebene

Bei Betrachtung des Patienten in der Frontalebene steht der Betrachter entweder direkt hinter oder direkt vor dem Pat. Seine Bezugsebene ist die Symmetrieebene des Patienten.

Sagittalebene

Bei der Betrachtung in der Sagittalebene steht der Betrachter seitlich. Seine Bezugsebene ist die mittlere Frontalebene des Patienten.

Transversalebene

Die Beurteilung der Transversalebene benötigt im Grunde den Blick von oben.
Der Betrachter bringt sich mit seinen Augen auf das zu beurteilende Bewegungsniveau, um möglichst objektive Befunde zu erhalten.

Beurteilung der Gesamthaltung

Von hinten

Abweichungen von der Haltung in Frontalebene äußern sich als Seitausbiegungen der Wirbelsäule.

Der Untersucher achtet auf

- Beckenschiefstellung
- Stellung der Schulterblätter
- unterschiedliche Höhen der Schultern und Kopfstellung.

Lot
Gesamtkörperlot

Der Ther. fällt ein Lot von der Protuberantia occipitalis externa. Das Lot soll entlang der Wirbelsäule fallen, die Analfalte treffen und am Boden auf die Mitte der Unterstützungsfläche treffen.

Lot für die Wirbelsäule

Des Weiteren wird von der Vertebra prominens ein Lot gefällt, das ebenfalls entlang der Wirbelsäule fällt und auf die Gesäßfalte treffen soll.

Von vorne

- Vergleich zur Betrachtung von hinten: unterschiedliche Stellung der Patellae Höhenlokalisation der Darmsbeinstacheln
- Lage des Bauchnabels
- des Rippenbogens
- Verlauf der Klavikulae
- Kopfstellung
- Querverbindung der Augen
- Längslinie das Gesichts im Verhältnis zur Senkrechten.

Beinachsen

es wird ein Lot gefällt von der Mitte des Hüftkopfs auf die Mitte der Patella und auf die Mitte des zweiten Fußstrahls.

Beurteilung der Gesamthaltung

Von der Seite

Insgesamt werden die Schwingungen der Wirbelsäule auf evt. Abweichungen beurteilt: Flachrücken, verstärkte Lordose, verstärkte Kyphose etc.
Hinterhaupt-Wandabstand = Null

Lot

Das Lot wird vom Proc. mastoideus gefällt und soll auf das ACG treffen, den Trochanterpunkt, die Mitte des Verlaufs des Kniegelenkspalts und am Fuß auf die Hälfte der Fußlänge.

Stellung der Beinlängsachse

Es wird ein Lot gefällt vom Trochanter über die Mitte des Kniegelenkspaltes auf die Hälfte der anatomischen Fußlängsachse.

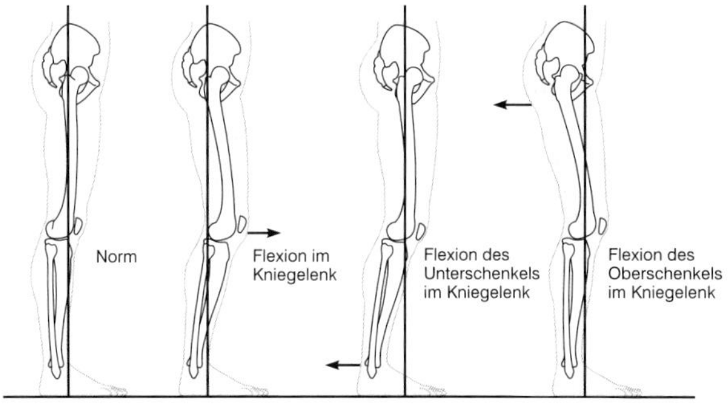

Palpation ist der Tastbefund

Folgende Strukturen werden getestet

- Haut/Unterhaut
- Faszien
- Muskulatur/Sehnen
- Knochen/Gelenke
- Gefäße
- Nerven.

Neben tastbaren Strukturveränderungen im Gewebe erhält der Therapeut wichtige Hinweise für den Befund

- weiterführende Informationen über Auffälligkeiten aus der Inspektion.
- Anhaltspunkte über krankheitsbedingte Veränderungen, die aus der Inspektion nicht zu erkennen waren.

Palpierbare Veränderungen

Hautbeschaffenheit Normalbefund

weiche glatte Hautoberfläche mit unauffälliger Hautfeuchtigkeit und guter Hautverschiebbarkeit.

Normalbefund–Abweichungen

Abweichungen

trockene, schuppige, rauhe, poröse, pergamentene, feucht-schweißige, fettige, glitschige, teigige, pralle, ödematös-verquollene, derb-eingezogene, unelastische, nicht verschiebbare Hautoberfläche.

Temperatur

Um einen aussagefähigen Befund zu erhalten, wird eine orientierte Überprüfung der Hauttemperatur (Oberflächentemperatur) mit dem Handrücken getestet werden. Die Palpation auf Wärme und Schwellung soll vor einer aktiven/passiven Funktionsprüfung erfolgen und im Anschluss daran, um eventuelle Unterschiede zu erkennen.

Normalbefund

die normale Körperoberflächentemperatur beträgt ca.32°C. Sie nimmt zu den Extremitäten hin ab und beträgt an Händen und Füßen schließlich ca. 28° C.

Lokal ist die Temperatur erhöht bei Entzündungen, Nekrosen.
Allgemein erhöht ist sie bei Infekten oder Fieber

Zu niedrige Temperatur ist ebenfalls im Seitenvergleich zu testen

Lokal: bei arteriellen Durchblutungsstörungen, Arteriosklerose
Allgemein: bei Unterfunktion der Schilddrüse, Wärmeregulationsstörungen.

Gewebespannung

Unter Gewebespannung wird die Elastizität und Dehnbarkeit im lebenden Gewebe verstanden.
Bei der Palpation wird die Gewebespannung des Haut-Binde- und Muskelgewebes überprüft. Das direkt unter der Haut liegende Bindegewebe ist palpatorisch bes. gut zu beurteilen.

Normalbefund

Das Gewebe gibt dem Druck nach, gewinnt jedoch bei Wegnahme des Drucks wieder seine ursprüngliche Form.

Abweichungen

Die Elastizität des Gewebes ist vermindert. Nach Druckentlastung kommt es zu Konturveränderungen z.B bei:
Ödemen, Sklerodermie, Exsikkose, Gewebeveränderungen nach Verbrennungen, Strahlenschäden.

Gefäße

In der Regel sind nur oberflächlich verlaufende Gefäße der Palpation zugänglich. Dabei wird zwischen arteriellen und venösen Gefäßen differenziert.

Normalbefund

Während das Gefäßbett bei der Palpation einen weich-elastischen Widerstand zeigt und sich nach zentral ausstreichen lässt, ist bei arteriellen Gefäßen eine systolensynchrone Pulsation zu tasten.
Der Widerstand ist prall-elastisch.

Abweichungen

Bei nachlassender Funktion der Venenklappen lassen sich insbes. im Bereich der Unterschenkel erweiterte, zum Teil geschlängelt verlaufende Venen als prallgefüllte, nicht pulsierende Gefäße tasten.
Beim Palpieren arterieller Gefäße finden sich bei hypertonen Patienten harte Arterienschläge.
Patienten mit einer Hypotonie hingegen zeigen flache, kaum tastbare Pulsationen der arteriellen Gefäße.

Normalbefund–Abweichungen

Muskeltonus

Unter Tonus wird der Spannungszustand lebender Gewebe, besonders von Haut, Bindegewebe und Muskulatur verstanden.

Normalbefund

Das Muskelgewebe fühlt sich im Seitenvergleich in Ruhelage weich-elastisch an und gibt bedingt auf Zugreiz nach.
Die Verschieblichkeit der Muskulatur ist gut mög lich und ebenfalls weich-elastisch.

Der normale Tonus wird Normotonus genannt.

Abweichungen
Erhöhter Tonus

Der palpierte Muskel fühlt sich derb, fest an und gibt kaum bis gar nicht auf Zugreiz nach oder reagiert mit Spannungserhöhung.
Dies kann generalisiert oder lokalisiert auftreten. Lokal kommt diese z.B. bei Myogelosen und beim reflektorischen Hypertonus vor,
generalisiert z.B.bei einer Tetraspastik.

Verringerter Tonus

Das Muskelgewebe fühlt sich verformbar und schlaff an und lässt sich leicht verschieben.
In lokalisierter Form lässt sich Hypotonus bei muskulären Dysbalancen oder Innervationsstörungen antreffen.

Vollkommener Tonusverlust

Das Gewebe fühlt sich schlaff und leblos an und gibt auf Zug- bzw. Dehnreiz sehr stark nach. Der Atonus ist bei schlaffen Paresen zu beurteilen.

Ein generalisierter Hypotonus zeigt sich z.B. bei bewusstlosen Patienten.

Funktionsprüfungen

Aktive Funktionsprüfung (FP)

Man achtet auf

Schmerz
zu Beginn, während, am Ende der Bewegung

Bewegungsausmaß
Vergleich mit der gesunden Seite

Bewegungsausführung
Ausweichbewegungen wegen Schmerzen
Störungen der Koordination bei zentralen Störungen

Bewegungsbereitschaft
wegen Schmerzen, mangelnde Motivation

Krepitation
zu Beginn, während, am Ende der Bewegung

> Wichtig ist immer der Vergleich zur gesunden Seite.
> Durchschnittswerte der Beweglichkeit sind nur Anhaltspunkte.
> Wesentlich sind die individuellen Werte des Patienten.

Passive Funktionsprüfung

Man achtet auf

Schmerz
am Anfang, während, am Ende der Bewegung

Bewegungsausmaß
= Quantität, Vergleich zur aktiven FP

Endgefühl
= Qualität am Ende der Bewegung

Krepitation
am Anfang, während, am Ende der Bewegung

> Die passive FP erfolgt direkt im Anschluss an die aktive FP.
> Man erwartet einen Unterschied in der Quantität: die passive Bewegung geht immer etwas weiter als die aktive, weil man aktiv die Weichteilreserven nicht ausschöpfen kann.
> Wenn kein Unterschied zwischen aktivem und passivem Bewegungsausmaß vorliegt, so ist dies bereits ein Befund!

Mobilitätsstufen

Definition

Man unterscheidet folgende Mobilitätsstufen 0 bis 6. Sie gelten für die aktive und passive Funktionsprüfung.

Mobilitätsstufe 0

Ankylose, hartes Endgefühl, wo kein hartes Endgefühl zu erwarten ist
kann nicht mehr mobilisiert werden

Mobilitätsstufe 1

sehr hypomobil (mit Schmerzen)
wird behandelt

Mobilitätsstufe 2

etwas hypomobil, jedoch für den Patienten ohne Belang
wird nicht behandelt

Mobilitätsstufe 3

normobil
hier gelten die in Lehrbüchern angegebenen Durchschnittswerte der Gelenksbeweglichkeit.

Mobilitätsstufe 4

etwas hypermobil, ohne Beschwerden
wird nicht behandelt

Mobilitätsstufe 5

sehr hypermobil, mit Schmerzen
wird behandelt

Mobilitätsstufe 6

instabil, mit Schmerzen
muss behandelt werden,
äußere Stützen od. Operation erforderlich

Endgefühl

Die Qualität der Bewegung wird mit dem Endgefühl getestet. Man unterscheidet 3 physiologische Endgefühlqualitäten.

Physiologische Endgefühlqualitäten

hart-elastisch
- ligamentärer Stopp, z.B. Streckung im Ellenbogengelenk oder im Kniegelenk

fest-elastisch
- kapsulärer Stopp häufigstes Endgefühl

weich-elastisch
- Stopp erfolgt durch Weichteile, z.B. Beugung im Ellenbogengelenk oder im Kniegelenk

Bewährt hat sich die Benutzung einer Skala von 0 – 100 *

Der Bereich von 0 - $33 \frac{1}{3}$ wird als weich bezeichnet.
Der Bereich von $33 \frac{1}{3}$ bis $66 \frac{2}{3}$ wird als fest bezeichnet.
Der Bereich von $66 \frac{2}{3}$ bis 100 wird als hart bezeichnet.

Grafik:

Auf der oberen Linie wird die gesunde Seite eingezeichnet, unterhalb der Linie wird die betroffene Seite eingezeichnet.

* n. Omer Mathijs und Didi v. Paridon

Endgefühl

Beispiel:

Kapselmuster des Ellenbogengelenks

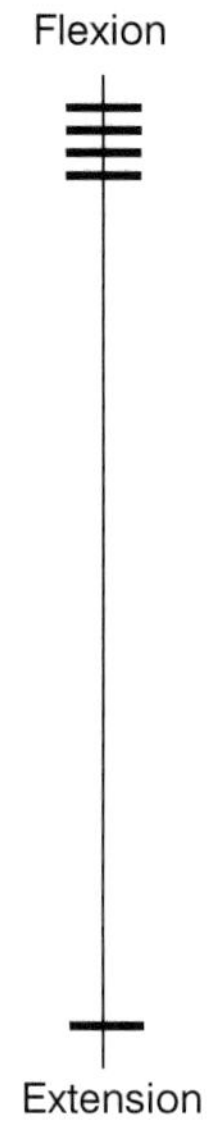

Ein Kapselmuster am Ellenbogengelenk äußert sich in einer Einschränkung der Beweglichkeit von Flexion zu Extension in einem Verhältnis von 4 : 1.

Testen des Endgefühls

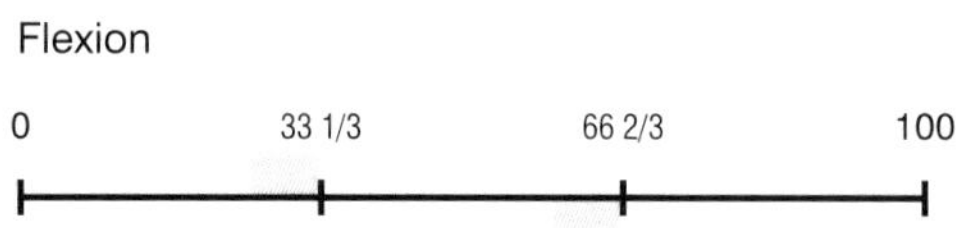

Bei Flexion ist das Endgefühl physiologischerweise weich durch Stopp der Weichteile.
Bei einer kapsulären Beteiligung wird das Endgefühl „pathologisch" fest.

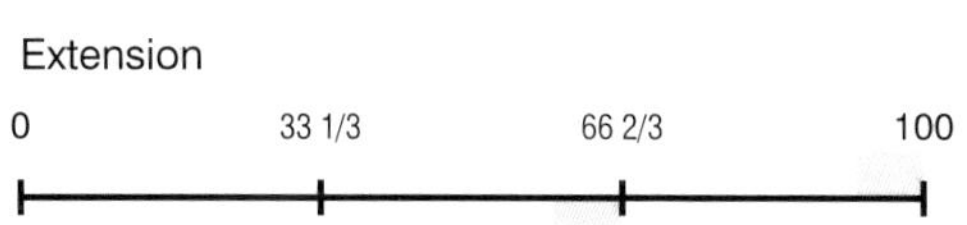

Bei Extension ist das Endgefühl physiologisch hart durch ligamentären Stopp.

Bei einer kapsulären Beteiligung wird das Endgefühl „pathologisch" fest.

Hinweis

Nur die exakte Kenntnis der Anatomie versetzt den Therapeuten in die Lage, zu wissen, welches Endgefühl physiologischerweise zu erwarten ist.

Abweichungen von den physiologischen Endgefühlqualitäten werden als pathologisch gewertet.

Abweichungen

- hartes Endgefühl, wo kein ligamentärer Stopp zu erwarten ist, z.B. bei Arthrosen
- springendes, federndes Endgefühl bei Einklemmungen, z.B. eines Meniskus
- sog. leeres Endgefühl (nach Cyriax) bei schlimmer Pathologie, z.B. Tumoren, Frakturen
- Bei starken Schmerzen ist das Endgefühl nicht zu testen auf Grund starker Abwehrspannung.

Das Testen des Endgefühls muss beim ersten Mal stimmen. Wenn Schmerzen vorhanden sind, lässt der Patient keinen zweiten Test zu wegen Abwehrspannung.

Systematik

erfolgen auf	**Kraft und Schmerz**	
Regeln für die Durchführung der isometrischen Widerstandstests	• maximale Kraft des Patienten	
	• im Seitenvergleich zuerst die gesunde Seite testen	
	• keine Bewegung zulassen	
	• in der Regel aus der anatomischen Nullstellung	Abweichungen aus praktischen Erwägungen möglich
Folgende Befunde können auftreten	• volle Kraft, kein Schmerz ...	... Muskulatur ist in Ordnung
	• volle Kraft, jedoch Schmerz ...	... deutlicher Hinweis auf eine Insertionstendopathie
	• wenig Kraft, viel Schmerz ...	... Hinweis auf Ruptur bzw. Teilruptur
	• wenig Kraft, kein Schmerz ...	... Hinweis auf eine Läsion des peripheren Nervs

> Durch die Forderung der maximalen Kraft des Patienten wird immer eine ganze Muskelsynergie zur Anspannung gebracht. Wenn Schmerzen auftreten, ist eine Differenzierung nötig.

Folgende Möglichkeiten stehen zur Differenzierung innerhalb einer Muskelsynergie zur Verfügung

Andere Funktion im gleichen Gelenk

Ein Muskel innerhalb der Synergie hat im selben Gelenk noch eine andere Funktion.

Beispiel: Die Außenrotation im Schultergelenk ist schmerzhaft, die Adduktion ist ohne Befund.
Der M. teres minor macht außer einer Außenrotation im Schultergelenk noch eine Adduktion.
Der M. infraspinatus macht in der Nullstellung nur Außenrotation. Bei diesem Befund kann also nur der M. infraspinatus für die Beschwerden verantwortlich sein.

Andere Funktion in einem anderen Gelenk

Ein Muskel innerhalb der Synergie hat **in einem anderen** Gelenk eine zusätzliche Funktion.

Beispiel: Schmerzhaft ist die Anteflexion des Armes. Der M. biceps brachii macht außer Anteflexion im Schultergelenk eine Ellenbogenbeugung. Wenn die Ellenbogenbeugung ohne Befund ist, kann der M. biceps br. nicht an den Beschwerden schuld sein.

Reziproke Hemmung

Man kann einen Muskel ausschalten durch den Mechanismus der **reziproken Hemmung**

Beispiel: Schmerzhaft sind Abduktion **und** Außenrotation des Armes im Schultergelenk.
Der M. supraspinatus macht außer einer Abduktion auch etwas Außenrotation
Der M. infraspinatus macht nur Außenrotation.
Werden die Adduktoren angespannt, wird die abduktorische Komponente des M. supraspinatus gehemmt, übrig bleibt die Außenrotation.
Wenn nun die Abduktion **und** die Außenrotation schmerzhaft waren, bei Hemmung des M. supraspinatus muss der M. infraspinatus für die Symptome verantwortlich sein.

Provokation durch Dehnung

Differenzierung durch **Dehnung**
Wenn ein Muskel gezielt in eine Dehnposition gebracht wird und sodann zur Anspannung aufgefordert wird, kann der Schmerz provoziert werden.

Befunderhebung ⇒ Zusätzliche Tests

Beispiele

Wenn die bisherige Untersuchung noch kein klares Ergebnis gebracht hat, können zusätzliche Tests erforderlich sein.

Befund: Abduktion gegen Widerstand im Schultergelenk war schmerzhaft
Differenzierung zwischen Insertionstendopathie und Bursitis ist erforderlich

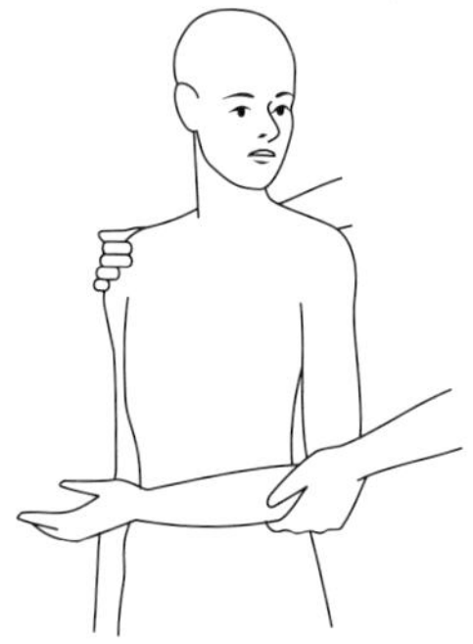

Differenzierung erfolgt durch Wiederholung des Tests gegen die Abduktion **unter Zug**.

Befund: Passive Bewegungseinschränkung ohne sichtbaren äußeren Grund
Differenzierung durch spezielle Gelenkspieltests erforderlich

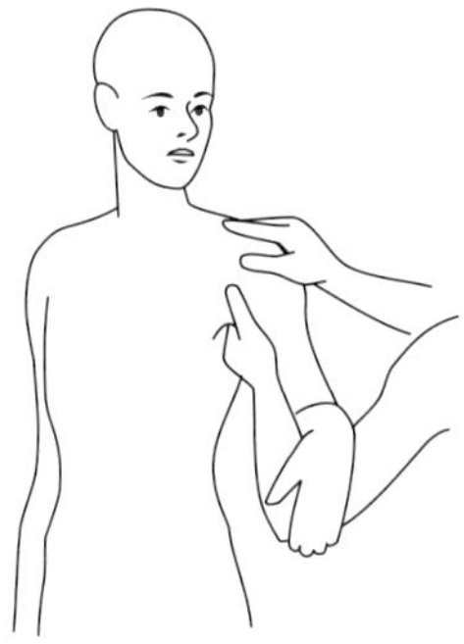

Gelenkspezifische Tests dienen zur Untersuchung der Arthrokinematik, d.h. der Relation zweier Gelenkpartner zueinander. Ist der Befund positiv, kommen gelenkspezifische Techniken zum Tragen.

Befund: Anspannung der Handgelenksextensoren ist schmerzhaft (Tennisellenbogen)
Differenzierung durch spezifische Palpation

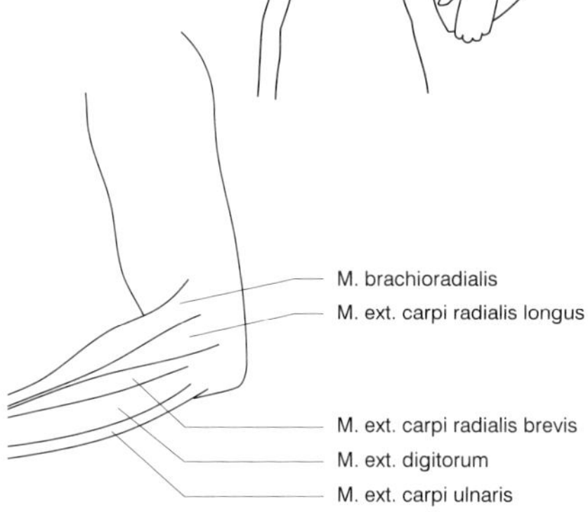

Die **spezifische Palpation** ist erforderlich, weil eine genaue Lokalisation der Läsion durch die isometrische Anspannung nicht möglich ist.

Befund: Es besteht Verdacht auf eine Sehnenscheidenentzündung des M. tibialis ant.
Differenzierung gegenüber einer Insertionstendopathie erfolgt durch gezielte Dehnung der betreffenden Sehnenscheide.

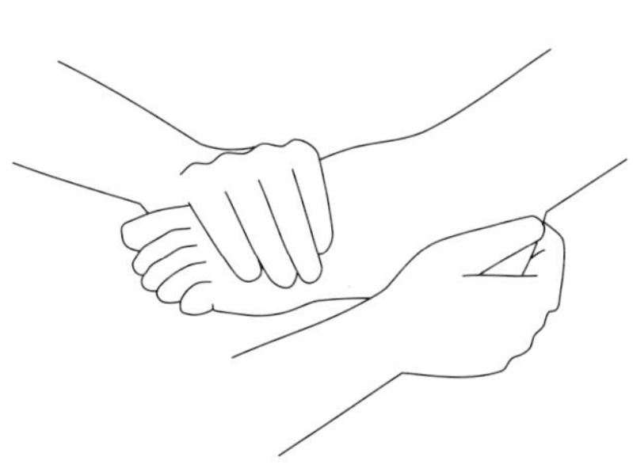

Beispiel: Der Pat. gibt Schmerzen an der Innenseite des Fußes an. In der Vorgeschichte wird eine starke, länger andauernde Belastung (Wanderung) angegeben.
Leichte Schmerzen bestehen bei Anspannung in Richtung Dorsalextension, Adduktion, Supination.
Dehnung in Richtung Plantarflexion, Abduktion, Pronation
provoziert starke Schmerzen.
Damit ist der Verdacht auf eine Sehnenscheidenentzündung des M. tibialis ant. bestätigt.

Beispiele

Sie umfassen

- Prüfen der Reflexe
- Prüfen der Oberflächensensibilität
- Prüfen der Tiefensensibilität
- Prüfen der Kraft

Oberflächensensibilität
Läsion eines peripheren Hautnervs

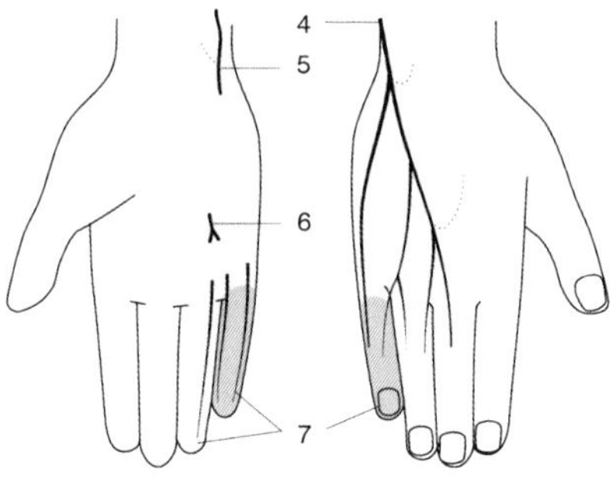

Durchtrennung eines Hautastes des N. ulnaris ergibt eine genaue abgrenzbare Störung der Sensibilität

Störung im Dermatom

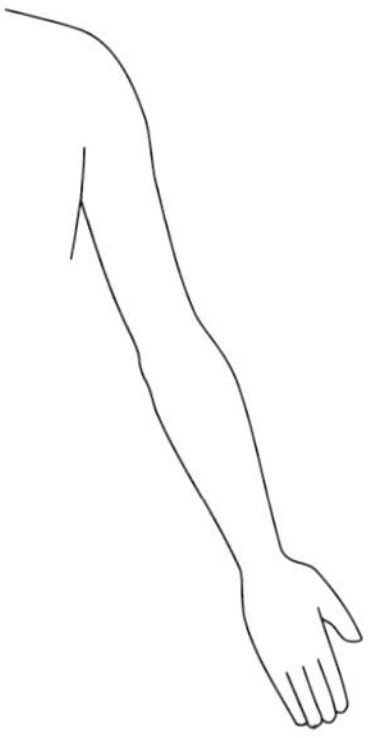

Störung im Segment C8, z.B. durch eine Bandscheibenproblematik ergibt eine etwas diffuse Sensibilitätsstörung im Bereich des kleinen Fingers

Patellarsehnenreflex

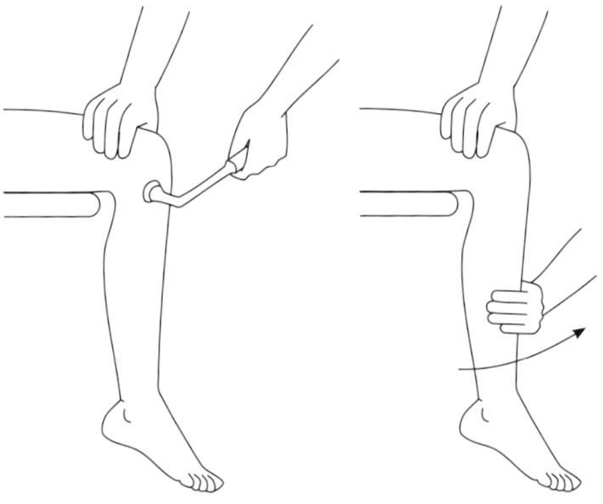

Hinweis auf eine Störung im Segment L3/L4

Motorik

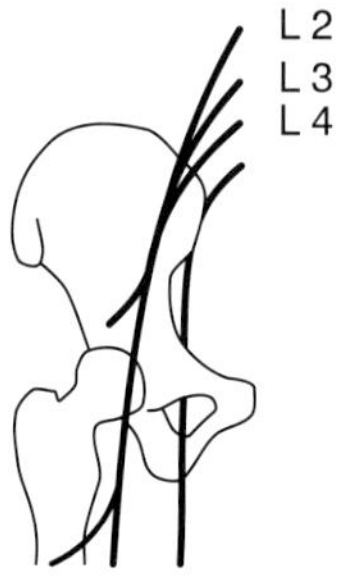

Widerstand gegen die Kniestreckung bei Läsion des N. femoralis bzw. Störung im Segment L 3/L4

Die apparative Diagnostik ist Aufgabe des Arztes. Sie richtet sich nach dem Ergebnis der klinischen Untersuchung.

Zur apparativen Diagnostik zählen

- Röntgen
- Computertomogramm
- Kernspintomographie
- Labordiagnostik
- Elektrokardiogramm
- Elektroenzephalogramm
- Kontrastmitteluntersuchungen, z.B. Myelographie
- Angiographie
- Untersuchungen mit Ultraschall.

Vor jeder apparativen Diagnostik steht die klinische Untersuchung. Sie zeigt auf, welche weiteren Untersuchungen erforderlich sind.

Behandlungsplan erstellen

Nachdem die Bedürfnisse des Patienten festgestellt und ausgewertet sind, werden nun Entscheidungen zur Therapie gefällt. Es werden Ziele festgelegt und ein Behandlungsplan erstellt.

Beeinflussende Faktoren

1. Schwächen, funktionelle Einschränkungen, Behinderungen
2. der psychologische Status, wie die Anpassung des Patienten an die Beschwerden, Motivation und Persönlichkeitsstruktur sowie die Fähigkeit zu lernen und zu verstehen
3. die soziökonomischen und kluturellen Reaktionen und Erwartungen
4. die Pflege im Haus oder anderswo, physische und emotionale Umwelt, Reaktionen der Familie, Kooperation und Verantwortlichkeit
5. die beruflichen Pläne und Ziel des Patienten und des Arbeitgebers
6. Ethische Überlegungen und Möglichkeiten.

Fernziele und funktionelles Ergebnis

1. Die sog. Fern- oder Rehabilitationsziele beziehen sich darauf, inwieweit am Ende der Rehabilitation oder am Ende einer Phase der Therapie die funktionellen Einschränkungen und Behinderungen von der Behandlung beeinflusst worden sind. Sie liefern eine Aussage darüber, ob der Patient in der Lage sein wird, seinen Beruf oder andere Aktivitäten wieder auszuüben.

2. jedes Ziel sollte messbar sein und auf die angewendeten Tests zugeschnitten sein, sowie eine Angabe über den Zeitraum enthalten, in dem das Ziel zu erreichen ist.

Ziele–Ablauf

Nahziele

1. Diese werden häufig als messbare Verhaltensweisen bezeichnet, die die beschriebenen Schwächen betreffen.
2. Sie spiegeln die verschiedenen Anteile der Fähigkeiten wider, die zum Erreichen des funktionellen Ergebnisses nötig sind, z.B. Erweiterung des Bewegungsausmaßes, proximale Stabilisierung, bessere Ausdauerleistung oder Gleichgewichtsschulung.
3. Schwierigkeit und Komplexität steigern sich in dem Maß, in dem der Patient dem funktionellen Ergebnis näher kommt.

Behandlungsablauf

1. Mit welchem Therapieansatz wird man am ehesten die Ziele erreichen?
Welche Möglichkeiten gibt es für den Patienten in der gegebenen Situation?
2. Mit welchen therapeutischen Techniken und Behandlungsformen kann der Plan erfüllt und die Ziele erreicht werden?
3. Mit welchen Befundtechniken können der Verlauf und das Ergebnis dokumentiert werden?
4. Wie lange wird die Behandlung dauern, wann erfolgt die Entlassung?
5. Welche anderen Institutionen kommen für eine Weiterbehandlung in Frage?

Plandurchführung

1. Ist der Behandlungsplan erstellt, so werden die gewählten Techniken angewendet, um die Ziele zu erreichen.
2. Der Patient (bzw. das Pflegepersonal) sollte in den Umgang mit den Schwächen sowohl in einem Hausaufgabenprogramm als auch bei der Anpassung des Haushalts, der Arbeitsstelle oder der Freizeitgestaltung mit einbezogen werden, um die Faktoren zu vermindern oder auszuschalten, die zu einem Anhalten der Beschwerden beitragen können.

Planauswertung

Die Behandlungstechniken sollten häufig auf ihre Effektivität hin überprüft werden, um gegebenenfalls die Techniken oder sogar den Behandlungsplan zu modifizieren.

1. Der Ausgangsbefund sollte in Intervallen mit dem aktuellen Befund verglichen werden.
2. Der Therapeut muss erkennen, wann ein Ziel erreicht worden ist, oder wenn es modifiziert oder durch eine veränderte Situation des Patienten neu formuliert werden muss.

Die Anmerkungen des Therapeuten sollen enthalten:

kleine Zusammenfassungen der Egebnisse, Herausheben bes. relvanter Daten, insbes. wenn Risiken vorhanden sind.
Erkennen des Schlüsselproblems

Definition Schlüsselproblem:

Es ist die Ursache : Schlüssel für das funktionelle Defizit des Patienten

Beispiel:

der Pat. übernimmt nicht genügend Gewicht auf die betroffene Seite. Dadurch ist das Gangbild gestört.

Überlegungen zum Herausfinden des Schlüsselproblems

- Schmerzen muskulär oder kapsulär
- Kraftdefizit Abduktion
- die Rumpfseite wird nicht lang
- Beckenkontrolle fehlt
- veränderter motorischer Stereotyp auf Grund
- „alter" Problematik.

Der Schlüssel ergibt sich anhand der passenden Befunddaten

Schlüssel für das o.g.Beispiel:

Aufgrund des Kraftdefizits (Muskelstatus 3) für die Abduktion ist der Pat. nicht in der Lage, genügend Gewicht auf die betroffene Seite zu bringen.
evt. daraus resultierendes Problem: LWS-Beschwerden durch erhöhten Tonus des M. quadratus lumborum

Fazit: wenn die Ursache für das funktionelle Defizit mit eine adäquatenTechnik behandelt wird, bessern sich die Probleme des Pat.

Maßnahmen

Man unterscheidet	vorbereitende Maßnahmen Maßnahmen zur Behandlung (Aufbau und Steigerung) Übungsprogramm in behandlungsfreier Zeit bzw. zu Hause

Beispiele

Vorbereitende Maßnahmen	• Lagerung, Wärmeanwendung
Maßnahmen der Behandlung Aufbau und Steigerung	• passives Durchbewegen • PNF-Muster zur Kräftigung der Arme • isometrische Muskelmantelschulung • Ganzkörperspannung • Anbahnung von aktiven Übungen • Üben verschiedener ASTE • Stabilisationsübungen im Stand • Haltungsschulung im Sitzen und Stehen • Gehen, Gangbild verbessern, evtl. mit Spiegelkontrolle • Treppensteigen
Übungsprogramm für Patienten in behandlungsfreier Zeit bzw. zu Hause	• Z.B. Theraband ans Bett: Übungen für die Arme, nicht zu viele Übungen • sich die Übungen das nächste Mal zeigen lassen • loben!

Findung des Schlüsselproblems

Die Bemerkungen des Therapeuten sollen enthalten

- kleine Zusammenfassungen der Ergebnisse
- Herausheben besonders relevanter Daten,
- insbes. wenn Risiken vorhanden sind
- Erkennung des Schlüsselproblems.

Physiotherapeutische Befunderhebung

Allgemeiner Kurzbefund

Name: **Zimmer Nr.:**
Diagnose
Begleiterkrankungen (die bei der Behandlungsplanung berücksichtigt werden müssen)

Verordnung

Belastungsstufe/Übungsstabilität	Vollbelastung Einschränkung welcher Art (wieviel Kilo bzw. welche Stufe) kontraindizierte Bewegungen (TEP keine Add. und Rot.)
Bewusstseinslage	unauffällig auffällig wie:
Auffälligkeiten	Lagerung und evtl. Fixierung Einschränkungen/Hilfen sehen hören sprechen gehen Gehwagen Gehstöcke Rollstuhl
Befund (ankreuzen, nur grobe Einschätzung)	Paresen (wenn ja, wo) Schmerz wo/wie/wann Koordination • (Ökonomie bei Bewegungsübergängen, beim Gehen • motorische Reaktionsfähigkeit • Stadium motorischer Kontrolle • Kompensation bei Behinderung Sensibilität Bewegungseinschränkung welcher Art RR Puls vor / nach Atmung o.B. verändert
Sonstige Auffälligkeiten	
Vorrangiges funkt. Defizit	
Schlüsselproblem	
Maßnahmen	

Kurze Dokumentation des Behandlungsablaufs

Name:

Datum :

Veränderungen zum
Erstbefund:

Besonderheiten:

Änderung der Behandlung:

Übungsaufgaben ⇒ Grundlagen der Befunderhebung

Fragen	Meine Lösung
1. Was bedeutet: Kapselmuster?	
2. Was versteht man unter einem schmerzhaften Bogen?	
3. Beschreiben Sie den Begriff: Arthron	
4. Welche Untersuchungsregionen werden unterschieden?	
5. Welche Messungen können Sie in der Befunderhebung vornehmen?	
6. Welche Endgefühlqualitäten werden physiologischerweise unterschieden?	
7. Welche Regeln gelten für die Ausführung von isometrischen Widerstandstests?	
8. Beschreiben Sie einige zusätzliche Tests nach der Basisprüfung?	

Die Antworten finden Sie auf Seite 322

3 Stellungen

Man unterscheidet folgende Gelenkstellungen

- **Neutral-Nullstellung**
- **Ruhestellung**
- **verriegelte Stellung**

Gelenkstellung/ Kennzeichen

Neutral-Nullstellung
Orientiert sich an den anatomischen Ebenen und Achsen
Sie ist genau reproduzierbar und international geregelt.

Ruhestellung
Man unterscheidet relative Ruhestellung und maximale Ruhestellung.
Die Gelenkpartner haben nur wenig Kontakt, die Kapsel ist entspannt und bietet den meisten Raum.
Die Angaben können auf Grund der vielen anatomischen Varianten nur ungefähr sein.
Sie werden für jedes Gelenk in Circa-Graden angegeben.

Verriegelte Stellung
Man unterscheidet die „normale" verriegelte Stellung von der maximalen verriegelten Stellung.
Verriegelt ist jede Gelenkstellung dann, wenn man am Ende eines Bewegungsausschlages ist.

Maximal verriegelte Stellungen sind für jedes Gelenk genau definiert.

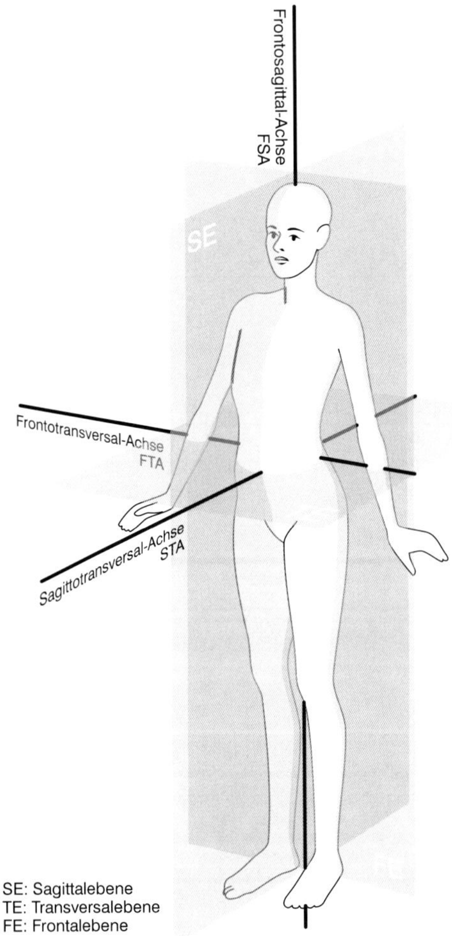

SE: Sagittalebene
TE: Transversalebene
FE: Frontalebene

Anwendung

Zum Messen von Bewegungsausschlägen
zum Dokumentieren
Sie ist die Ausgangsstellung für die isometrischen Widerstandstests und zum Beurteilen des Muskelstatus.

Zum Beurteilen des Gelenkspieles
Ausgangsstellung für schmerzlindernde Therapie

Ist ein Gelenk in einer verriegelten Stellung, überträgt sich die weitere Bewegung auf den nächsten Drehpunkt.

In einer verriegelten Stellung wird nicht (mehr) behandelt.

Gelenke in maximal verriegelten Positionen bieten dem Behandler die Möglichkeit, über längere Hebel zu arbeiten bzw. eine ergonomische Körperstellung einzunehmen, wenn man längere Zeit in einer Stellung verharren muss und kräfteschonend arbeiten will.

Umfangmessungen

Anmerkung

Nachfolgend werden Standardwerte angegeben. Es ist möglich, dass sich auf Grund der Befunde des Patienten andere Messungen ergeben. Sie sollten dann genau notiert werden.

Umfangmaße der unteren Extremität

Messort	rechts	links	Datum
10 cm oberhalb lat. Kniegelenkspalt			
lateraler Kniegelenkspalt			
10 cm unterhalb lat. Kniegelenkspalt			
um Malleolengabel			
Fußrist (Os naviculare)			
im Bereich der Zehengrundgelenke			

Umfangmaße der oberen Extremität

Messort	rechts	links	Datum
10 cm oberhalb Epicondylus lat. humeri			
Epicondylus lat. humeri			
10 cm unterhalb Epicondylus lat. humeri			
Handgelenk (Processus styloideus ulnae)			
im Bereich der Fingergrundgelenke			

Man unterscheidet zwischen
anatomischer und funktioneller Beinlänge.

Anatomische Beinlänge

- Verbindung zwischen Trochanterpunkt und Mitte des lateralen Malleolus
- entspricht der tatsächlichen Verkürzung eines Beines.

Maßnahme: Absatzerhöhung.

Anmerkung:

Bei Hüftpatienten nach TEP-Op. kann das Finden des Trochanterpunktes schwierig sein. Dann jeweils ein Bein auf eine Waage und das Gewicht gleichmäßig verteilen –
Beckenwaage anlegen. Soviel Brettchen unterlegen bis Beckenwaage stimmt, die Höhe der Brettchen ergibt anatomische Beinlängendifferenz bei gleichmäßiger Beinbelastung.

Funktionelle Beinlänge

Verbindung zwischen Spina iliaca anterior superior (SIAS) und Mitte medialer Mallelolus

Funktionelle Beinlängendifferenz ergibt sich bei Fehlstatik, Skoliose, Beckenverdrehung, Schonhaltung, einseitiger Muskelverkürzung etc.

Anatomische Beinlänge	rechts in cm	links in cm
Funktionelle Beinlänge	rechts in cm	links in cm

Die Aussagekraft der Messungen der Beinlängen sollte nicht zu hoch bewertet werden!

Neutral-Null-Methode

Es wird von einer einheitlichen definierten Neutral-Null-(0-)Stellung aus gemessen.

Die Neutral-Null-Methode entspricht der anatomischen Neutral-Null-Stellung
Sie orientiert sich an den drei anatomischen Körperebenen.

Ausgangsposition für die anatomische Neutral-Null-Stellung

- der aufrechte Stand
- Kopf in Mittelstellung
- Blick geradeaus
- Arme am Körper anliegend
- Handflächen nach vorn
- Füße parallel.

Anmerkung

Aus funktionellen anatomischen Gründen kann es ggf. erforderlich sein, von der anatomischen Nullstellung zu einer physiologischen Nullstellung überzugehen.

Notierung der Gelenkmaße

Es werden immer **3 Zahlen** bei der Protokollierung notiert, wobei die Null im Normalfall in der Mitte steht.

Bewegungen, die im Allgemeinen von der Körpermitte wegführen, werden **vor der 0** geschrieben:

► wie Extension, Abduktion, Außenrotation, Supination, Eversion

Bewegungen, die zur Körpermitte hinführen, werden **nach der 0** geschrieben:

► wie Flexion, Adduktion, Innenrotation, Pronation, Inversion

Wenn bei Bewegungseinschränkungen die **Nullstellung nicht erreicht** werden kann, steht die 0 beim Protokollieren nicht in der Mitte, sondern am Anfang oder am Ende:

► Beispiel:
Flexionskontraktur
Ext/Flex 0° – 30° – 100°

Bei totaler Versteifung werden vor oder **nach der 0** zwei gleiche Zahlen eingesetzt:

► Beispiel:
Ext/Flex 0° – 20° – 20°

Fortsetzung

Sämtliche Körperbewegungen werden in die 3 Grundebenen eingeteilt

- Frontalebene
- Sagittalebene
- Transversalebene

Um Irrtümer zu vermeiden, muss bei der Protokollierung immer die Ebene, in der man die Messung vornimmt, mit notiert werden:

► Beispiel:
Ext/Flex in der Sagittalebene:
S 40° – 0° – 150°

Rotationsbewegungen

Diese Bewegungen werden unabhängig von der Ebene, in der sie stattfinden, mit „**R**“ bezeichnet:

► Beispiel:
Rotation im Schultergelenk
R 70°/90° – 0° – 70°

Wirbelsäule **Halswirbelsäule**

Bewegungsmöglichkeiten: Flexion–Extension
Links-rechts-Seitneigung
Links-rechts-Rotation.

Flexion/Extension
Aste: Sitz, Stand
S 35 – 40° – 0° – 35 – 40°

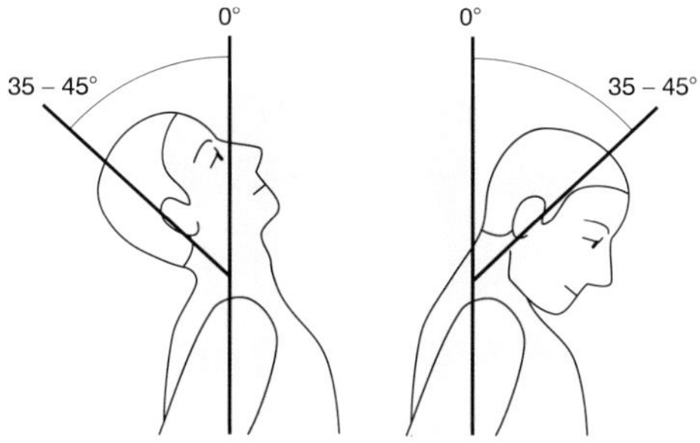

Drehpunkt:
zervikothorakaler Übergang
Achsenverlauf:
1. 0-Stellung (Sagittalebene)
2. Körpermitte

Links-rechts-Seitneigung
Aste: Sitz, Stand
F 45° – 0° – 45°
(Frontalebene)

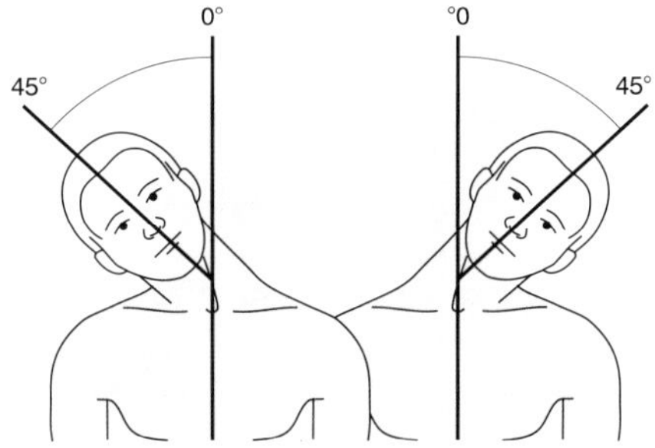

Drehpunkt:
zervikothorakaler Übergang
Achsenverlauf:
1. 0-Stellung
2. Körpermitte

Links-rechts-Rotation
Aste: Sitz, Stand
Übergang
T 60 – 80° – 0° – 60 – 80°

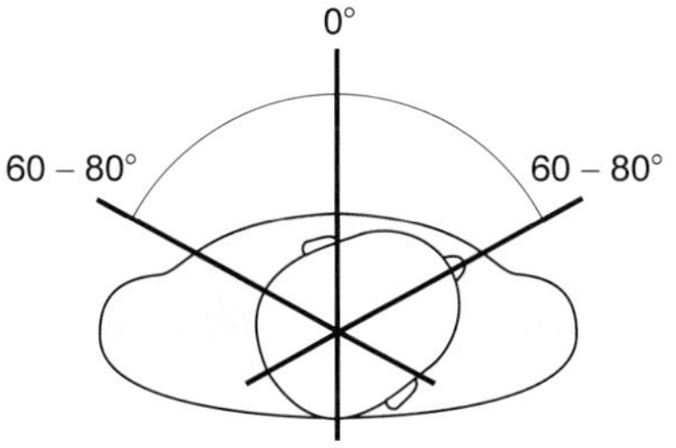

Drehpunkt:
zervikothorakaler
Achsenverlauf:
zwei Zeiger, die in der Nullstellung parallel zueinander stehen:
Querverbindung re/li Ohr
frontotransversaler Thoraxdurchmesser
Umdrehungsachse:
frontosagittal

Wirbelsäule **insgesamt**

Bewegungsmöglichkeiten Links-Rechts-Seitneigung bei fixiertem Becken
Flexion – Extension

Seitneigung bei fixiertem Becken
Aste: Sitz
F 30° – 40°–0° – 30°– 40°
(Frontalebene)

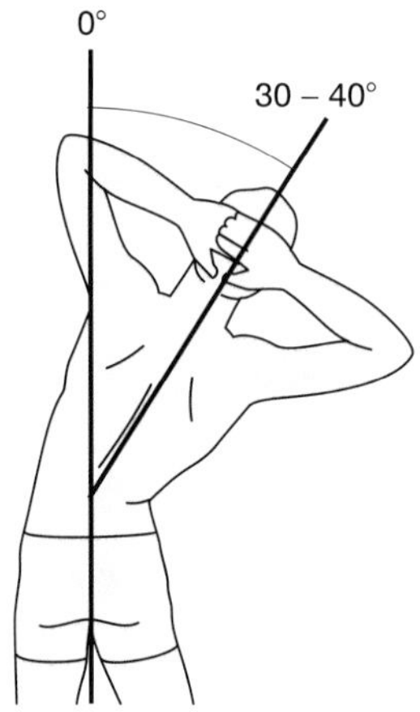

Drehpunkt:
lumbosakraler Übergang

Rotation bei fixiertem Becken

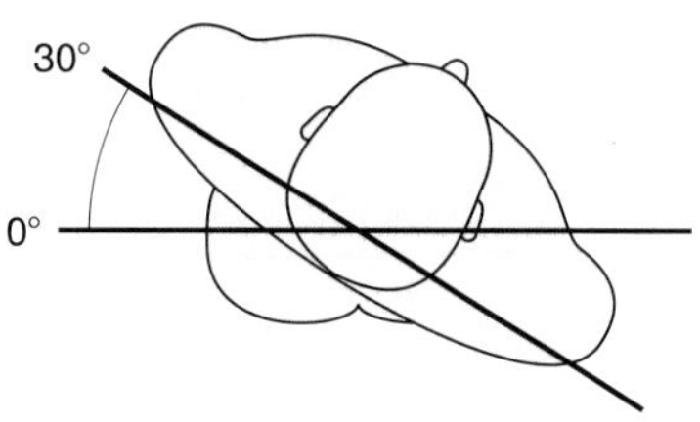

Drehpunkt:
lumbosakraler Übergang

Schober´sches Maß
Aste: Stand

Markierung auf Dornfortsatz S 1 in Neutralstellung
Normalbefund: Erweiterung auf 14 – 16 cm
10 cm kranial davon zweite Markierung
Weniger als 12 cm sind als pathologisch zu werten
Pat. beugt sich nach vorne

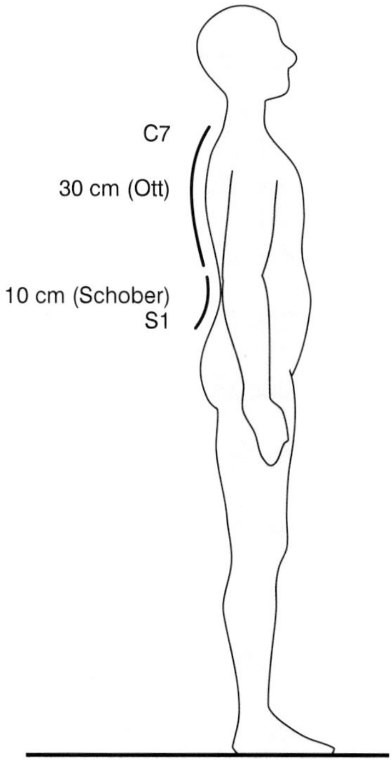

Wirbelsäule

Ott'sches Maß
Aste: Sitz

Markierung auf Th 1 in Neutralstellung, zweite Markierung 30 cm kaudal davon.
Normalbefund: Erweiterung auf 34 – 37 cm ist physiologisch.
Unter 33 cm ist als pathologisch zu werten.
Pat. rollt sich von oben ein bis die Bewegung bei der LWS ankommt

Finger-Boden-Abstand
Aste: Stand
Pat. beugt sich so weit wie möglich nach vorne

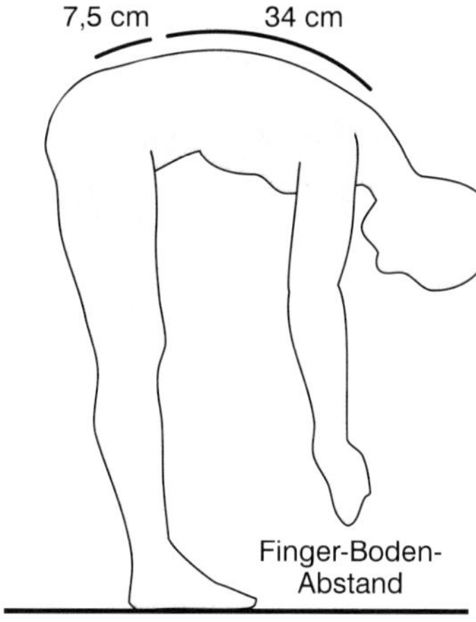

Gemessen wird der Abstand von der Mittelfingerspitze zum Boden

Anmerkung: Wenig Aussagekraft für die Beweglichkeit der WS, mehr über die Beweglichkeit der Hüftgelenke
Guter Test für die Wiederbefundung

Obere Extremität
Schultergürtelgelenke

Art. sternoclavicularis – Art. acromioclavicularis

Gelenktyp

Art. sellaris, funktionell Kugelgelenk
2 Freiheitsgrade
4 Bewegungsrichtungen

Bewegungsmöglichkeiten

Protraktion – Retraktion
Elevation – Depression

Elevation – Depression
Aste: Sitz, Stand
F 40° – 0° – 10°

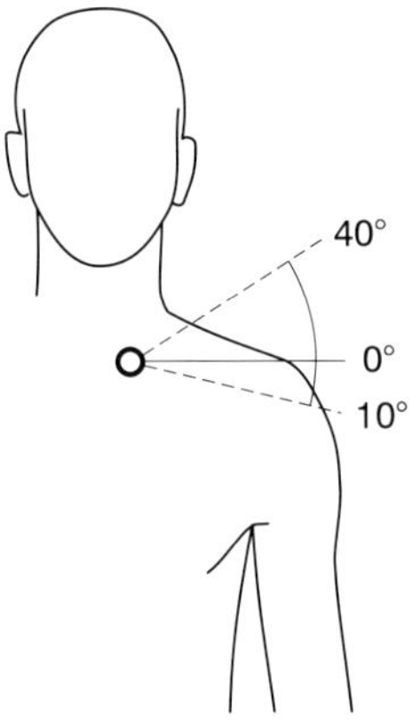

Drehpunkt:
Sternoklavikulargelenk
Achsenverlauf:
1. 0-Stellung (Frontalebene)
2. Schultermitte

Protraktion – Retraktion
Aste: Sitz, Stand
T 25°/30° – 0° – 20°/25°

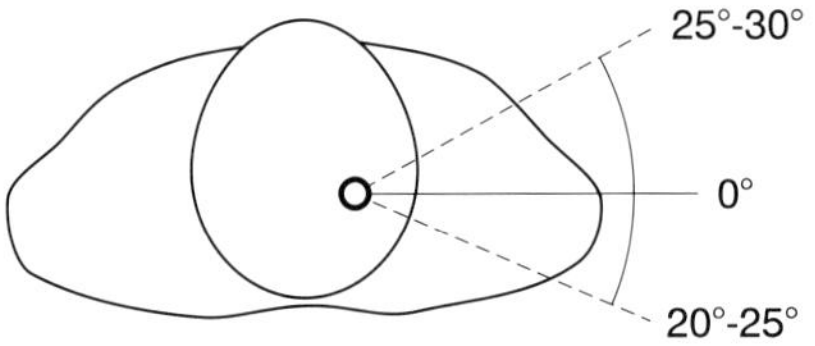

Drehpunkt:
inneres Drittel der Klavikula (parallel zur Transversalebene)
Achsenverlauf:
1. 0-Stellung (Transversalebene)
2. Mitte Akromion

Obere Extremität Schultergelenk | **Art. glenohumeralis**

Gelenktyp

Kugelgelenk = Art. sphaeroidea
3 Freiheitsgrade, 6 Bewegungsrichtungen + Rotation
Kombination von Scharniertypus und Rotationstypus

Bewegungsmöglichkeiten

Abduktion/Adduktion
Flexion/Extension
transversale Abd/Add
Außen-/Innenrotation

Abduktion/Adduktion
Aste: RL
Abd – 0 – Add
F 160°/180° – 0° – 40°

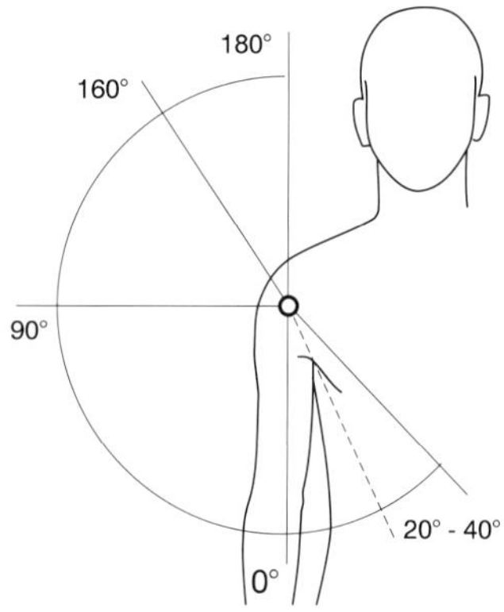

Drehpunkt:
Mitte Humeruskopf
Achsenverlauf:
1. 0-Stellung (Sagittalebene)
2. Mitte Oberarmachse

Extension/Flexion
Aste: RL
Ext – 0 – Flex
S 40° – 0° – 160°/170°

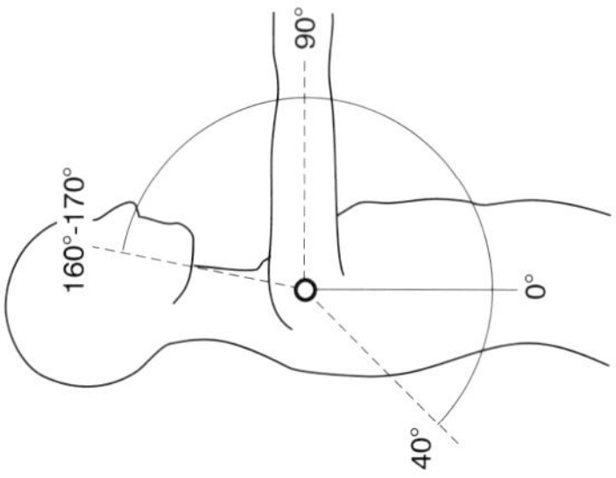

Drehpunkt:
Mitte Humeruskopf
Achsenverlauf:
1. 0-Stellung
2. Mitte Oberarmachse

Transversale Ext./Flex.
Aste: RL
Ext – 0° – Flex
T 45° – 0° – 135°
Schulter überragt etwas den Tisch, Arm in 90° Abd.

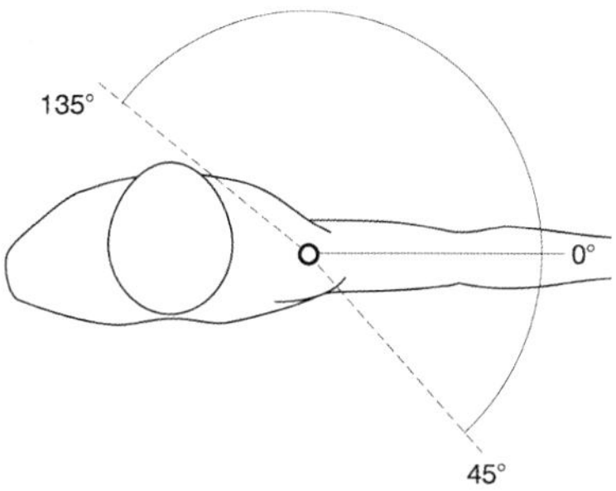

Drehpunkt:
Mitte Humeruskopf
Achsenverlauf:
1. abweichende 0-Stellung (90°Abd.)
2. in einer Linie mit der Oberarmlängsachse

Obere Extremität **Art. glenohumeralis**
Schultergelenk

Außen-Innenrotation
Aste: Sitz, Arm 90° abduziert
90° Ellenbogenflexion
AR – 0 – IR
R (F 90°)
70°/90° – 0° – 70°/90°

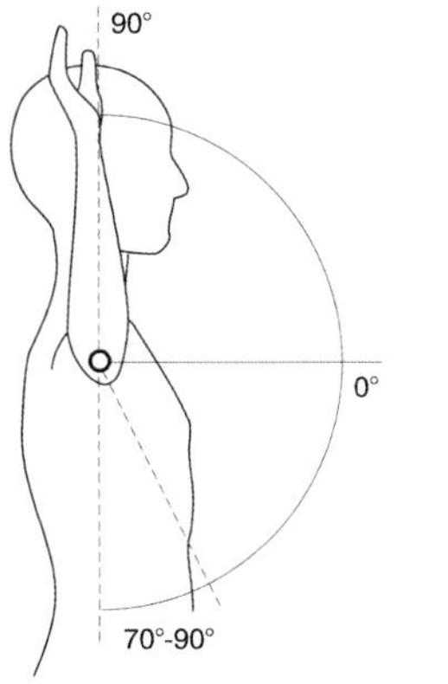

Drehpunkt:
Olekranon
Achsenverlauf:
1. siehe Aste
2. Unterarmachse
Richtung
Proc. styloideus ulnae

Außen-Innenrotation
Aste: Sitz, Arm in anatomischer 0-Stellung,
90° Ellenbogenflexion
AR – 0 – IR
R 40°/60° – 0° – 70°

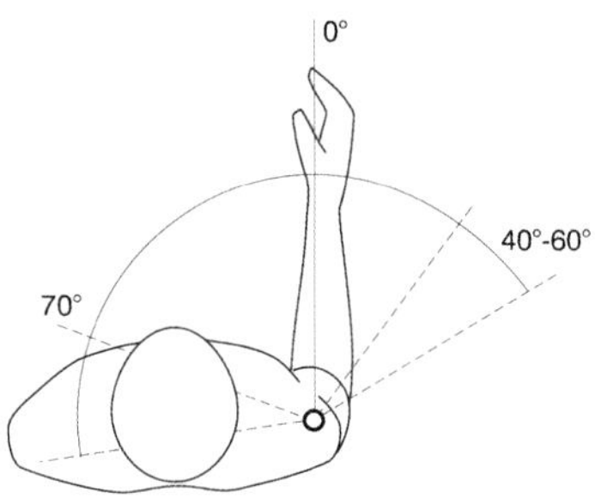

Drehpunkt:
Akromion
Achsenverlauf:
1. 0-Stellung Sagittalebene mit gebeugtem Ellenbogen
2. parallel zur Unterarmachse Richtung Proc. styloideus ulnae

Obere Extremität | **Art. cubiti**
Ellenbogengelenk

Gelenktyp	Art. composita 3 Gelenke in einer Kapsel: Art. humeroulnaris, Art. humeroradialis, Art. radioulnaris proximalis. Art. humeroulnaris: Art. ginglymus 1 Freiheitsgrad, 2 Bewegungsrichtungen Art. humeroradialis: Art. sphaeroidea
Unterarm	gestreckter Ellenbogen, Unterarm in Supination
Gelenktyp	Beugung/Streckung = Scharnierbewegung Eine Varus-Valgus-Bewegung erfolgt zwangsläufig mit der Beugung/Streckung.
Abweichende 0-Stellung	Art. radioulnaris proximalis et distalis
Hauptbewegung	Radgelenk: Art. trochoidea, 1 Freiheitsgrad, 2 Bewegungsrichtungen
Bewegungsmöglichkeiten	Supination/Pronation

Extension/Flexion
Aste: RL oder Sitz mit aufliegendem Oberarm
Ext – 0 – Flex
S 10° – 0° – 150°

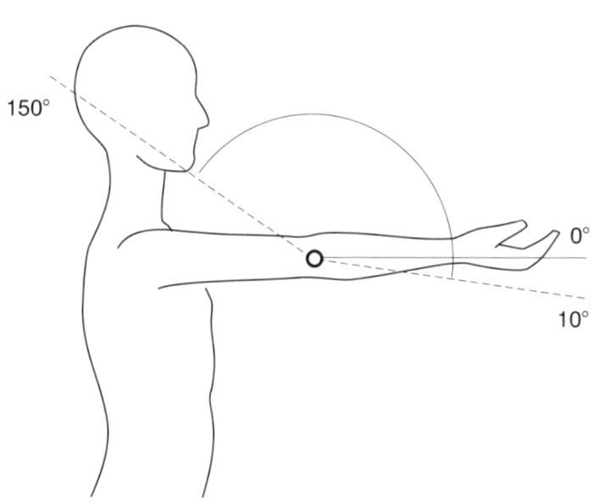

Drehpunkt:
Epicondylus lateralis humeri
Achsenverlauf:
1. 0-Stellung s.o.
2. Radiusverlauf

Supination/Pronation
Aste: Sitz, mit aufliegendem Unterarm
Sup – 0 – Pron
80°/90° – 0° – 80°/90°

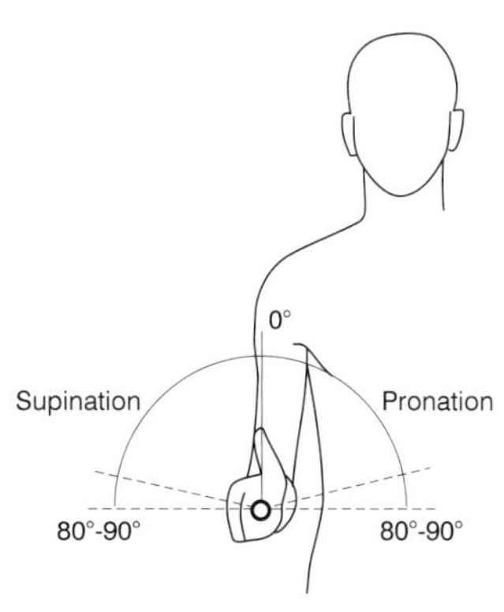

Drehpunkt:
distal vom Grundgelenk des Mittelfingers
Achsenverlauf:
1. abweichende 0-Stellung
2. Gerade durch die Fingergrundgelenke

Obere Extremität | **Art. radiocarpea**
Handgelenk

Gelenktyp

Eigelenk = Art. ellipsoidea
2 Freiheitsgrade, 4 Bewegungsrichtungen

Bewegungsmöglichkeiten

Dorsal/Palmarflexion
radiale und ulnare Abduktion

Dorsalextension/ Palmarflexion
Aste: Unterarm liegt mit proniertem Handgelenk auf. Handgelenk überragt die Tischkante.
Handgelenk liegt in gerader Linie mit dem Unterarm.
DE – 0 – PF
70° – 0° – 50°/60°

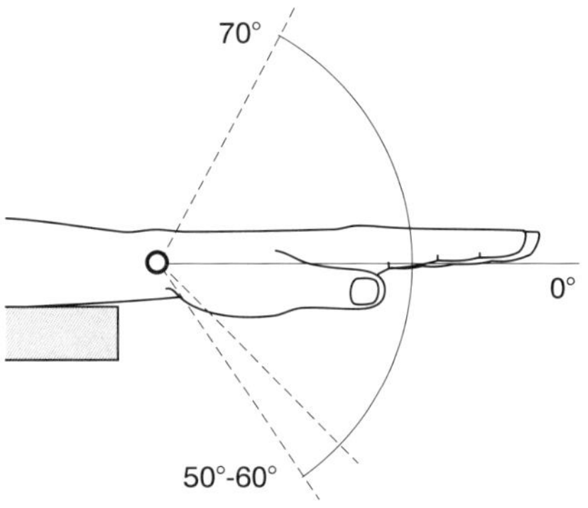

Drehpunkt:
zwischen Proc. styloideus ulnae und proximaler Handwurzelreihe
Achsenverlauf:
1. Unterarmachse
2. parallel zum Metakarpale III

Ulnar-Radial-Abduktion
Aste: siehe DE/PF
40° – 0° – 30°

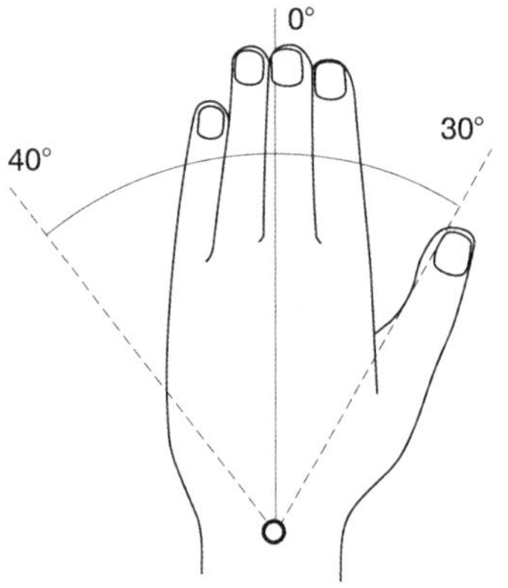

Drehpunkt:
Mitte Handgelenk dorsal
Achsenverlauf:
1. Mitte Unterarm
2. parallel zum Metakarpale III

Obere Extremität **Art. trapezio-metacarpale**
Daumensattelgelenk

Gelenktyp

Sattelgelenk: Art. sellaris
2 Freiheitsgrade, 4 Bewegungsmöglichkeiten

Bewegungsmöglichkeiten

radiale Abd. – dorsale Add. + Supination =
Reposition
ulnare Add. – palmare Abd. + Pronation =
Opposition

radiale Abduktion/
ulnare Adduktion
Aste: Handfläche liegt flach auf.
Die Bewegung geht bis zur 0-Stellung.
Abd – 0 – Add
60° – 0° – 0°

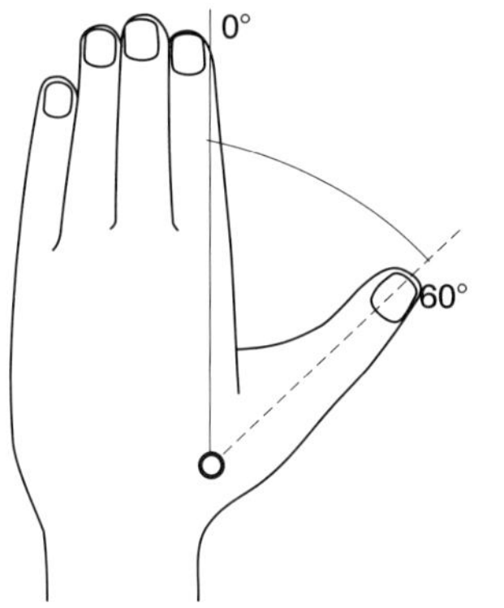

Drehpunkt:
CM dorsal
Achsenverlauf:
1. II. Strahl = 0-Stellung
2. Metakarpale I

palmare Abduktion/
dorsale Adduktion
Aste: ulnare Handkante liegt auf.
Die Bewegung erfolgt senkrecht zur Palmarebene.
Abd – 0 – Add
60° – 0° – 0°

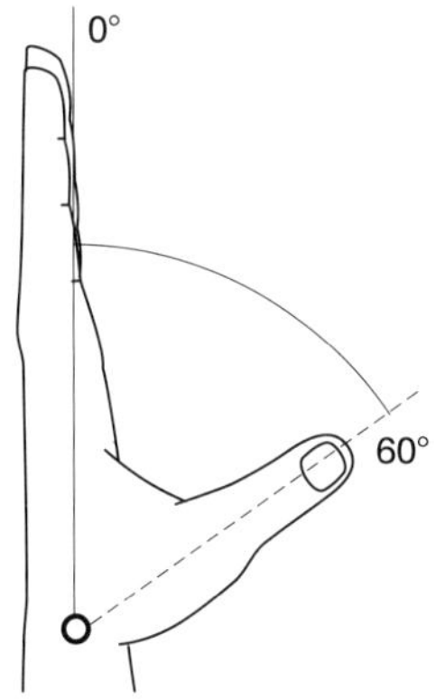

Drehpunkt:
CM lateral
Achsenverlauf:
1. II. Strahl (Zeigefinger)
2. Metakarpale I

Untere Extremität **Art. coxae**
Hüftgelenk

Gelenktyp	Kugelgelenk = Art. sphaeroidea 3 Freiheitsgrade = 6 Bewegungsrichtungen + Rotation
Bewegungsmöglichkeiten	Flexion/Extension Abduktion/Adduktion Transversale Abduktion/Adduktion Innen- und Außenrotation
Anmerkung	Bei der Messung des Hüftgelenkes muss auf ein Ausweichen in die Lendenlordose geachtet werden. Besonders bei Flexion/Extension soll die Lordose einer Beckenkippung von 12° entsprechen. Zum Ausgleich in Rückenlage das gegenüberliegende Bein anbeugen lassen und in Bauchlage unterlagern durch ein Kissen.

Extension/Flexion
Aste: RL
Ext – 0 – Flex
S10°/15° – 0° – 130°/140°

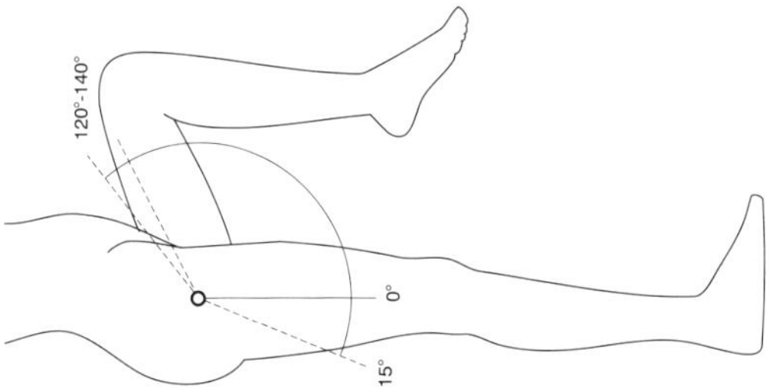

Drehpunkt:
Trochanter major
Achsenverlauf:
1. parallel zur Tischebene
2. parallel zur Oberschenkellängsachse

Untersuchung einer Beugekontraktur
Aste: RL, das kontralaterale Bein wird so weit angebeugt, bis das Becken in Normalstellung kommt, während das andere Bein gestreckt auf der Unterlage liegen bleibt und die Lendenwirbelsäule in Normalstellung verharrt.

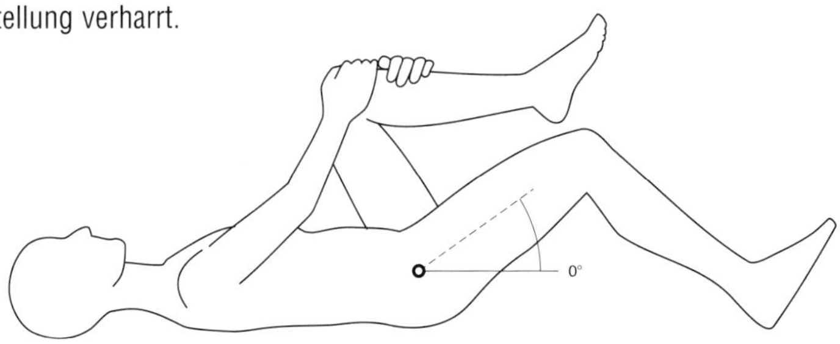

Man untersucht mit dem Thomas'schen-Handgriff. Bei freier Extension im Hüftgelenk bleibt das Bein auch dann auf der Unterlage, wenn die Lendenwirbelsäule in Normalstellung voll ausgeglichen wird. Eine Bewegungseinschränkung liegt vor, wenn bei Normalstellung des Beckens eine Beckenmitbewegung sichtbar ist. Wird das Bein noch weiter angebeugt und das Becken noch weiter aufgerichtet, entspricht der Aufrichtewinkel der Rückstreckbarkeit der untersuchten Seite.

Untere Extremität **Art. coxae**
Hüftgelenk

Abduktion/Adduktion
Aste: RL, Beine in 0 -Stellung
Abd – 0 – Add
F 30°/60° – 0° – 20°/30°

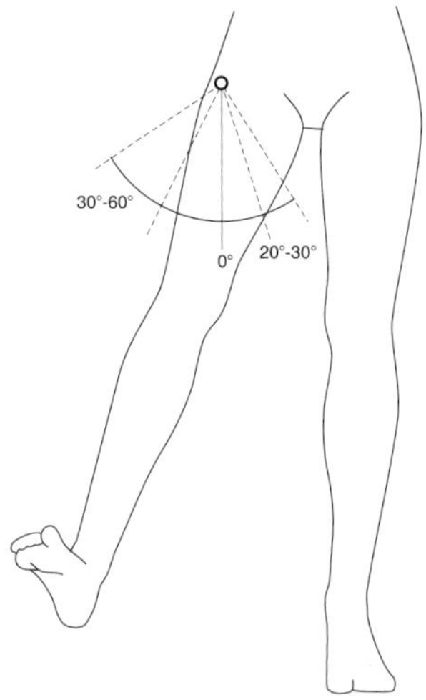

Drehpunkt:
Mitte Leistenbeuge
Achsenverlauf:
1. Verbindungslinie Hüftkopf und Mitte Patella
2. parallel zur Verbindungslinie der re und li Spina iliaca ant. sup.

Außen-Innenrotation
Aste: RL, Hüfte 90° gebeugt
AR – 0 – IR
T (S 90°)
40°/50° – 0° – 30°/40°

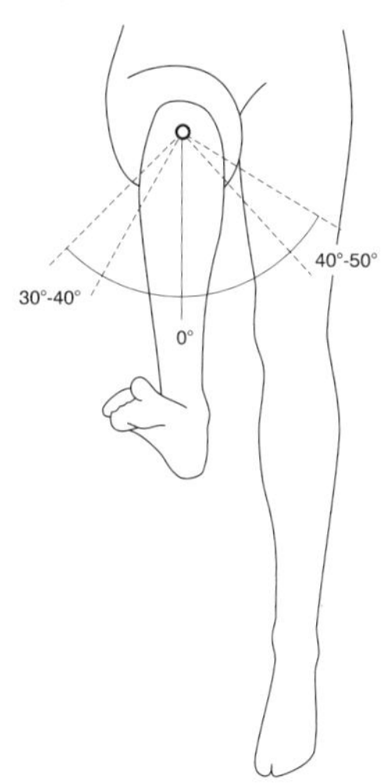

Drehpunkt:
Mitte Patella
Achsenverlauf:
1. parasagittal
2. parallel zur Unterschenkellängsachse

Außen-Innenrotation
Aste: BL, Kniegelenk in 90°
AR – 0 – IR
R 40° – 0° – 30°/40°

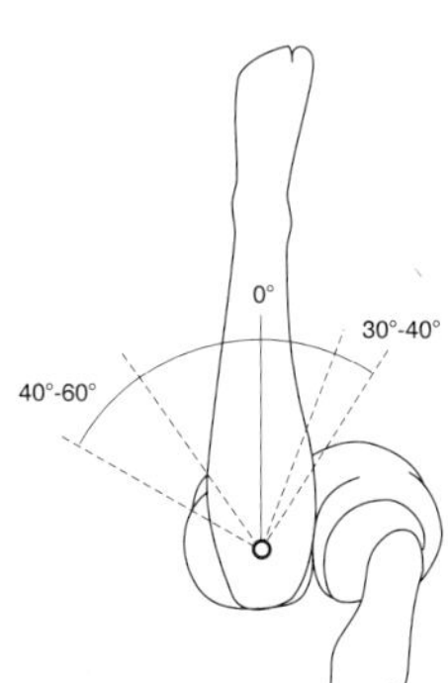

Drehpunkt:
Mitte Patella
Achsenverlauf:
1. parasagittal
2. parallel zur Unterschenkelachse

Untere Extremität Kniegelenk	**Art. genu**

Gelenktyp

Art. trocho-ginglymus
2 Freiheitsgrade, 4 Bewegungsrichtungen

Bewegungsmöglichkeiten

Flexion/Extension
Innen-/Außenrotation

Extension/Flexion
Aste: RL, BL, Sitz
Ext – 0 – Flex
5°/10° – 0° – 120°/150°

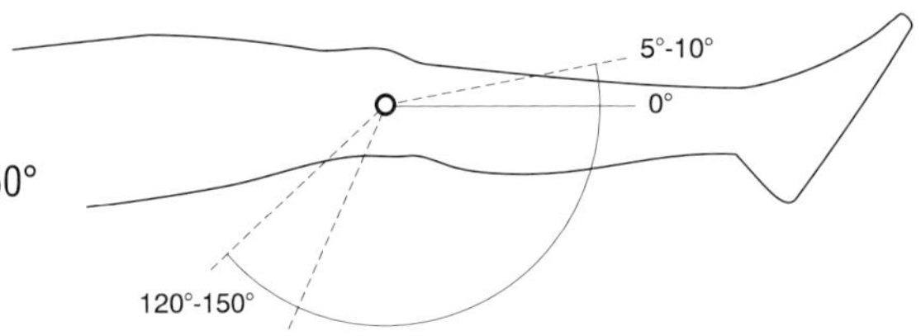

Drehpunkt:
lateraler Kniegelenkspalt
Achsenverlauf:
1. Verbindung Trochanter major und lat. Kniegelenkspalt
2. Verbindung lat. Kniegelenkspalt und Malleolus lat.

Untere Extremität **Oberes Sprunggelenk: Art. talocruralis**
Fuß

Gelenktyp	Art. ginglymus 1 Freiheitsgrad, 2 Bewegungsrichtungen
Bewegungsrichtungen	Dorsalextension/Plantarflexion
Unteres Sprunggelenk	**Art. subtalaris + Art. talonavicularis + calcaneocuboideum**
Gelenktyp	zapfenförmiges Sattelgelenk
Bewegungsmöglichkeit	Inversion – Eversion

Dorsalextension/
Plantarflexion
Aste: RL, bei gebeugtem Kniegelenk
DE – 0 – PF
20°/30° – 0° – 40°/50°

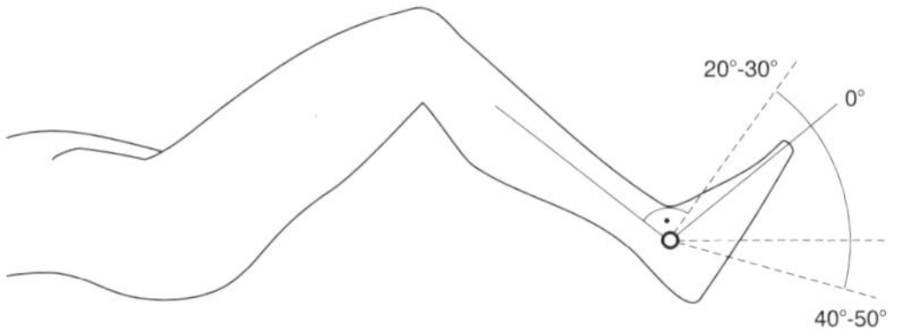

Drehpunkt:
Malleolus lateralis
Achsenverlauf:
1. Verbindung Caput fibulae
2. parallel zum Fußaußenrand

Dorsalextension/
Plantarflexion
Aste: Stand bei fixiertem Fuß
DE – 0 – PF
30° – 0° – 50°

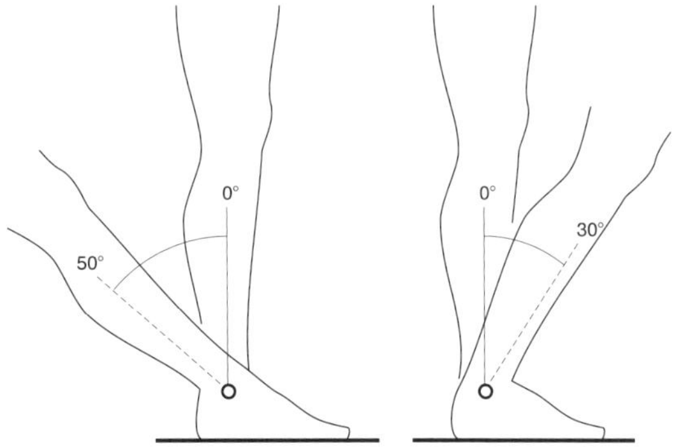

Drehpunkt:
Malleolus lateralis
Achsenverlauf:
1. Verbindung Caput fibulae
2. parallel zum Fußaußenrand

Supination/Pronation
Aste: RL
Sup – 0 – Pron
15° – 0° – 30°

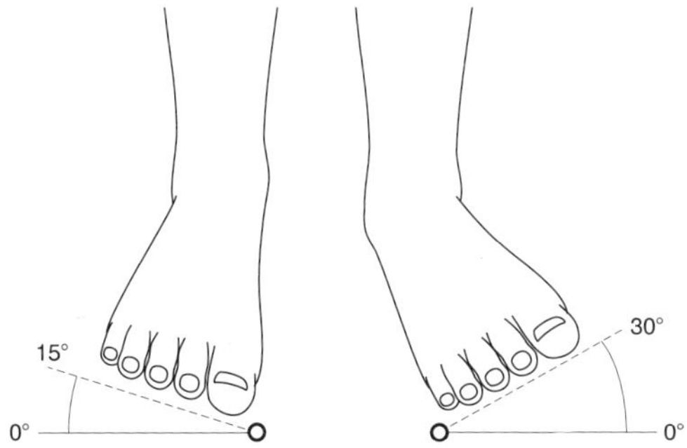

Drehpunkt:
Pronation:
Großzehengrundgelenk
Supination:
Kleinzehengrundgelenk
Achsenverlauf:
1. Verbindungslinie parallel zu den Malleolen
2. Verbindungslinie aller Zehengrundgelenke

Dokumentation der Messbefunde

Gelenk	rechts	links	Datum
Schultergürtelgelenke Protraktion – Retraktion Elevation – Depression			
Schultergelenk Ext – 0 – Flex Abd – 0 – Add AR – 0 – IR			
Ellenbogen Ext – 0 – Flex			
Unterarm Sup – Pron			
Handgelenk D Ext – 0 – P Flex U Abd – 0 – R Abd			
Hüftgelenk Ext – 0 – Flex Abd – 0 – Add AR – 0 – IR			
Kniegelenk Ext – 0 – Flex			
ob. Sprunggelenk DE – 0 – PF			
unt. Sprunggelenk + PTG Sup – 0 – Pron			
HWS: Flexion–Extension Rotation re/li Seitneigung re/li			
BWS: Ott'sches Maß			
LWS: Schober'sches Maß Fingerbodenabstand			

Besonderheiten:

Übungsaufgaben ⇒ Neutral-Null-Methode

Fragen	Meine Lösung
1. Aus welcher Position wird die Neutral-Null-Methode angewandt?	
2. Aus welchen Grundebenen kann die Messung vorgenommen werden?	
3. Bei der Protokollierung muss eine gewisse Reihenfolge befolgt werden, wie sieht diese aus?	
4. Wie sieht die Protokollierung bei einer Extensionskontraktur von 30° in der Hüfte aus? (Nehmen Sie die Normalwerte der Hüfte)	
5. Das linke Hüftgelenk ist in einer Beugestellung von 40° völlig versteift, wie würden Sie dies protokollieren?	
6. Notieren Sie nach der Neutral-Null-Methode. Die Beugemöglichkeit im rechten Handgelenk ist vollständig aufgehoben. Es besteht nur eine geringe Streckbewegung von 15° zwischen 45° und 60°.	

Die Antworten finden Sie auf den Seiten 323 – 324

Fragen | **Meine Lösung**

7. Beschreiben Sie folgende Messungen. ASTE-Drehpunktanlage Anlage Ihres Winkelmessers.

a. Schultergelenk: Extension / Flexion

b. Schultergelenk: Außen/Innenrotation in R (F90°)

c. Ellenbogengelenk: Supination/Pronation

d. Hüftgelenk: Innenrotation/Außenrotation in T (S90°)

e. Hüftgelenk: Abduktion/Adduktion

f. Kniegelenk: Extension/Flexion

g. Sprunggelenk: Dorsalextension/ Plantarflexion

8. Wie führen Sie eine Messung bei einer Hüftbeugekontraktur durch?

Die Antworten finden Sie auf den Seiten 323 – 324

Fragen | **Meine Lösung**

9. Protokollieren Sie folgende Beispiele:

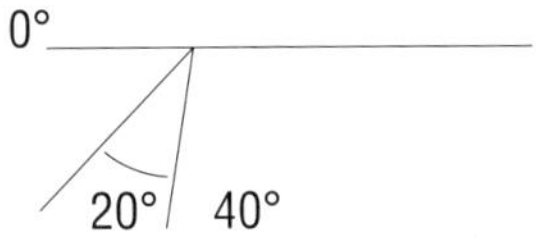

a. ________________________

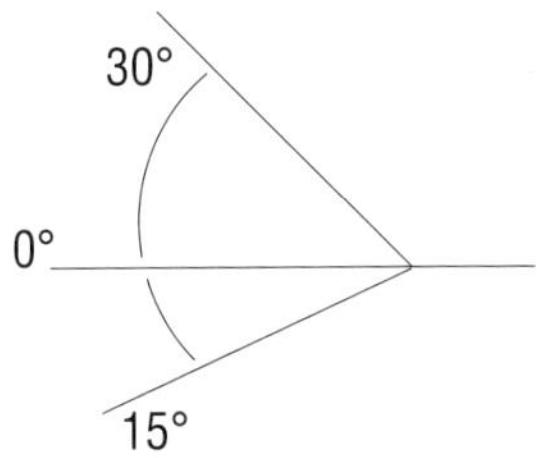

b. ________________________

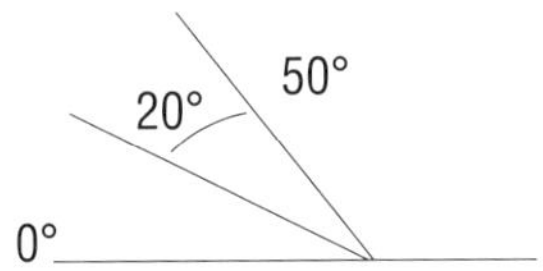

c. ________________________

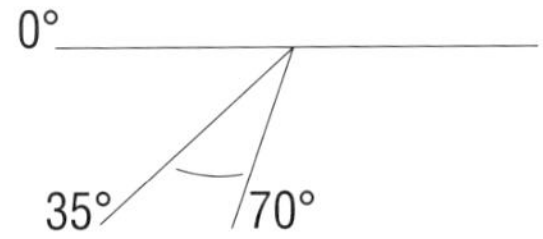

d. ________________________

Die Antworten finden Sie auf den Seiten 323 – 324

Muskelfunktionstests

n. Janda

Der Muskelfunktionstest ist eine Methode, die Auskunft gibt über

- die Kraft einzelner Muskeln oder Muskelgruppen und
- das Ausmaß und die Lokalisation von Läsionen peripherer motorischer Nerven und ihrem Regenerationsverlauf.

Es handelt sich um eine **analytische Methode.**

Getestet werden Bewegungen, an denen in der Regel mehrere Muskeln beteiligt sind und nicht einzelne Muskelfunktionen.
Bewertet werden soll nicht nur die reine **Kraft**, sondern auch die Bewegungsausführung, d.h. der **Stereotyp**.

Hinweis:
Die Tests sagen wenig über die Ermüdbarkeit der Muskulatur aus.

* Die folgenden Muskelfunktionstests orientieren sich an: V. Janda, Manuelle Muskelfunktionsdiagnostik, Ullstein Mosby, Wiesbaden

Skala	Funktionstestung
Grundstufen	Grundlage für die Beurteilung ist eine Skala von 5 – 0, in die die Kraft des untersuchten Patienten eingeordnet wird. Diese Skala ist international gültig.
	Bewertung:
Stufe 5	Der Muskel bzw. die Muskelgruppe kann den maximal möglichen Widerstand überwinden. Stufe 5 entspricht 100% der Norm.
Stufe 4	Der Muskel bzw. die Muskelgruppe kann Widerstand überwinden, aber nur in begrenztem Maße. Stufe 4 entspricht ca. 60 – 75% der normalen Muskelleistung.
Stufe 3	Der Muskel bzw. die Muskelgruppe kann nur noch das Eigengewicht überwinden. Stufe 3 entspricht etwa 40 – 50% der normalen Muskelleistung.
Stufe 2	Der Muskel bzw. die Muskelgruppe kann Körperteile nur noch unter Ausschluss der Schwerkraft bewegen (hubfrei). Stufe 2 entspricht ca. 25% der normalen Muskelkraft.
Stufe 1	Es kommt nur eine Muskelspannung zustande, ein Bewegungseffekt bleibt aus. Stufe 1 entspricht ca. 10% der normalen Muskelkraft.
Stufe 0	Es ist überhaupt keine Muskelaktivität mehr nachweisbar (Paralyse).

Da diese Einteilung relativ grob ist, können Plus- bzw. Minuszeichen gesetzt werden, z.B. + 4, – 3 etc.

Skala	Funktionstestung

Grundstufen	Bewertung
Stufe 5	Normale Muskelkontraktion, keine Asymmetrie gegenüber der gesunden Seite.
Stufe 4	Fast normale Kontraktion, die Asymmetrie gegenüber der gesunden Seite ist gering.
Stufe 3	Die Kontraktion der betroffenen Muskelgruppe beträgt ungefähr die Hälfte des Bewegungsausmaßes.
Stufe 2	Auf der kranken Seite hat der Muskel nur etwa ein Viertel des normalen Bewegungsausmaßes.
Stufe 1	Bei Bewegungsversuch lässt der Muskel nur noch eine deutliche Kontraktionsanspannung erkennen.
Stufe 0	Beim Bewegungsversuch wird keine Muskelspannung mehr festgestellt.

Bewegungsabhängig werden folgende Muskeln oder Muskelgruppen unterschieden:

Hauptmuskeln (Agonisten)
Muskeln, die während eines bestimmten Bewegungsablaufes fast oder ganz allein für die Bewegungen verantwortlich sind.

Hilfsmuskeln (Synergisten)
Muskeln, die die Bewegung zwar nicht ausführen, aber den Agonisten während eines bestimmten Bewegungsablaufes unterstützen und teilweise ersetzen können.

Antagonisten
Muskeln, die eine entgegengesetzte Bewegung auszuführen haben.
Muskeln, die während der bestimmten Bewegung gedehnt werden.
Normalerweise lassen die Antagonisten eine geplante Bewegung zu.
Im pathologischen Fall allerdings ist ihre Verkürzung von großer Bedeutung.

Stabilisationsmuskeln (Fixationsmuskeln)
Muskeln, die zwar an der betreffenden Bewegung nicht beteiligt sind, aber den zu testenden Körperteil in einer Lage fixieren, in der die Bewegung gut ausgeführt werden kann.
Eine schlechte Fixation ist manchmal die Ursache für eine Bewegungsstörung. Beim Test ist auf eine gute standardisierte äußere Fixation zu achten, um die Fixationsmuskeln auszuschalten.

Neutralisationsmuskeln
Muskeln, die die zweite Richtungskomponente des Hauptmuskels aufheben.

Grundsätze der Muskelfunktionstests

Die Bewegung muss im vollen möglichen passiven Ausmaß ausgeführt werden.

Ursachen für Einschränkung

- Kontraktur bzw. Hartspann des Antagonisten. Der Agonist vermag den Widerstand nicht zu überwinden.
- Anatomische Veränderungen der weichen und harten Gelenkanteile. Sie gestatten nicht, die Bewegung im vollen Bewegungsausmaß auszuführen.
- Schmerz bei der Bewegung.

Regeln für die Durchführung

- Die Bewegung ist, von wenigen Ausnahmen abgesehen, in ihrem ganzen Ausmaß zu untersuchen.
- Die Testbewegung muss in ihrem ganzen Verlauf gleichmäßig langsam ausgeführt werden, jeglicher Schwung ist zu vermeiden.
- Fixation so fest wie möglich
- Bei der Fixation dürfen weder Sehne noch Bauch des Hauptmuskels gedrückt werden.
- Widerstand ist während der ganzen Bewegung und immer genau entgegengesetzt zur Bewegungsrichtung zu geben.
- Der Widerstand muss stets mit gleicher und im Verlauf der Bewegung gleichbleibender Kraft ausgeübt werden.
- Der Widerstand soll nicht über 2 Gelenke einwirken, soweit es möglich ist.
- Der zu Untersuchende soll die Bewegung zuerst so ausführen, wie er sie gewöhnt ist.
- Erst nach Feststellung seiner Ausführungsweise wird ihm die richtige Bewegung genau erklärt und ggf. mit ihm eingeübt.

> Es ist zweckmäßig, dass eine Wiederholung des Tests vom gleichen Untersucher ausgeführt wird.

Bewegung: Vorbeugung
Muskeln: M.scalenus anterior, medius und posterior, M.longus colli, M.sternocleidomastoideus

Stufe 4, 5
Aste: RL, Beine leicht angebeugt
Bewegung: Beugung der Halswirbelsäule, Kinn in Richtung Incisura jugularis
Fixation: untere Hälfte des Brustkorbs
Widerstand: Stirnmitte entgegen der Bewegungsrichtung

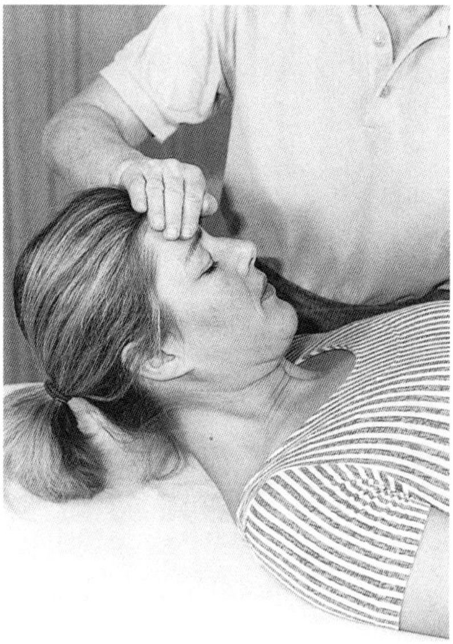

Da es sich bei dieser Bewegung um eine symmetrische Bewegung handelt und es keine Seite zum Vergleichen der Kraft gibt, muss die Erfahrung des Untersuchers entscheiden, ob es sich um Stufe 5 oder 4 handelt

Darauf achten, dass das Kinn wirklich in Richtung Schlüsselbeingrube geführt wird und nicht in Richtung Decke geschoben wird

Stufe 3
Aste: RL, Beine leicht angebeugt
Bewegung: Kinn in Richtung Incisura jugularis bewegen
Fixation: untere Hälfte des Brustkorbs

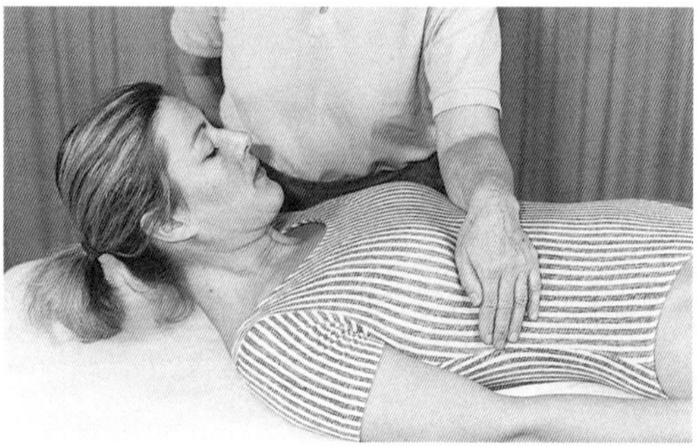

Darauf achten, dass Kopf und Wirbelsäule in einer Ebene sind.
Kopf darf nicht gedreht werden.
Ebene für die Bewegung einhalten

Stufe 2:
Aste: SL
Bewegung: Kopf nach vorne beugen, Kinn in Richtung Incisura jugularis
Fixation: Kopf wird von beiden Seiten durch den Untersucher gestützt

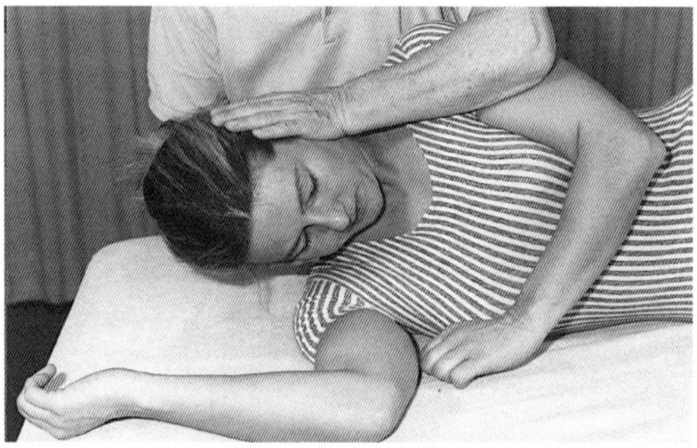

Tasten der Mm. scaleni hinter dem M. sternocleidomastoideus

Stufe 1 und 0
Aste: RL, Beine leicht gebeugt
Palpation beim Versuch, den Kopf nach vorne zu bringen

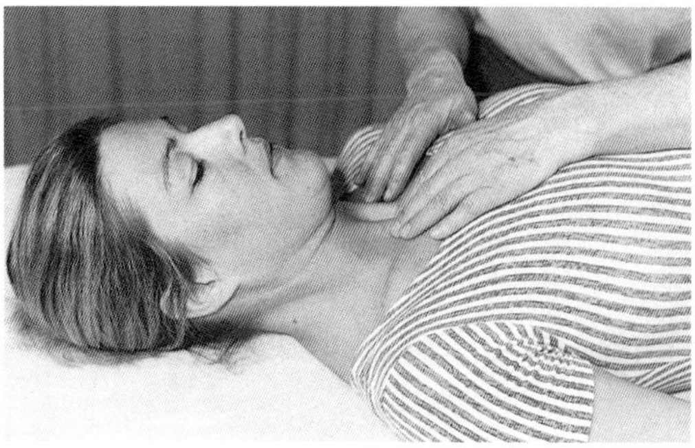

Bei Bedarf wird die Bewegung einseitig, d.h. diagonal nach rechts oder links ausgeführt.

Bewegung: Vorwärtsverschiebung
Muskel: M. sternocleidomastoideus

Stufe 5, 4
Aste: RL, Beine leicht angebeugt
Bewegung:
Vorwärtsschieben des Kinns, dabei bleibt die Verbindungslinie Stirn – Kinn parallel zur Zimmerdecke
Fixation: untere Thoraxhälfte
Widerstand: auf der Stirn entgegen der Bewegungsrichtung

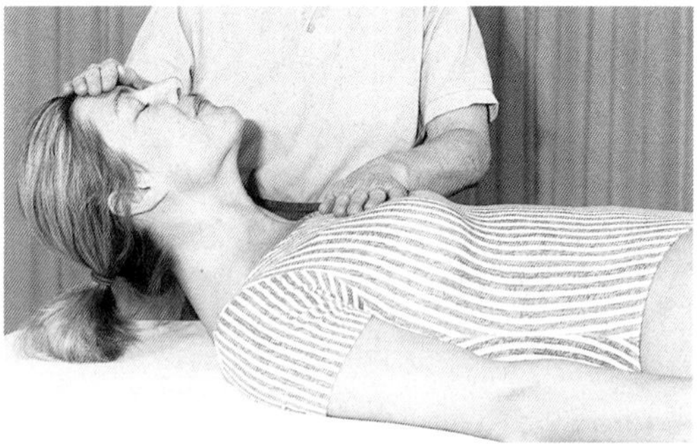

Diese Bewegung ist in der Hauptsache eine Funktion des M. sternocleidomastoideus.
Es erfolgt in den Kopfgelenken eine Rücknickbewegung, in der restlichen Halswirbelsäule eine Flexion

Stufe 3:
Aste: RL, Beine leicht angebeugt
Bewegung:
Vorwärtsschieben des Kopfes
Fixation: untere Thoraxhälfte

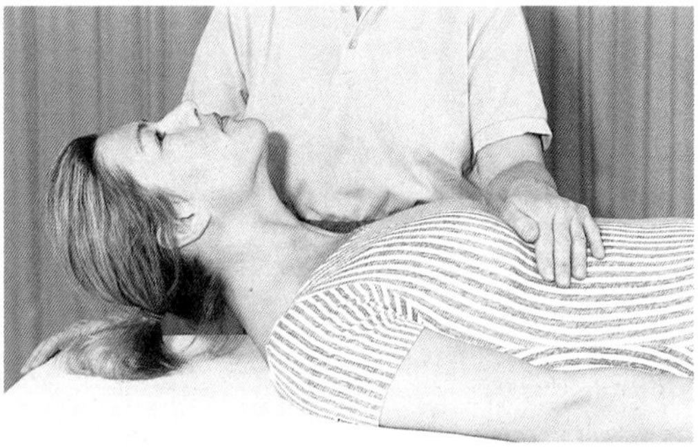

Darauf achten, dass das ganze Bewegungsausmaß erfolgt, um die Stufe 3 zu erlangen

Stufe 2:
Aste: SL
Bewegung:
Vorwärtsschieben des Kinns in vollem Bewegungsausmaß
Fixation: Kopf von beiden Seiten in Höhe der Schläfenbeine unterstützen

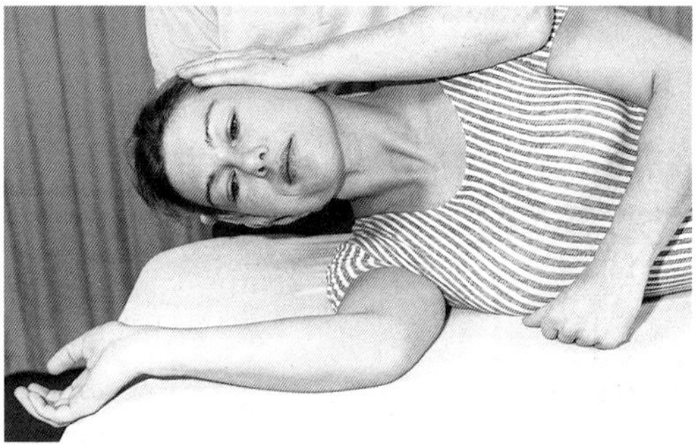

Der unten liegende Arm soll entspannt unter dem Kopf liegen, mit dem oben liegenden Arm stützt sich der Pat. auf der Bank ab. Der Rumpf soll in dieser Lage stabilisiert werden

Stufe 1 und 0
Aste: RL, Beine leicht angebeugt
Palpation beim Versuch, den Kopf nach vorne zu schieben

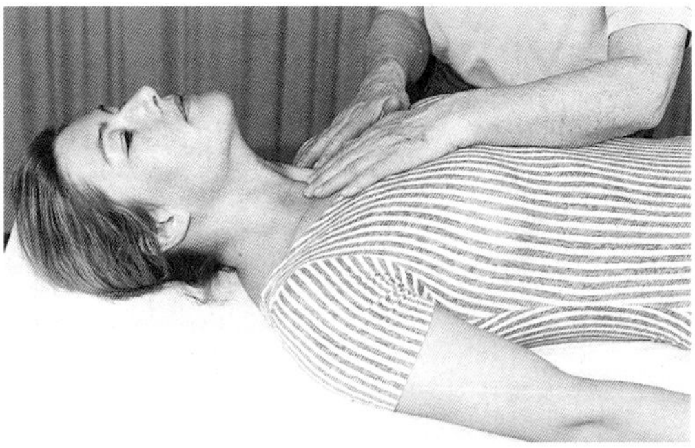

Der Untersucher tastet die Ursprungsstellen des M. sternocleidomastoideus

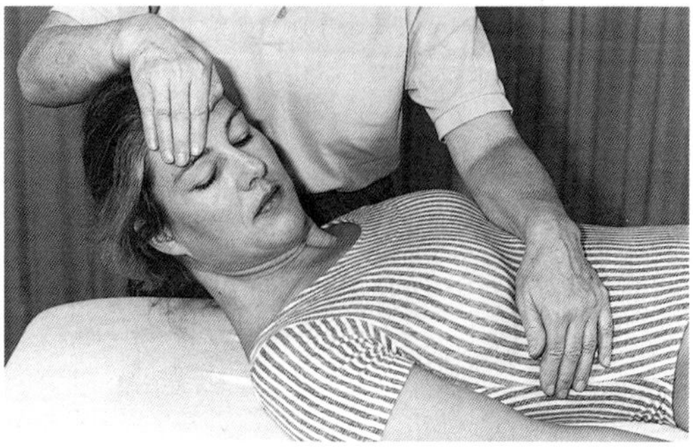

Differenzierung zwischen rechter und linker Seite durch diagonale Bewegung

Bewegung: Retroflexion (Extension)
Muskeln: M.trapezius, M.iliocostalis cervicis et capitis, M.longissimus cervicis et capitis, M.spinalis cervicis et capitis

Stufe 5, 4
Aste: BL, Arme neben dem Körper, Kopf ragt über den Bankrand hinaus, Halswirbelsäule ist maximal flektiert
Bewegung: Retroflexion durch das volle Bewegungsausmaß
Fixation: auf der Brustwirbelsäule bzw. dem Brustkorb
Widerstand: Handfläche auf dem Hinterkopf

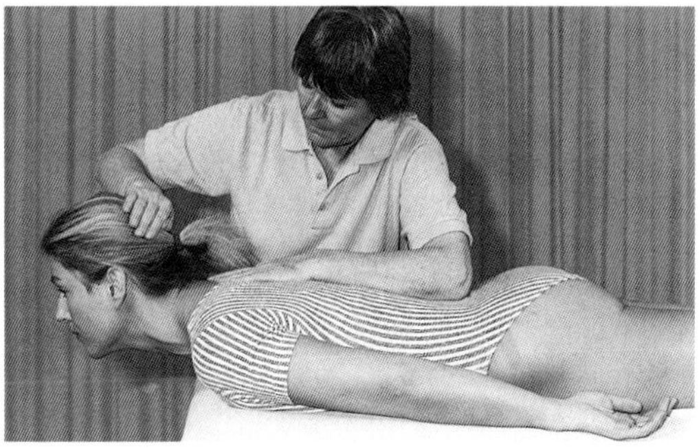

Darauf achten, dass die Bewegung gleichmäßig in der Symmetrieebene erfolgt. Bei Asymmetrien sollte der Test jeweils nach rechts bzw. links gesondert durchgeführt werden.
Dann erfolgt der Widerstand jeweils am Scheitelbein der Rotationsseite

Stufe 3:
Aste: BL, wie oben
Bewegung: Retroflexion
Fixation: wie oben

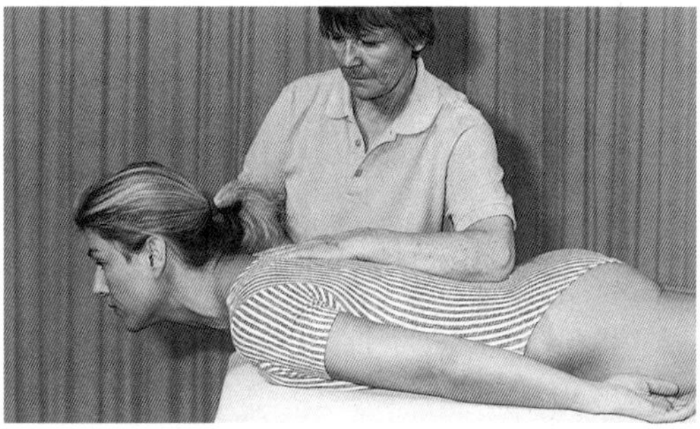

Darauf achten, dass die Bewegung zur Erlangung der Stufe 3 durch die ganze Bewegungsbahn erfolgt

Stufe 2:
Aste: SL, Halswirbelsäule maximal flektiert
Bewegung: Retroflexion durch die ganze Bewegungsbahn
Fixation: Der Kopf des Patienten wird vom Untersucher von beiden Seiten unterstützt.

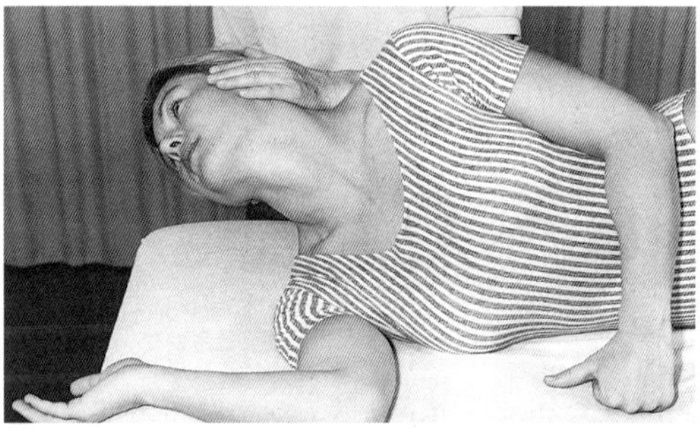

Der Pat. kann sich mit dem oberen Arm an der Bankkante festhalten, die Wirbelsäule ist insgesamt in ihrer Neutralposition stabilisiert

Stufe 1 und 0
Aste: BL, Stirn aufgelegt
Bewegung: Versuch, den Kopf anzuheben

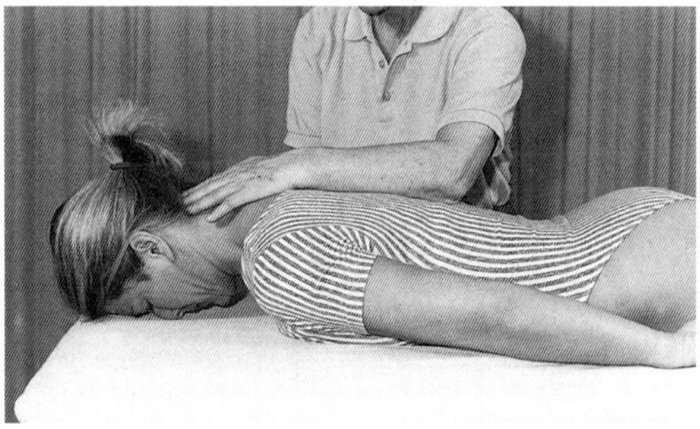

Tasten der Muskelspannung an den Ansätzen der beiden Trapeziusmuskeln

Um nur eine Seite zu testen, wird der Kopf mit Seitneigung und Rotation zu einer Seite angehoben.

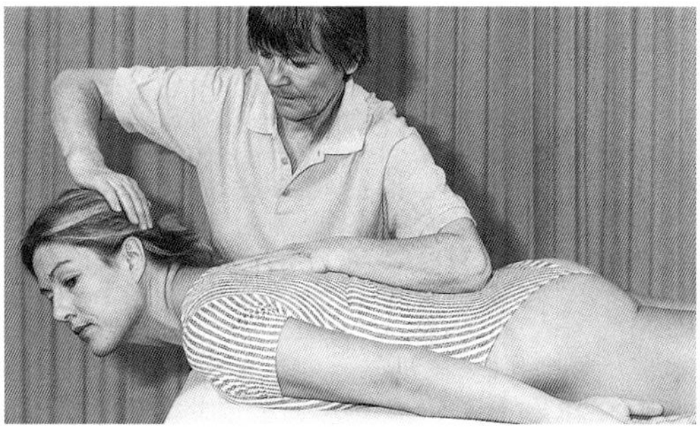

Bewegung: Flexion
Muskeln: M.rectus abdominis, Hilfsmuskeln: M. obliquus abdominis internus u. externus, M.psoas major

Vorbemerkung:

- alle Stufen werden in RL getestet
- die Bewegung erfolgt als große bogenförmige Bewegung bis zu dem Augenblick, in dem sich der obere Beckenrand vom Boden abzuheben beginnt. Es ist darauf zu achten, dass sich Wirbel für Wirbel von kranial nach kaudal abrollt und die Bewegung keinesfalls im Schwung durchgeführt wird
- die Knie werden mit einer Rolle unterlagert, um die Lendenlordose auszugleichen und den M. iliopsoas auszuschalten
- eine wichtige Markierung ist die Querverbindung der unteren Schulterblattwinkel. Diese werden vor dem Test im Stehen markiert
- da die Bewegungen alle sehr anstrengend sind, wird kein manueller Widerstand gegeben.

Stufe 5
Aste: RL, Knie mit einer Rolle unterlagert, Hände hinter dem Kopf verschränkt
Bewegung: gleichmäßige bogenförmige Rumpfvorbeugung ohne Mitbeteiligung des Beckens
Fixation: keine
Widerstand: nicht erforderlich

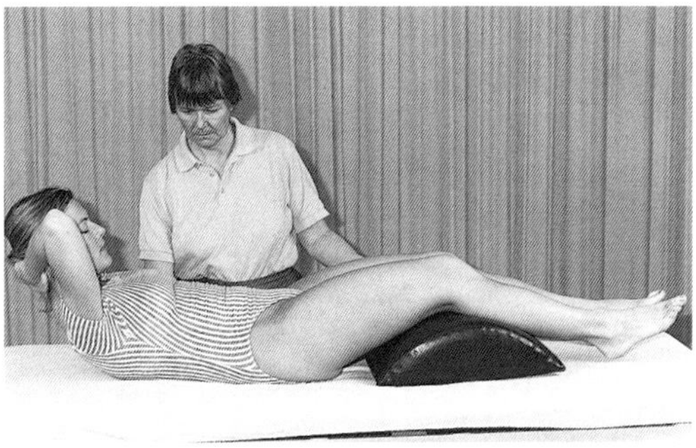

Für die Stufe 5 ist es erforderlich, dass sich die Markierung 5 cm von der Unterlage abhebt

Stufe 4:
Aste: RL, Knie unterlagert, Arme sind vor der Brust überkreuzt
Bewegung: siehe oben
Fixation: keine

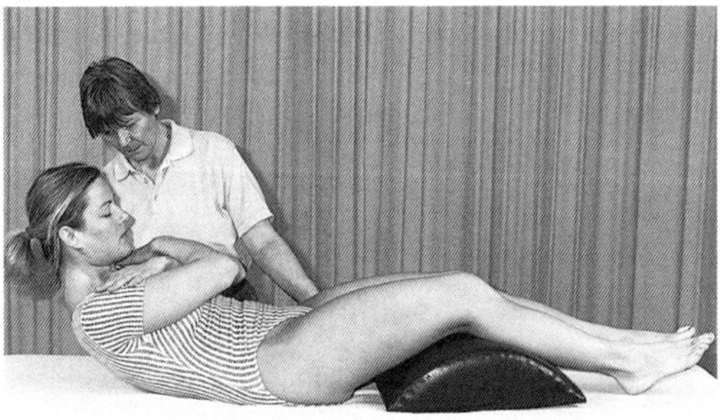

Durch die Veränderung der Armstellung ist die Hebelwirkung auf die Bauchmuskeln verringert. Die Stufe 4 ist erreicht, wenn die Markierung sich 5 cm von der Unterlage abhebt

Stufe 3:
Aste und Armstellung: s.o.
Bewegung: gleichmäßige bogenförmige Rumpfvorbeugung ohne Vorkippen des Beckens

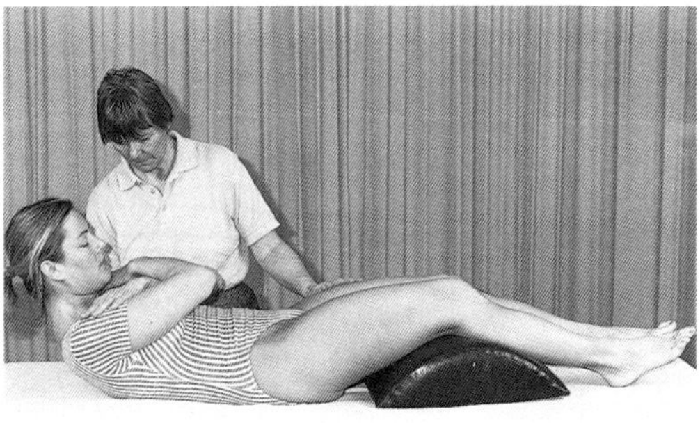

Die Stufe 3 ist erreicht, wenn sich die Markierung gerade von der Unterlage abhebt

Bewegung: Flexion
Muskeln: M.rectus abdominis, Hilfsmuskeln: M. obliquus abdominis internus u. externus, M.psoas major

Stufe 2:
Aste: s.o.
Bewegung: gleichmäßige Flexion der Halswirbelsäule und Anheben des oberen Schulterblattrandes

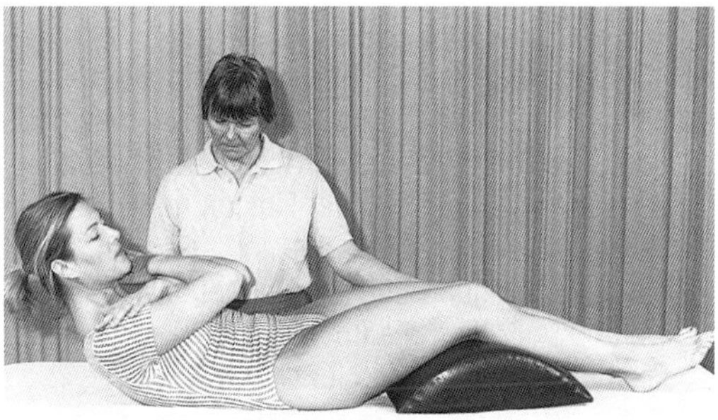

Während der Bewegung ist darauf zu achten, dass sie gleichmäßig erfolgt

Stufe 1 und 0:
Aste: RL, Arme neben dem Körper
Bewegung: Versuch, den Kopf und Oberkörper anzuheben

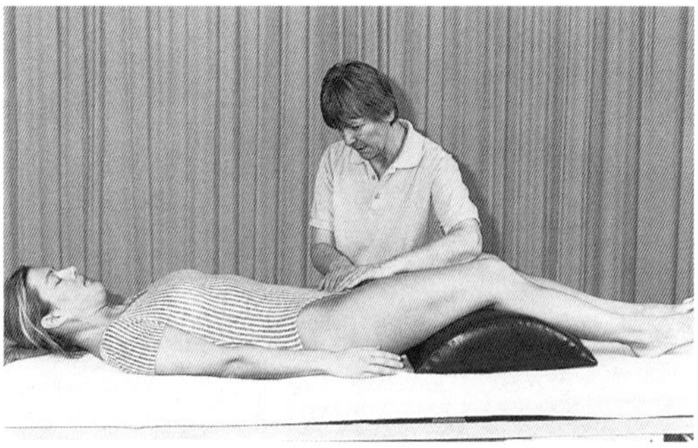

Palpation an der Bauchwand

Auch beim Versuch zu husten, kann die Muskelspannung getestet werden.
Beobachten des Nabels bei den Bewegungsversuchen

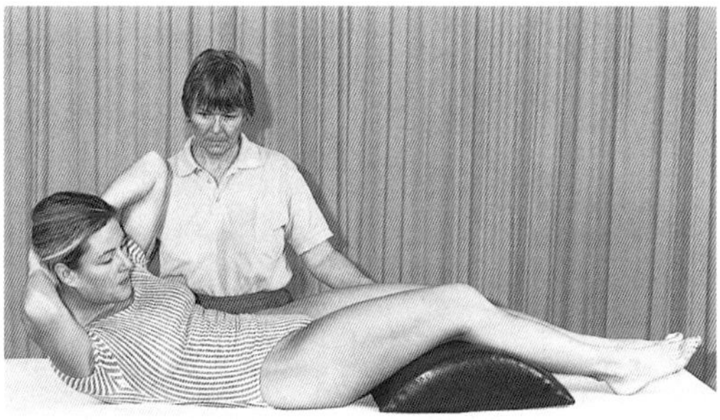

Um die schrägen Bauchmuskeln zu testen, wird die Flexion mit Rotation des Rumpfes in den oben beschriebenen Ausgangsstellungen getestet.
Bei der Ausführung ist grundsätzlich darauf zu achten, dass die Beine entspannt bleiben.
Die Bewegung muss beendet sein, wenn eine Hüftbeugung beginnt.
Wenn der M. quadratus lumborum überwiegt, versucht der Patient gleichzeitig eine Seitbeugung zu machen.

Bewegung: Retroflexion (Extension)
Muskeln: M. longissimus, M. iliocostalis, M. spinalis

Vorbemerkung

- alle Tests werden aus Bauchlage durchgeführt
- bei den Stufen 5, 4, und 3 befindet sich der Rumpf oberhalb des Bankrandes
- die Bewertung des Tests erfolgt in 2 Phasen
- bei der Bewegung aus der Flexion in die Horizontallage wird die thorakale Rückenmuskulatur getestet
- bei der Bewegung aus der Horizontallage in die maximale Retroflexion werden vor allem die lumbalen Rückenstrecker getestet
- Fixation muss sehr fest und sicher sein.

Stufe 5 und 4
Aste: BL, Brustkorb oberhalb des Bankrandes, Rumpf ist ca. 30° vorgebeugt, die Arme liegen neben dem Körper
Bewegung: Retroflexion aus der Rumpfvorbeuge bis zur Horizontalen
Fixation: über Gesäß, Becken und Lendenwirbelsäule
Widerstand: gegen die Retroflexion

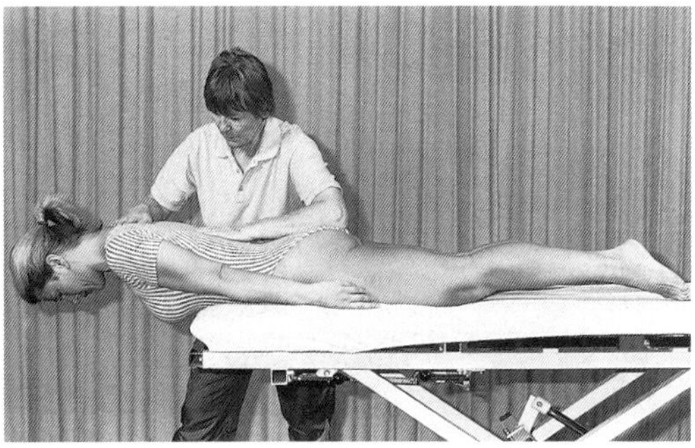

Beachten, dass der Test in 2 Phasen abläuft:
Phase 1: aus 30° Vorbeuge bis zur Horizontalen
Phase 2: aus der Horizontalen in die maximale Retroflexion
Abheben des Beckens von der Unterlage ist zu vermeiden

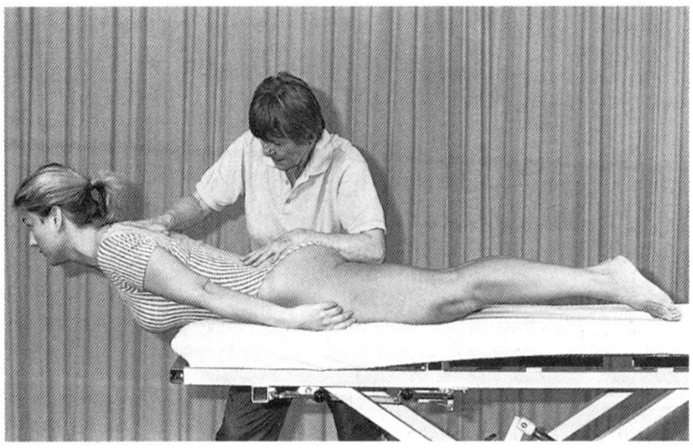

Der Widerstand erfolgt in 2 Phasen:
Phase 1: zwischen den Schulterblättern
2. Phase gegen die unteren Rippen

Bewegung: Retroflexion (Extension)
Muskeln: M. longissimus, M. iliocostalis, M. spinalis

Stufe 3
Aste: BL, Arme längs des Körpers
Oberkörper ist ca. 30° vorgebeugt
Fixation: Becken mit beiden Händen

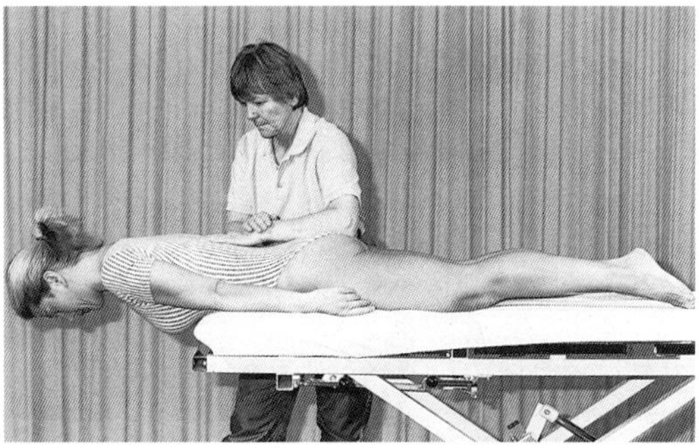

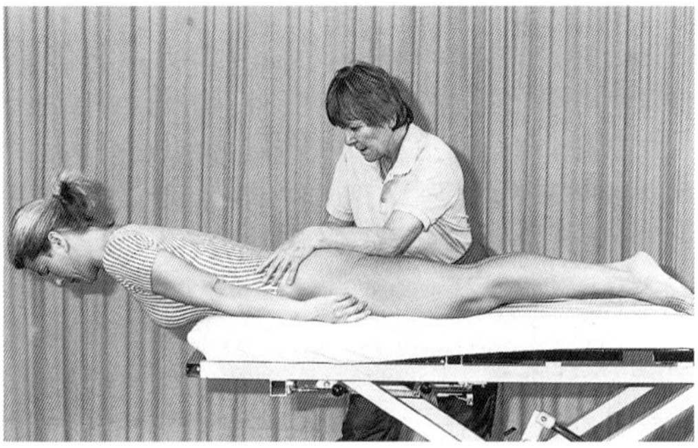

Die Bewegung soll fließend und im vollen Bewegungsablauf erfolgen

Stufe 2
Aste: BL, Stirn aufgelegt
Arme neben dem Körper
Bewegung: Aufrichten des Rumpfes, so dass sich der Kopf abhebt
Fixation: Gesäß und Becken mit beiden Händen fixieren

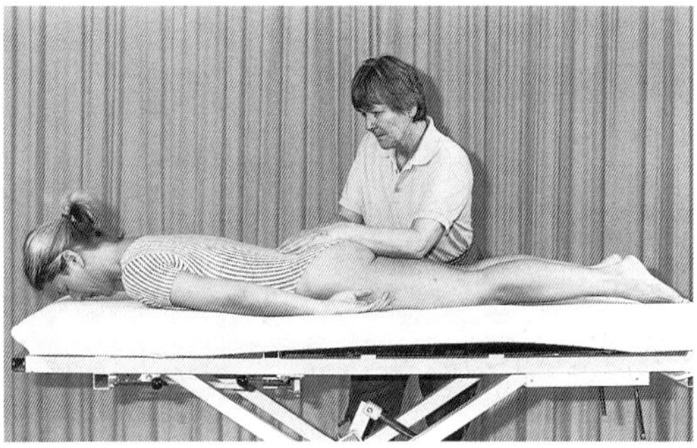

Schultern sollen während der Bewegung entspannt bleiben

Stufe 1 und 0
Aste: BL, Stirn aufgelegt
Bewegung: Versuch, die Stirn von der Unterlage abzuheben

Palpation der Rückenstrecker erfolgt entlang der Wirbelsäule

Bewegung: Seitneige durch Hochziehen einer Beckenseite
Muskeln: vor allem M. quadratus lumborum und seitliche Rumpfmuskulatur

Vorbemerkung:

- die Bewegung ist beendet, wenn der Darmbeinkamm den Brustkorb berührt
- das zu testende Bein soll etwa 20° – 30° abduziert sein.

Stufe: 5, 4 und 3
Aste: RL, Beine gestreckt, das zu testende Bein ist in ca. 30° abduziert
Bewegung: Heraufziehen des Beckenkamms auf der getesteten Seite
Fixation: Pat. hält sich selbst am Bankrand fest
Widerstand: Griff oberhalb des Sprunggelenks distalwärts entgegen der Bewegungsrichtung

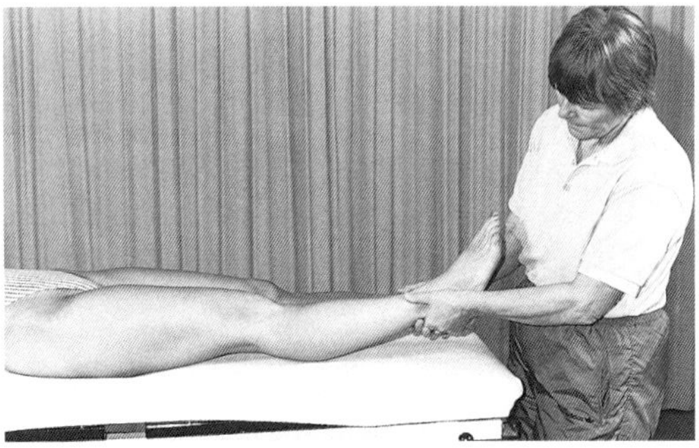

Die einzelnen Stufen werden durch die Stärke des Widerstandes unterschieden

Stufe 2
Aste: RL, Beine gestreckt und leicht abduziert
Bewegung: Hochziehen einer Beckenhälfte in Richtung Brustkorb
Fixation: Pat. hält sich am Bankrand fest

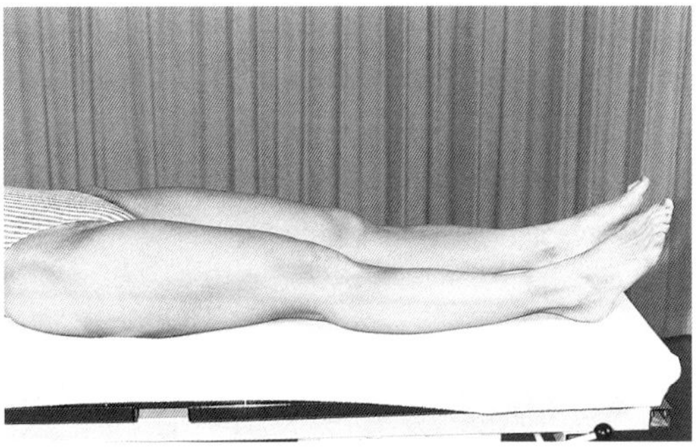

Achten auf die Stabilisation des Brustkorbs.
Die Abduktion der Beine darf nicht unterlassen werden

Stufe 1 und 0
Aste: RL, Beine gestreckt und leicht abduziert
Bewegung: Versuch, das Becken hochzuziehen

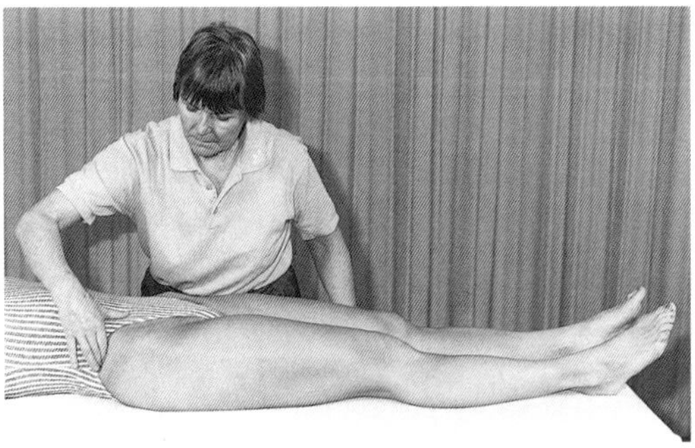

Versuch, die Anspannung des M. quadratus lumborum zu tasten

Bewegung: Adduktion des Schulterblattes
Muskeln: M. rhomboidei, M. trapezius, Pars transversa

Stufe 5 und 4
Aste: BL,
Kopf mit dem Kinn auf der Unterlage abgestützt
Arme liegen entspannt neben dem Körper
Bewegung: Schulterblätter zusammenziehen, dabei den unteren Schulterblattwinkel nach innen drehen
Fixation: keine
Widerstand: erfolgt entgegengesetzt zur Bewegungsrichtung.

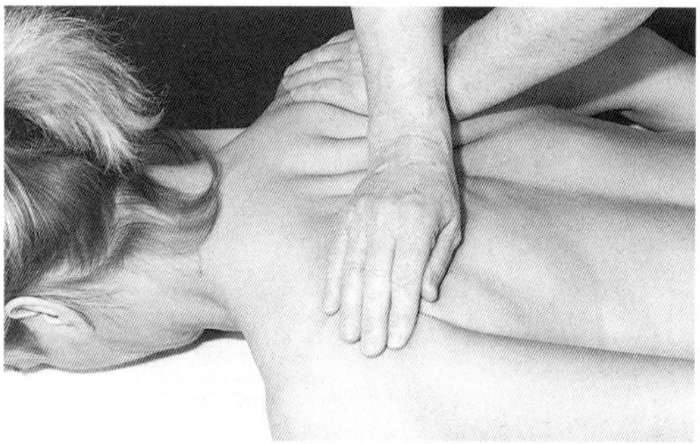

Hände greifen über Kreuz. Der mediale Skapularand wird von der Zeigefingerkante erfasst, Daumen legt sich um den unteren Schulterblattwinkel

Stufe 3
Aste: BL, Arme neben dem Körper, Schultern entspannt
Bewegung: Verschiebung der Schulterblätter zur Wirbelsäule
Fixation: keine

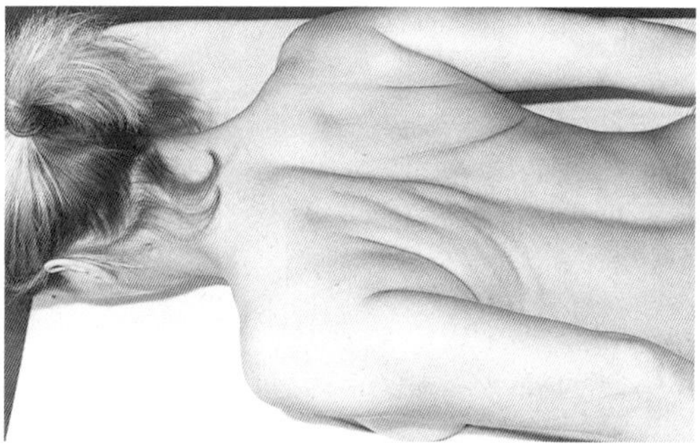

Stufe 2:
Aste: Sitz, auf einem Stuhl
Der zu testende Arm liegt seitlich auf einem Tisch in 90° Abduktion.
Bewegung: Adduktion des Schulterblattes in Richtung Wirbelsäule
Fixation: Schulter auf der Gegenseite. Stabilisierung des Brustkorbs auf der Testseite

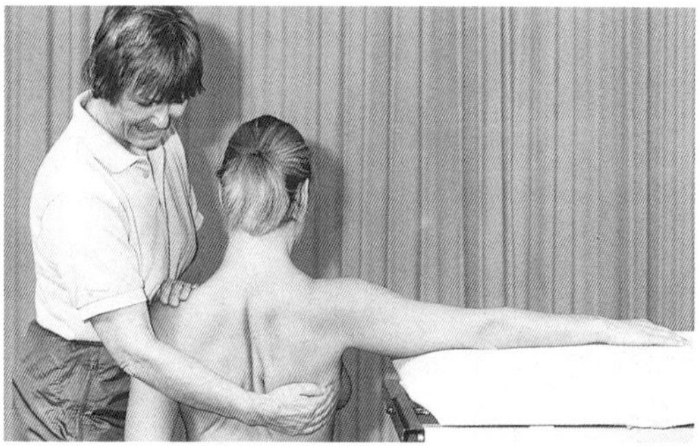

Der Brustkorb darf nicht gedreht werden.
Es darf keine Bewegung im Schultergelenk stattfinden

Stufe 1 und 0
Aste: s. Stufe 2
Bewegung: Tasten am medialen Teil des Schulterblattes beim Bewegungsversuch
Fixation: Hand auf der gegenüberliegenden Schulter

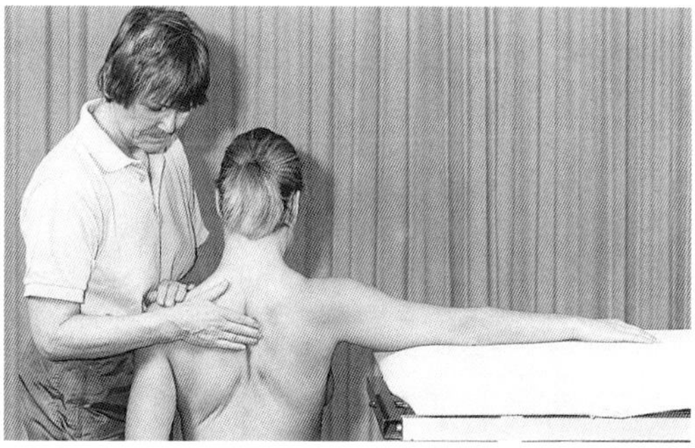

Bewegung: Kaudalverschiebung und Adduktion des Schulterblattes
Muskeln: M. trapezius, Pars ascendens

Stufe 5, 4 und 3
Aste: BL, Stirn aufgelegt, der nicht getestete Arm liegt neben dem Körper
Der zu testende Arm ist nach oben gestreckt und innenrotiert, so dass der Handrücken nach oben gerichtet ist.
Bewegung:
Das Schulterblatt wird nach kaudal und in Adduktion zur Wirbelsäule hin bewegt.
Fixation: Oberarm wird im unteren Drittel unterstützt.
Widerstand: gegen Kaudalverschiebung und Adduktion

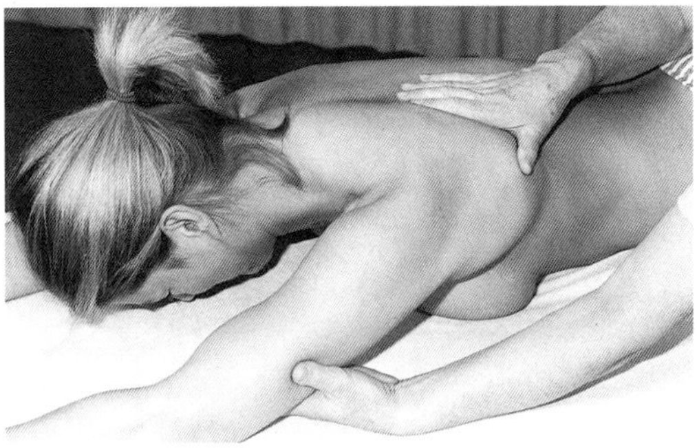

Die widerstandgebende Hand fasst den unteren Schulterblattrand zwischen Zeigefinger und Daumen

Stufe 2
Aste: BL, Stirn auf der Unterlage, der zu testende Arm ist neben dem Kopf nach oben ausgestreckt. Die Handfläche liegt auf dem Tisch auf.
Bewegung:
Das Schulterblatt wird nach kaudal und in Richtung Wirbelsäule verschoben.
Fixation: Rumpf und Unterstützung des Oberarmes

Es ist wichtig, dass der Arm in die richtige Lage gebracht wird.
Der Arm muss etwas abduziert sein, so dass es dem Verlauf der Fasern des M. trapezius entspricht

Stufe 1 und 0
Aste: BL, Stirn aufgelegt, der zu testende Arm ist nach oben ausgestreckt, Handfläche liegt auf.
Palpation der Muskelfasern beim **Bewegungsversuch**.

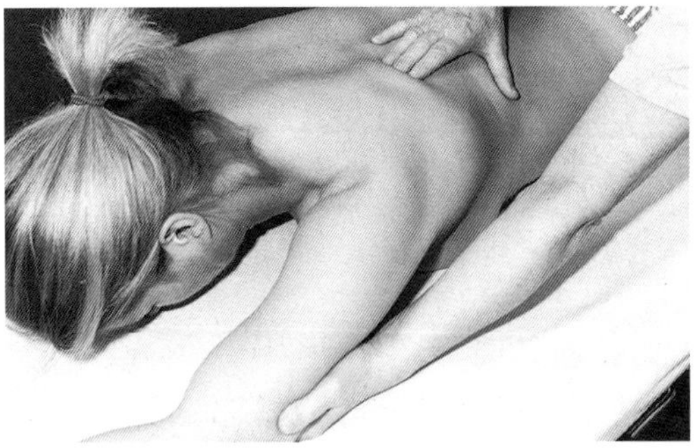

Der Therapeut unterstützt mit einer Hand den zu testenden Arm beim Bewegungsversuch

Bewegung: Elevation des Schulterblattes
Muskeln: M. levator scapulae, M. trapezius, Pars descendens

Stufe 5 und 4
Aste: Sitz, Arme hängen neben dem Körper
Bewegung: Schultern hochziehen
Fixation: keine
Widerstand: entgegen der Bewegungsrichtung

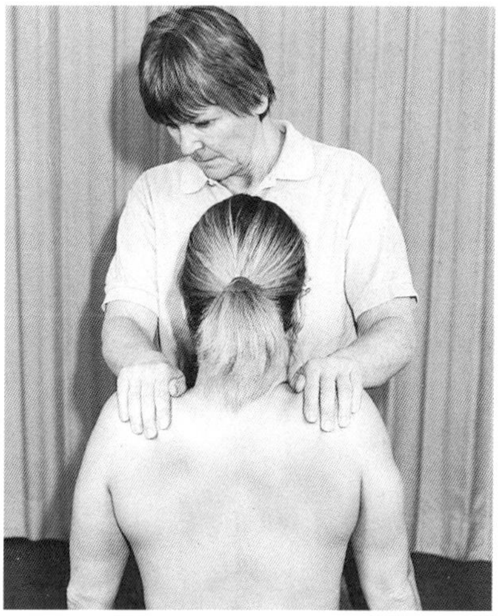

Für den Widerstand werden die Handflächen auf die Schultern gelegt.
Der Druck kommt von oben gegen das Akromion und das Schlüsselbein

Stufe 3
Aste: Sitz, Arme hängen neben dem Körper
Bewegung: Schultern hochziehen
Fixation: keine bzw. Stabilisation des Brustkorbs

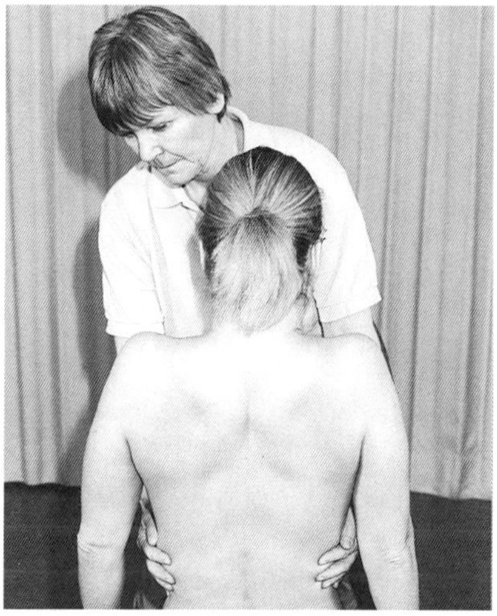

Darauf achten, dass die Bewegung im vollen Bewegungsausmaß erfolgt

Stufe 2
Aste: BL, Stirn aufgelegt, Arme neben dem Körper
Bewegung: Schultern hochziehen
Fixation: keine

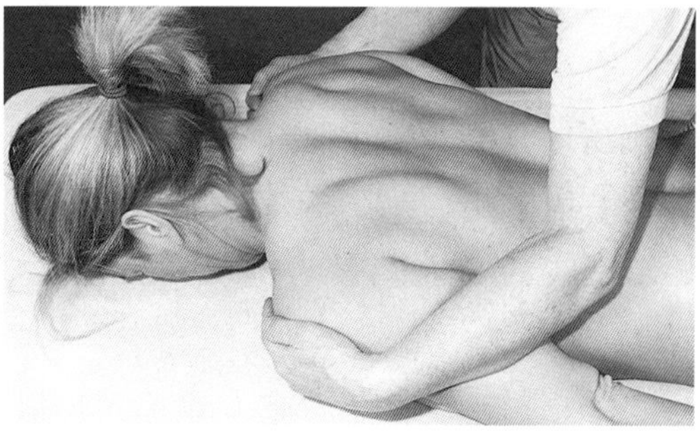

Der Therapeut unterstützt die Oberarme des Patienten von unten

Stufe 1 und 0
Aste: BL, Kopf liegt mit der Stirn auf, Arme neben dem Körper
Bewegung: Versuch, die Schultern hochzuziehen

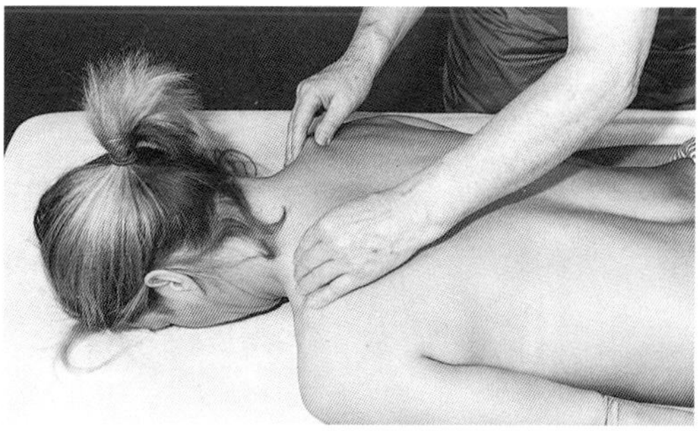

Palpieren der Muskelfasern neben der Halswirbelsäule direkt oberhalb der Skapula

Bewegung: Abduktion mit Rotation
Muskeln: M. serratus anterior

Stufe 5 und 4
Aste: RL, Beine angestellt, der zu testende Arm ist im Ellenbogen voll gebeugt. Im Schultergelenk besteht eine Anteflexion von 90°, so dass der Oberarm vertikal steht, Schulterblatt liegt auf der Unterlage.
Bewegung: Patient schiebt den Oberarm gegen die Zimmerdecke, wobei das Schulterblatt abduziert und außenrotiert
Fixation: Lateralseite des Rumpfes direkt kaudal des Schulterblattes
Widerstand: am Ellenbogen

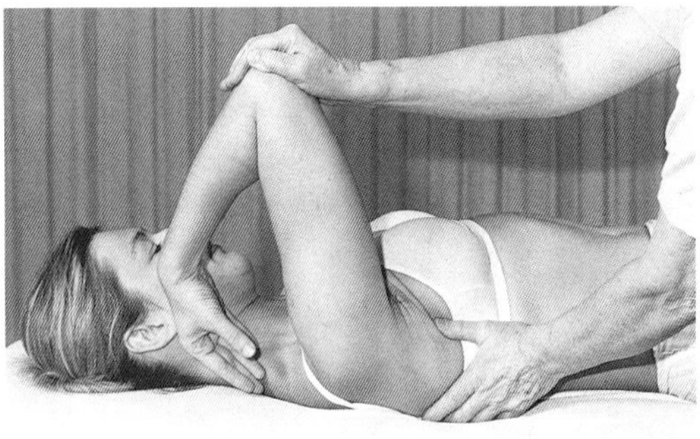

Der Therapeut gibt Widerstand mit der Handfläche am Ellenbogen entgegen der Bewegungsrichtung

Stufe 3
Aste: s.o.
Bewegung: Arm in Richtung Zimmerdecke schieben
Fixation: an der Lateralseite des Rumpfes direkt unterhalb des Schulterblattes

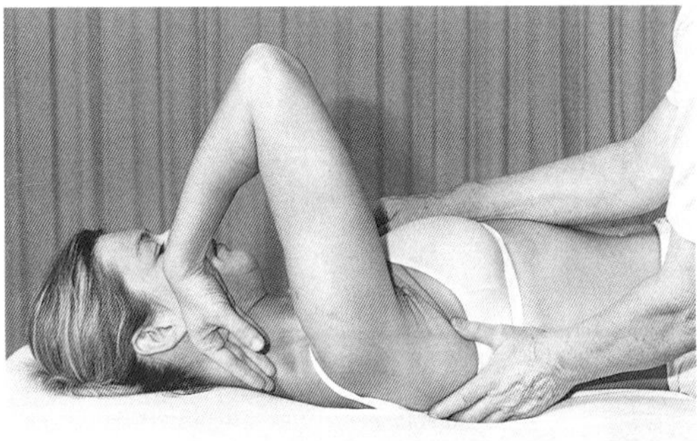

Darauf achten, dass bei der Bewegung auch die Skapula mitrotiert.
Die Bewegung soll durch das ganze Bewegungsausmaß erfolgen.
Der Rumpf soll nicht mitrotieren.

Stufe 2
Aste: sitzend vor einem Tisch
Der zu testende Arm liegt gestreckt in 90° Anteflexion auf dem Tisch.
Bewegung: Arm nach vorne schieben
Fixation: an der lateralen Thoraxwand und an der Schulter

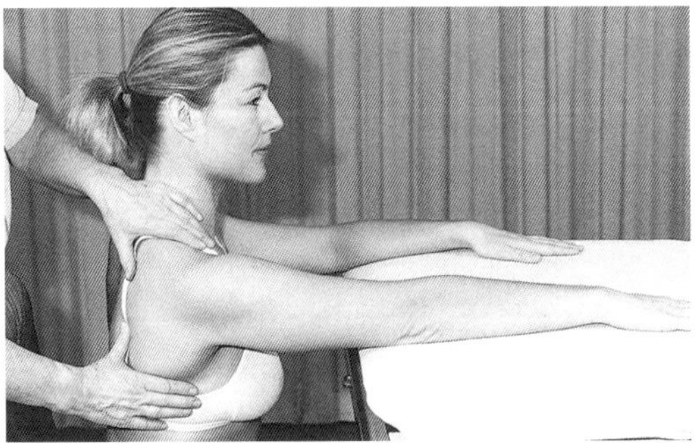

Unterarm bleibt in Mittelstellung
Darauf achten, dass das Schulterblatt eine Abduktion und leichte Rotation ausführt.

Stufe 1 und 0
Aste: sitzend vor einem Tisch
Der zu testende Arm liegt gestreckt in 90° Anteflexion auf dem Tisch.
Bewegung: Versuch, den Arm nach vorne zu schieben

Tasten der Muskelanspannung am medialen Rand des Schulterblattes

Bewegung: Anteflexion
Muskeln: M. deltoideus, M. coracobrachialis

Stufe 5 und 4
Aste: Sitz, Oberarm liegt am Körper an und ist innenrotiert, Ellenbogen 90° gebeugt
Bewegung: Oberarm nach vorne anheben
Fixation: Skapula am Akromion
Widerstand: am Oberarm entgegen der Bewegungsrichtung

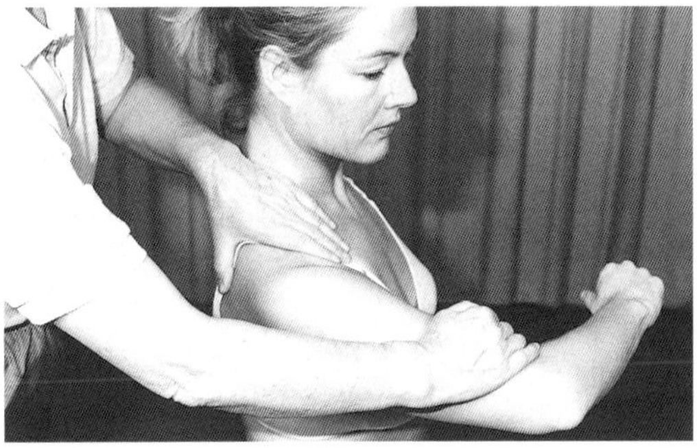

Darauf achten, dass sich das Schulterblatt nicht an der Bewegung beteiligt und der Oberkörper nicht rotiert. Außenrotation vermeiden, da sonst der M. biceps brachii unterstützt

Stufe 3
Aste: Sitz, wie Stufe 5 und 4
Bewegung: Arm nach vorne anheben
Fixation: von oben am Akromion und von der Seite an der Skapula

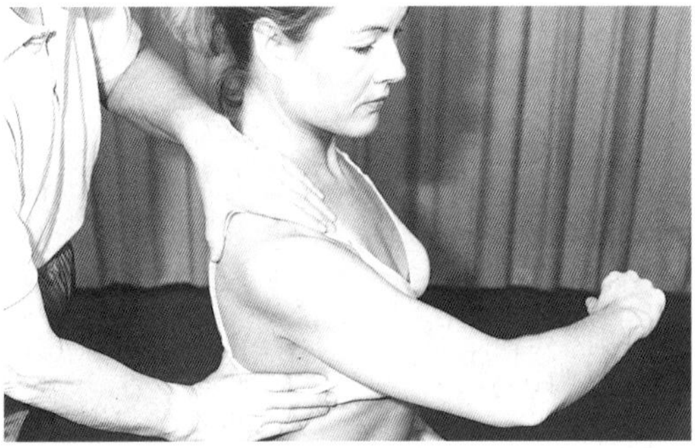

Ohne Beteiligung des Schulterblattes ist die Bewegung bis ca. 60° möglich

Stufe 2
Aste: SL, der getestete Arm liegt oben innenrotiert und gestreckt am Körper
Bewegung: Arm nach vorne führen bis ca. 60°
Fixation: von oben am Akromion

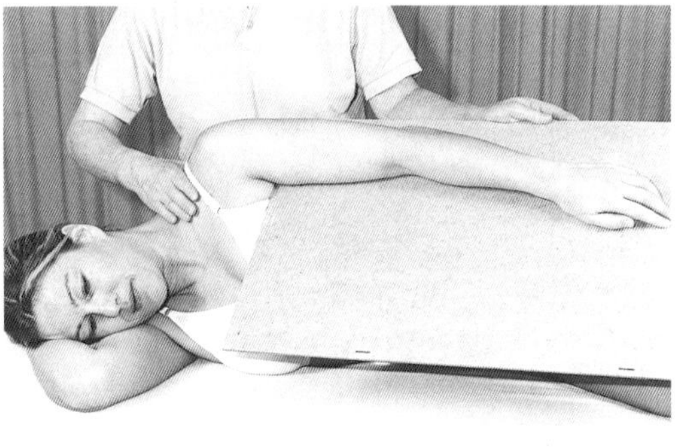

Um die Reibung herabzusetzen, ist zwischen Körper und Arm eine Platte mit glatter Fläche gelegt.
Sie muss horizontal liegen
Der Arm kann aber auch in einer Schlinge aufgehängt werden.
Jedenfalls muss das Schulterblatt gut fixiert werden, damit eine Mitbeteiligung im Akromio- und Sternoklavikulargelenk verhindert wird

Stufe 1 und 0
Aste: RL, der zu testende Arm liegt innenrotiert am Körper
Bewegung: Versuch, den Arm anzuheben
Fixation: von oben an der Skapula

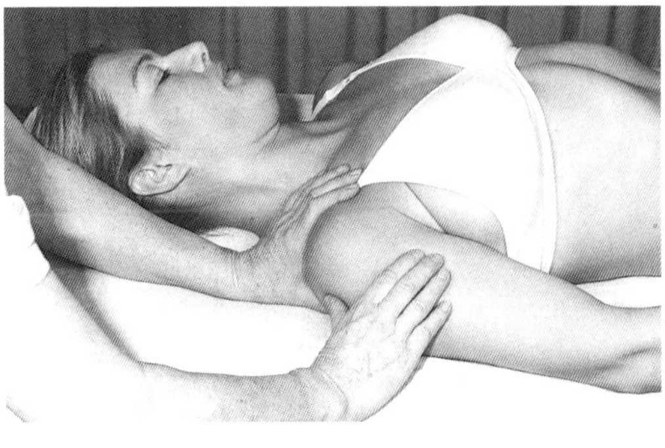

Getastet werden die Muskelfasern des M. deltoideus auf der Vorderseite

Bewegung: Retroversion
Muskeln: M. latissimus dorsi, M. teres major, M. deltoideus

Stufe 5 und 4
Aste: BL, Stirn liegt auf, der zu testende Arm liegt innenrotiert neben dem Körper
Bewegung: Retroversion des Armes um ca. 30°–40° hinter die Frontalebene
Fixation: oben am Schulterblatt
Widerstand: oberhalb des Olekranons entgegen der Bewegungsrichtung

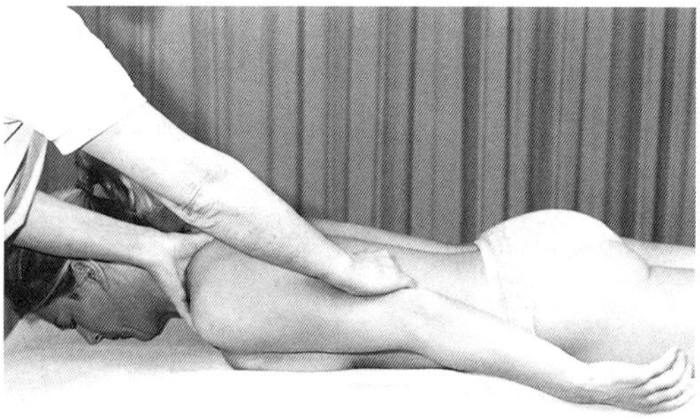

In der Muskelsynergie ist der M. latissimus dorsi der stärkste Muskel. Er wird bei dieser Bewegung am meisten getestet.
Die übrigen Muskeln haben eher untergeordnete Bedeutung

Stufe 3
Aste: BL, Kopf mit der Stirn aufgelegt. Der zu testende Arm liegt innenrotiert neben dem Körper.
Bewegung: Retroversion des Armes um ca. 30°–40° hinter die Frontalebene
Fixation: von oben am Schulterblatt

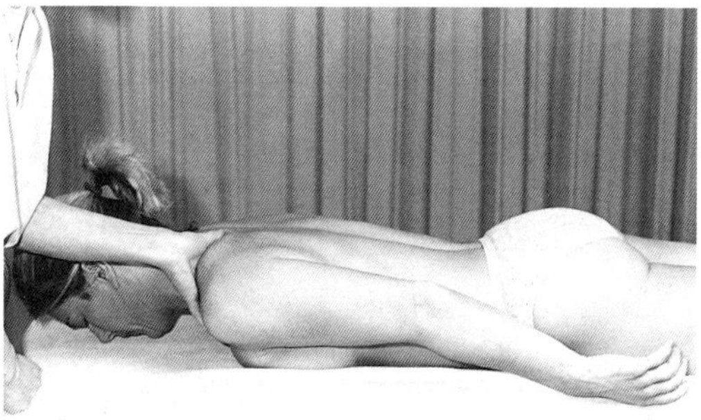

Der Arm muss während der Bewegung innenrotiert bleiben

Stufe 2
Aste: SL, der zu testende Arm liegt innenrotiert auf einer glatten Platte.
Bewegung: Retroversion des Armes hinter die Frontalebene
Fixation: von oben am Schulterblatt

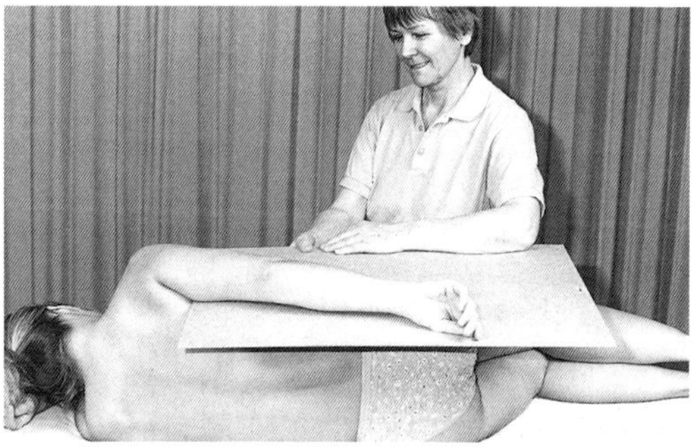

Darauf achten, dass der Arm bei der Bewegung innenrotiert bleibt

Stufe 1 und 0
Aste: BL, Kopf liegt mit der Stirn auf, Arm liegt innenrotiert neben dem Körper
Bewegung: Versuch, den Arm anzuheben
Fixation: keine

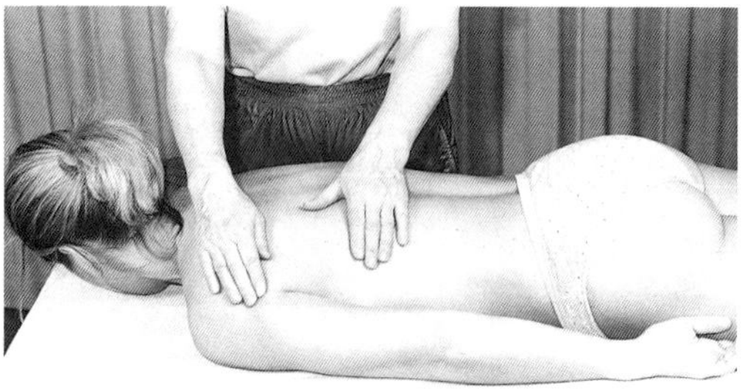

Die Palpation erfolgt am axillaren Rand des Schulterblattes im Bereich des M. latissimus dorsi

Bewegung: Abduktion
Muskeln: M. deltoideus, M. supraspinatus

Stufe 5 und 4
Aste: Sitz, Ellenbogen 90° gebeugt
Bewegung: Abduktion im Schultergelenk bis ca. 90°
Fixation: von oben auf dem Akromion
Widerstand: am Ellenbogen entgegen der Bewegungsrichtung

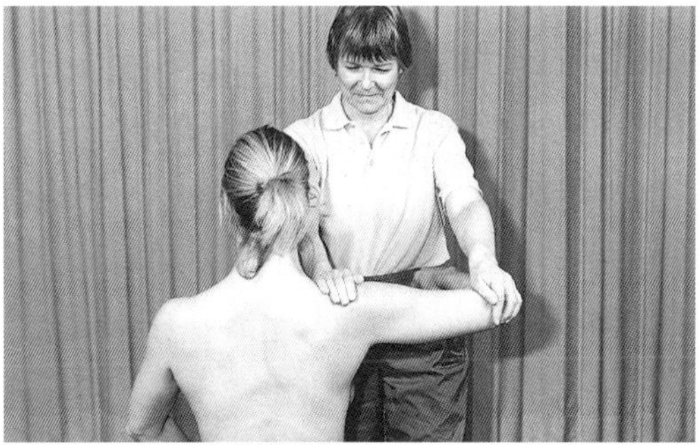

Durch die Fixation wird eine Mitbewegung des Schulterblattes verhindert

Stufe 3
Aste: Sitz, Ellenbogen 90° gebeugt
Bewegung: Abduktion im Schultergelenk um 90°
Fixation: Schulterblatt von oben

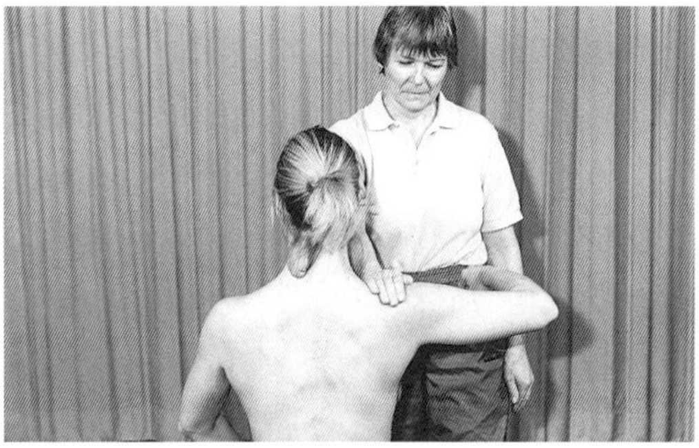

Hochziehen des Schulterblattes muss unbedingt vermieden werden.
Der Rumpf darf sich nicht zur getesteten Seite neigen

Stufe 2
Aste: RL, Arme und Hände liegen dem Körper an
Unter dem Arm liegt eine glatte Platte
Bewegung: Abduktion bis 90° des Armes auf der Unterlage
Fixation: von oben am Schulterblatt

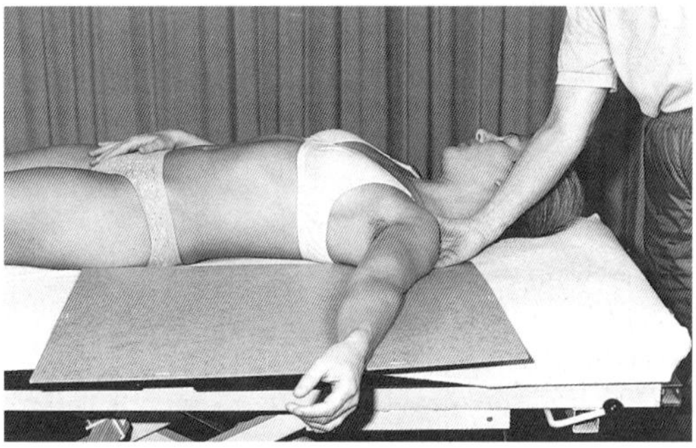

Bei der Bewegung des Armes darf keine Außenrotation stattfinden

Stufe 1 und 0
Aste: RL, Arme und Handflächen am Körper angelegt
Bewegung: Versuch, den Arm zur Seite zu bewegen
Fixation: von oben am Schulterblatt

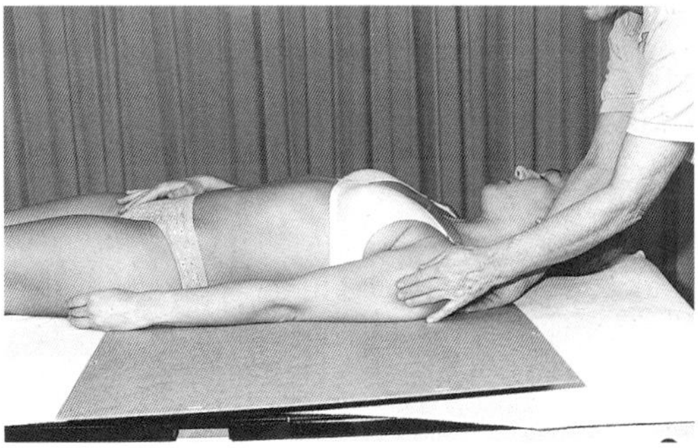

Die tastende Hand legt sich auf den Muskelbauch des M. deltoideus

Bewegung: Retroversion aus Abduktionsstellung
Muskeln: M. deltoideus

Stufe 5 und 4
Aste: BL, Stirn aufgelegt, der zu testende Arm ist im Schultergelenk 90° abduziert und im Ellenbogengelenk 90° gebeugt
Bewegung: Retroversion aus dieser Position
Fixation: Skapula über der Spina
Widerstand: entgegen der Bewegungsrichtung am Oberarm

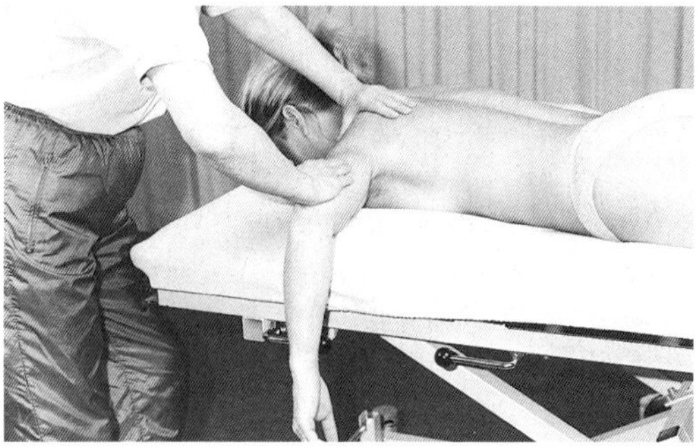

Begrenzung der Bewegung erfolgt durch die Anspannung der vorderen Fasern der Schultergelenkskapsel

Stufe 3
Aste: BL, Stirn aufgelegt, der Arm ist im Schultergelenk um 90° abduziert und im Ellenbogen gebeugt
Bewegung: Retroversion des Oberarmes
Fixation: am Schulterblatt

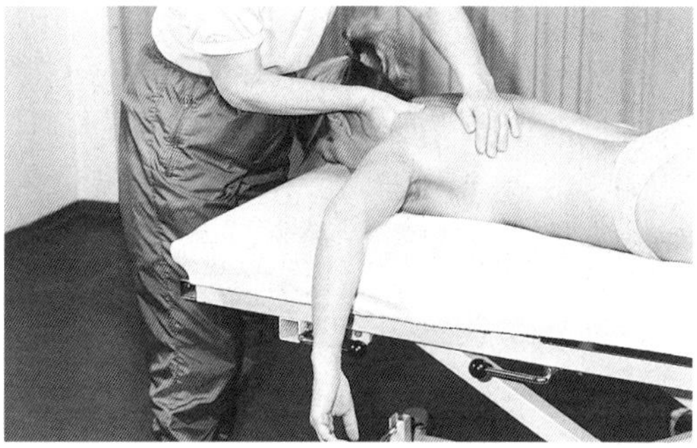

Darauf achten, dass der Thorax nicht mitdreht

Stufe 2
Aste: Sitz, der zu prüfende Arm liegt in 90° Abduktion auf einem Tisch mit glatter Fläche. Ellenbogengelenk ist 90° gebeugt
Bewegung: Der Patient bewegt den Arm in die Retroversion so weit wie möglich
Fixation: Schulterblatt und laterale Thoraxwand

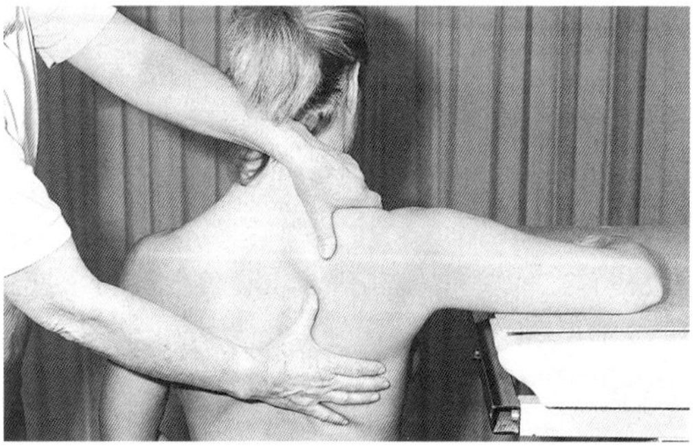

Darauf achten, dass die Reibung so gering wie möglich ist.
Der Thorax darf nicht rotieren

Stufe 1 und 0
Aste: Sitz, Arm in 90° Abduktion auf dem Tisch abgelegt
Bewegung: Versuch, den Arm nach hinten zu bewegen
Fixation: nicht erforderlich

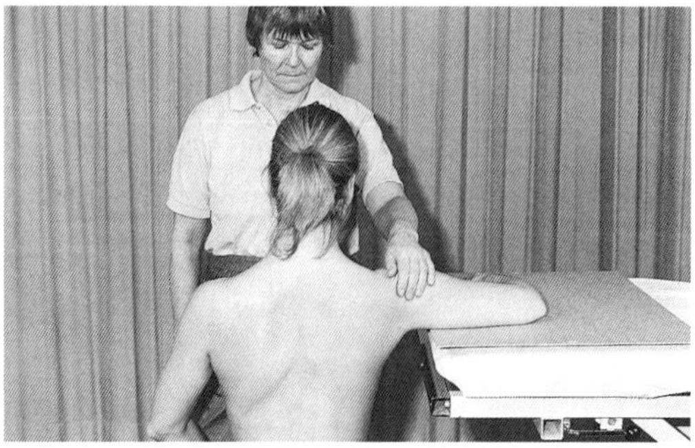

Die Palpation erfolgt am akromialen Teil des M. deltoideus auf der Rückseite der Schulter

Bewegung: transversale Adduktion nach vorne
Muskeln: M. pectoralis major, M. deltoideus, M. coracobrachialis

Stufe 5 und 4
Aste: RL, der zu testende Arm ist im Schultergelenk 90° abduziert, der Ellenbogen 90° gebeugt, so dass der Unterarm senkrecht steht
Bewegung: Der Oberarm wird bis zur Vertikalen bewegt
Fixation: von oben am Schultergürtel
Widerstand: entgegen der Bewegungsrichtung

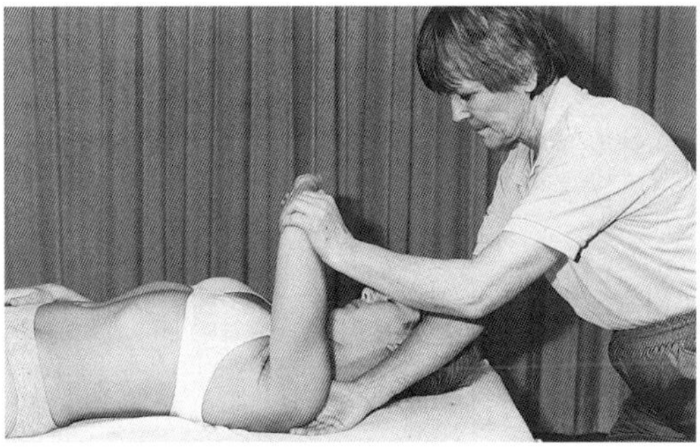

Die Schultergürtelmuskeln, insbes. der M. trapezius, sollen sich nicht an der Bewegung beteiligen. Es ist wichtig, stets die gleiche Stellung im Ellenbogen beizubehalten, damit sich der M. biceps brachii nicht an der Bewegung beteiligen kann

Stufe 3
Aste: s.o.
Bewegung: Anheben des Oberarmes bis zur Vertikalen
Fixation: von oben am Schultergürtel

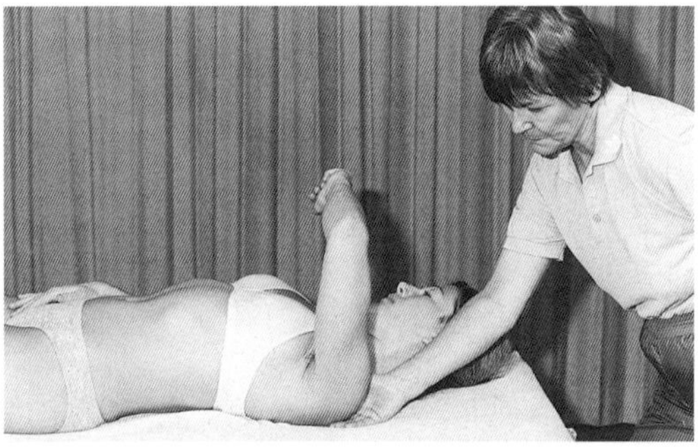

Darauf achten, dass die Schultergürtelmuskeln nicht mithelfen und der Oberkörper nicht mitrotiert

Stufe 2
Aste: Sitz, der Arm ist in 90° Abduktion auf einem Tisch abgelegt
Bewegung: so weit wie möglich in die transversale Adduktion
Fixation: Schultergürtel und Thorax

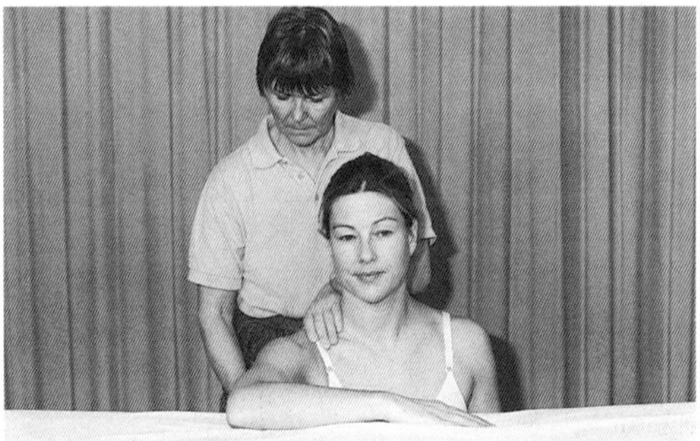

Darauf achten, dass der Oberkörper nicht mitrotiert

Stufe 1 und 0
Aste: Sitz, der zu testende Arm liegt in 90° Abduktion auf einer Unterlage. Der Unterarm ist proniert
Bewegung: Versuch, den Arm vor den Körper zu schieben
Fixation: von oben am Schultergürtel

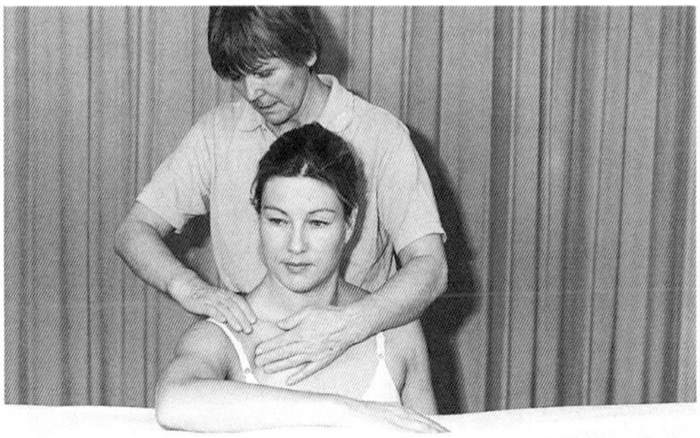

Man palpiert die Fasern des M. pectoralis major nahe am Ansatz vom Humerus und in seinem Verlauf an der vorderen Brustwand

Bewegung: Außenrotation
Muskeln: M. infraspinatus, M. teres minor

Stufe 5 und 4
Aste: BL, der Arm ist im Schultergelenk um 90° abduziert und im Ellenbogengelenk 90° flektiert. Der Unterarm hängt neben der Bank herunter
Bewegung: Außenrotation im Schultergelenk im vollen Bewegungsausmaß
Fixation: am Oberarm
Widerstand: am distalen Ende des Unterarmes entgegen der Bewegungsrichtung

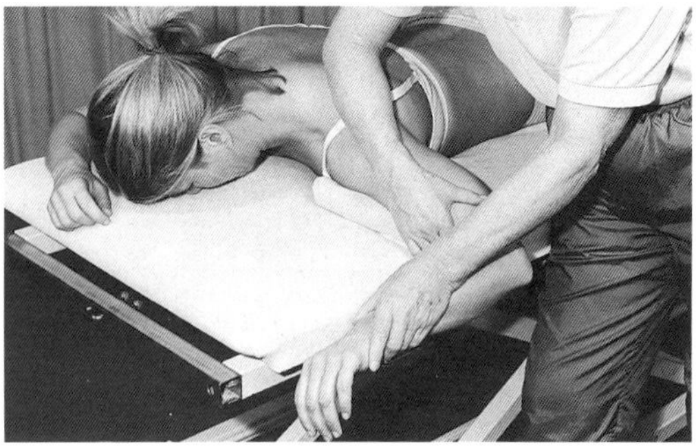

Der Oberarm ist mit einem kleinen Kissen unterlagert.

Der Unterarm bewegt sich nach vorne oben, wobei am Ende der Bewegung die Hohlhand dem Boden zugewandt ist. Am Ende der Bewegung soll der Unterarm waagerecht sein. Die Muskulatur des Handgelenkes und der Hand muss entspannt bleiben

Stufe 3
Aste: s.o.
Bewegung: der Patient bewegt in die Außenrotation
Fixation: am Oberarm

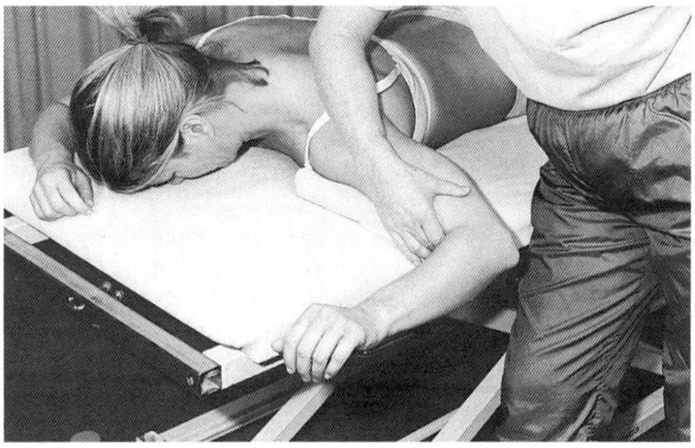

Der Oberarm ist mit einem kleinen Kissen unterlagert. Der Unterarm soll aus der vertikalen Lage in eine horizontale kommen

Stufe 2
Aste: BL, der Arm hängt gestreckt seitlich neben der Bank herunter
Er ist im Schultergelenk innenrotiert
Bewegung: volle Außenrotation im Schultergelenk
Fixation: mit beiden Händen die Skapula von oben und von der Seite der Axilla her

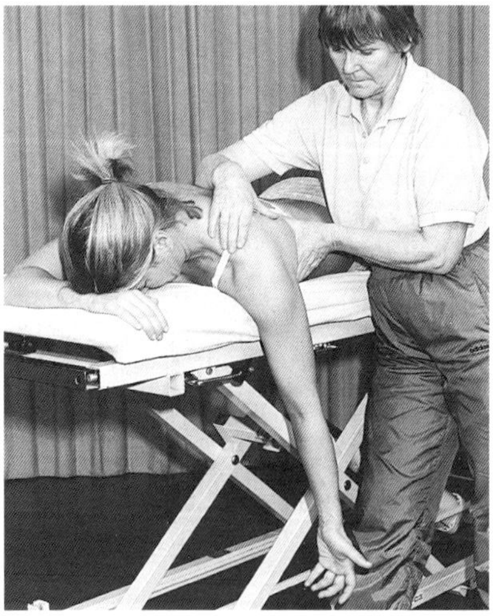

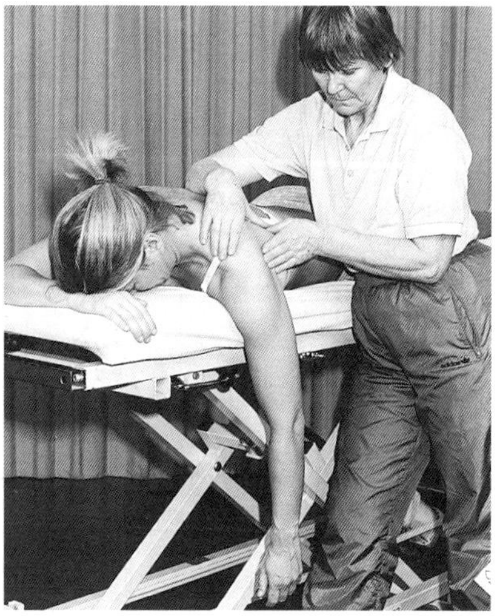

Stufe 1 und 0
Aste: BL, Arm hängt innenrotiert seitlich neben der Bank herunter
Bewegung: Versuch, den Arm nach außen zu drehen
Fixation: oben an der Skapula

Darauf achten, dass die Bewegung wirklich vom Oberarm und nicht vom Unterarm her ausgeführt wird.
Die Fasern des M. infraspinatus palpiert man unterhalb der Spina scapulae, die Fasern des M. teres minor lateral davon

Bewegung: Innenrotation
Muskeln: M. subscapularis, M. pectoralis major alle Anteile, M. latissimus dorsi, M. teres major

Stufe 5 und 4
Aste: BL, Arm im Schultergelenk 90° abduziert, im Ellenbogengelenk 90° flektiert
Der Unterarm hängt seitlich neben der Bank herunter.
Bewegung: volle Innenrotation im Schultergelenk
Fixation: am Oberarm
Widerstand: am distalen Drittel des Unterarmes

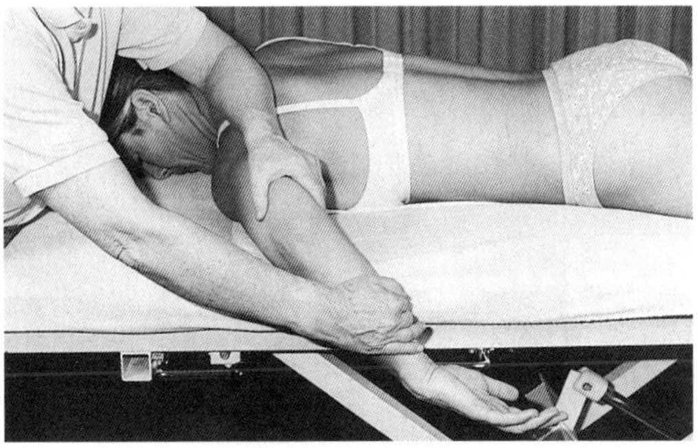

Der Oberarm ist mit einem kleinen Polster unterlagert

Der Unterarm beschreibt einen Viertelkreis nach hinten oben.
Die Hohlhand ist dann nach oben gerichtet.
Der Widerstand muss jedenfalls proximal des Handgelenkes erfolgen. Die Muskulatur der Hand darf nicht an der Bewegung beteiligt sein

Stufe 3
Aste: s.o.
Bewegung: volle Innenrotation
Fixation: entweder am Oberarm oder am Schulterblatt

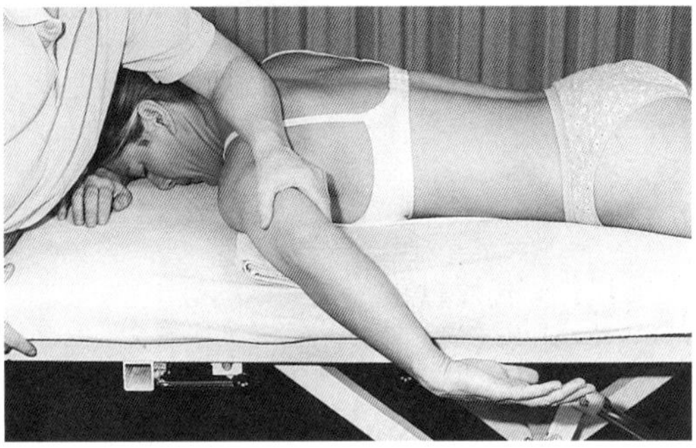

Die Muskeln des Handgelenkes und der Finger müssen entspannt sein.
Darauf achten, dass die Flexion im Ellenbogen 90° beträgt

Stufe 2
Aste: BL, Arm hängt gestreckt seitlich neben der Bank herunter. Er ist im Schultergelenk außenrotiert
Bewegung: Innenrotation im möglichst vollen Bewegungsausmaß
Fixation: an Schulterblatt von oben und von der Seite

Stufe 1 und 0
Aste: BL, Arm hängt in Außenrotation seitlich herunter
Bewegung: Versuch, den Arm nach innen zu drehen
Fixation: von oben an der Skapula

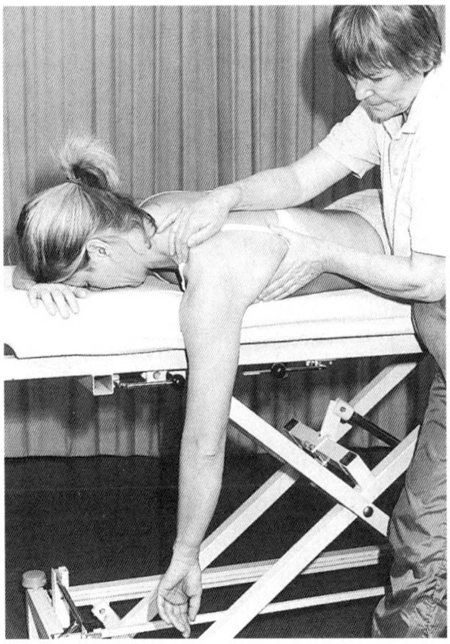

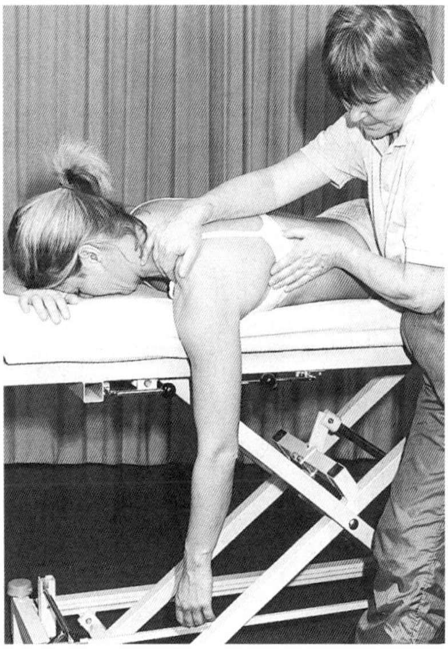

Die Palpation des M. subscapularis ist wegen der Lage des Muskels schwierig.
Der M. latissimus dorsi und der M. teres major werden an der hinteren Achselfalte, der M. pectoralis major an der vorderen Achselfalte palpiert

Bewegung: Flexion
Muskeln: M. biceps brachii, M. brachialis, M. brachioradialis

Stufe 5 und 4
Aste: Sitz, der zu testende Arm ist gestreckt neben dem Körper.
Bewegung: Flexion im Ellenbogengelenk in vollem Bewegungsausmaß
Fixation: dorsal am Oberarm
Widerstand: distal am Unterarm

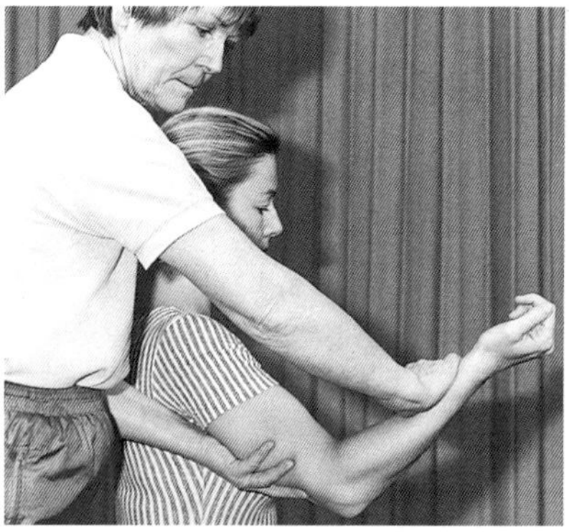

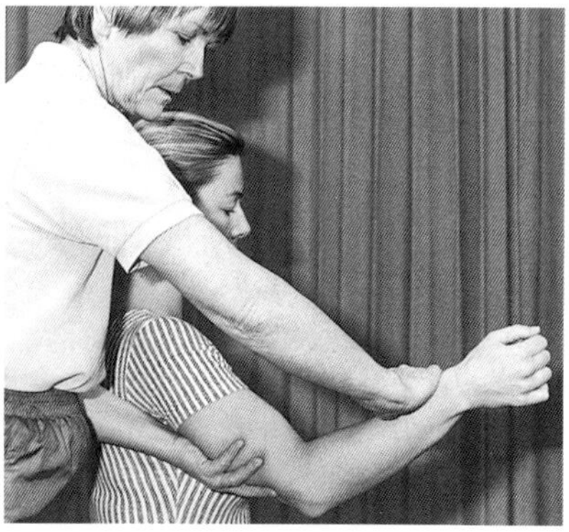

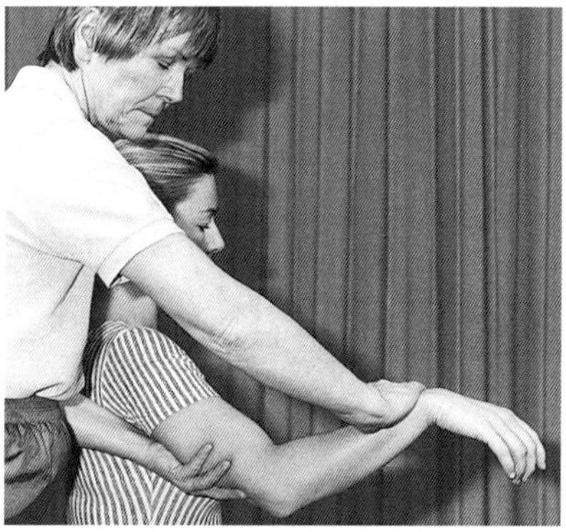

▲
Der Unterarm ist
a) in Supination für den M. biceps brachii
b) in Mittelstellung für den M. brachioradialis
c) in Pronation für den M. brachialis

Stufe 3
Aste: Sitz, Arm hängt gestreckt neben dem Körper
Bewegung: volle Flexion im Ellenbogengelenk
Fixation: dorsal am Oberarm

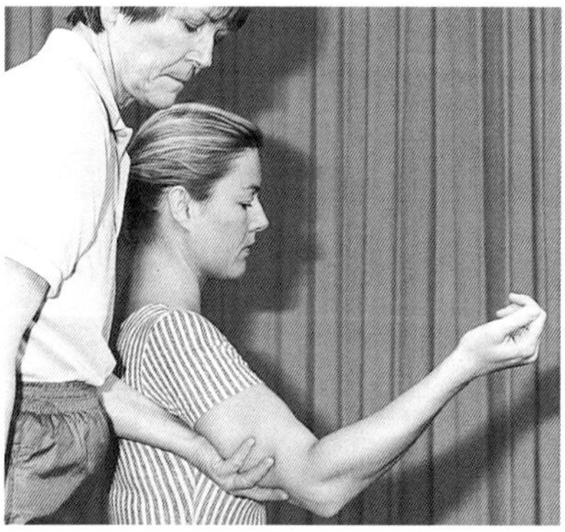

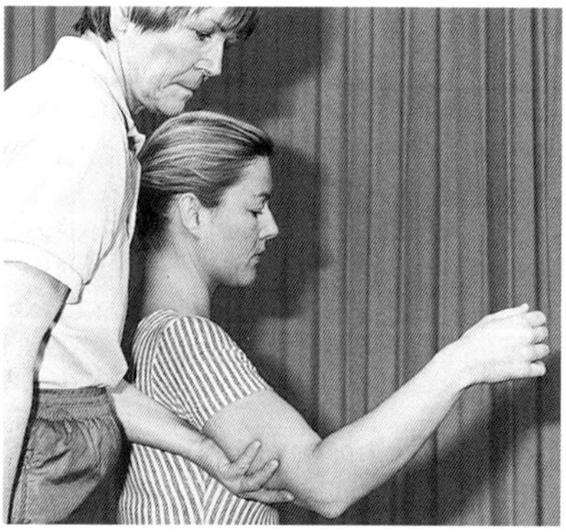

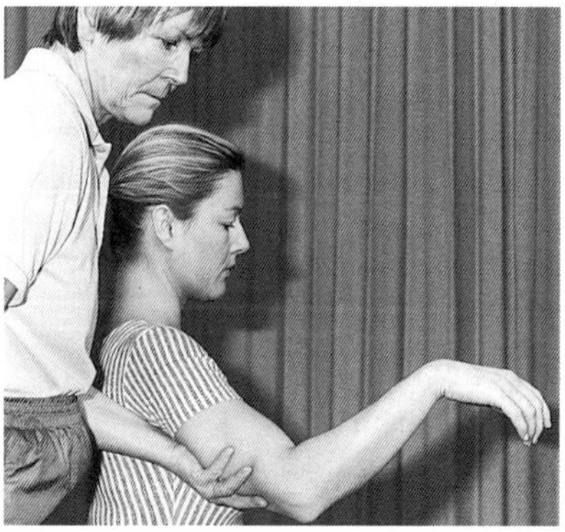

Auch hier wird der Unterarm in die 3 Positionen gebracht.

Bewegung: Flexion
Muskeln: M. biceps brachii, M. brachialis, M. brachioradialis

Stufe 2
Aste: RL, Oberarm 90° abduziert und außenrotiert, das Ellenbogengelenk ist gestreckt
Bewegung: Flexion im Ellenbogen in drei unterschiedlichen Stellungen des Unterarmes
Fixation: von oben an der Schulter

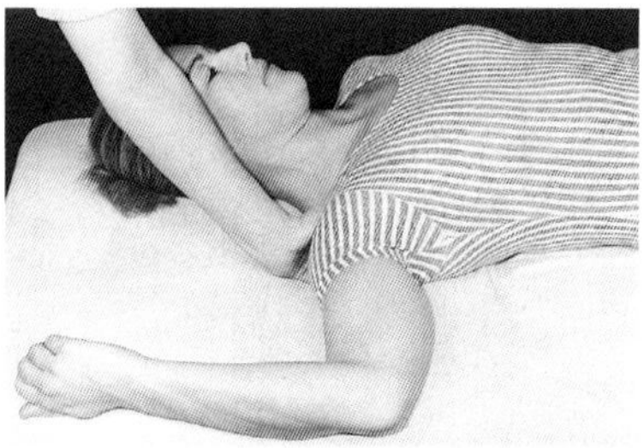

Unterarm ruht auf der Unterlage in drei unterschiedlichen Positionen:
◂ a) mit seiner radialen Kante = Supination für M. biceps brachii

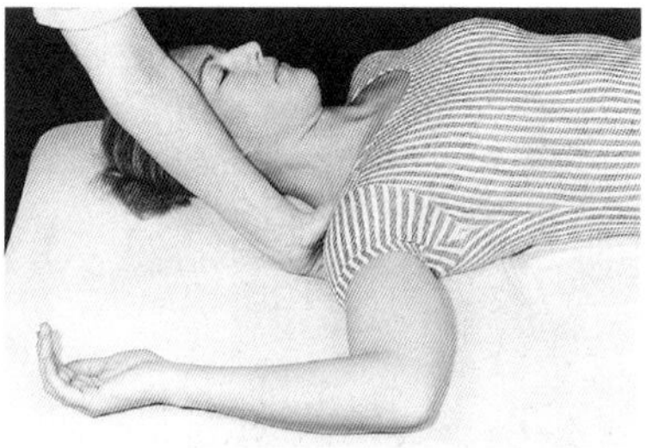

◂ b) mit seiner dorsalen Fläche für den M. brachioradialis

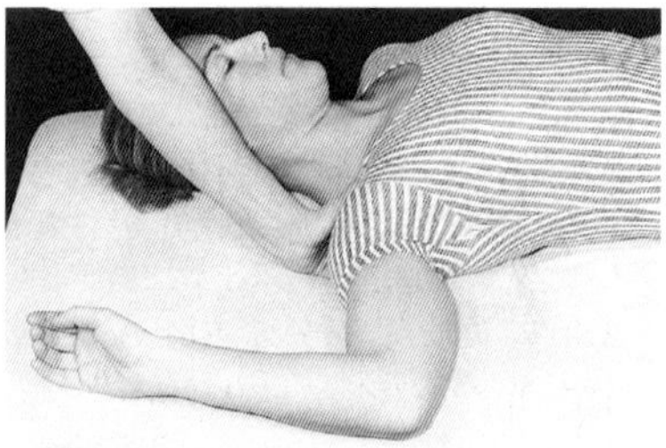

◂ c) mit der ulnaren Kante für den M. brachialis

Als Variante kann man als Aste auch den Sitz mit abduziertem, unterlagertem Arm wählen

Stufe 1 und 0
Aste: RL, der zu testende Arm ist leicht abduziert und außenrotiert. Im Ellenbogengelenk besteht leichte Flexion
Bewegung: Versuch, den Unterarm anzubeugen (in den drei verschiedenen Stellungen)

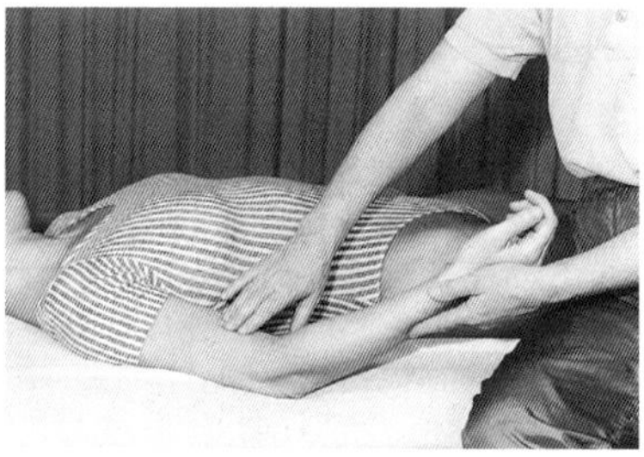

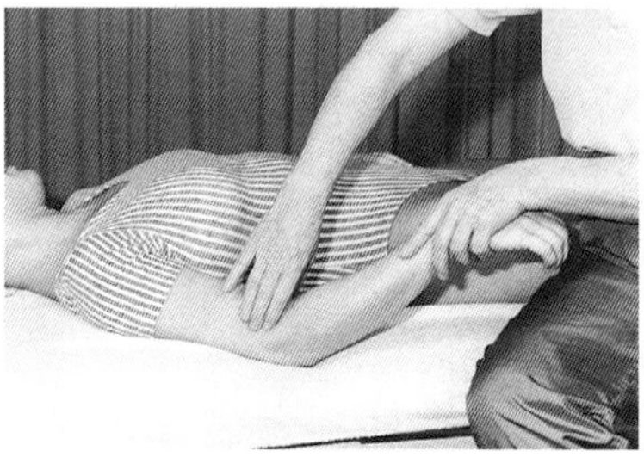

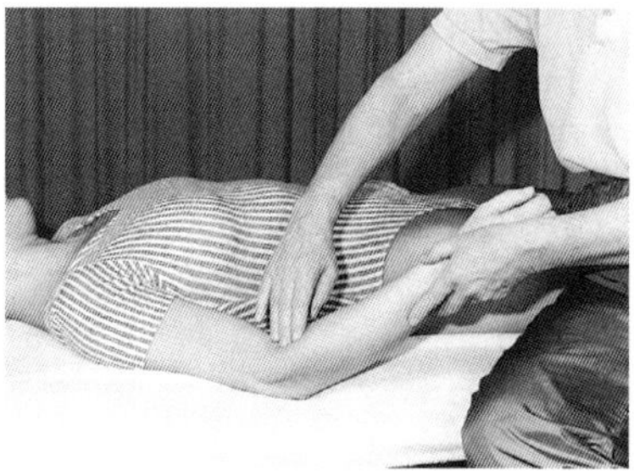

Die Palpation erfolgt, je nach Einstellung des Unterarmes im Bereich des M. biceps br., des M. brachialis distal des M. biceps brachii, an der äußeren Fläche des unteren Drittels des Oberarmes.
Der M. brachioradialis ist im oberen Drittels des Unterarmes entlang seines Verlaufes zu tasten

Bewegung: Streckung
Muskeln: M. triceps brachii, M. anconaeus

Stufe 5 und 4
Aste: BL, zu testender Arm ist im Schultergelenk 90° abduziert. Unterarm hängt neben der Behandlungsbank herunter
Bewegung: Extension im Ellenbogengelenk bis zum Anschlag
Fixation: auf der ventralen Seite des Oberarmes
Widerstand: auf der dorsalen Seite des Unterarmes

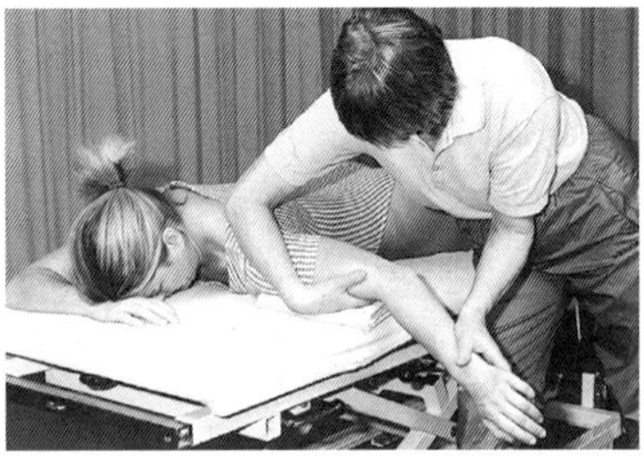

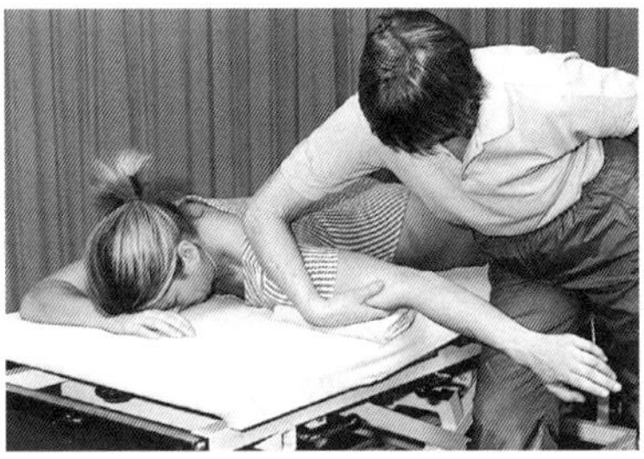

Der Oberarm ist mit einem kleinen Polster unterlagert. Die Bewegung ist begrenzt, wenn das Olekranon in der Fossa olecrani anschlägt. Wenn eine Kontraktur vorliegt, äußert sie sich in einer eingeschränkten Extension im Gelenk bzw. in einer Verringerung des Extensionsausmaßes

Stufe 3
Aste: BL, s.o.
Bewegung: Extension im Ellenbogengelenk bis zum Anschlag
Fixation: s.o.

Stufe 2
Aste: RL, der zu testende Arm liegt auf der Bank im Schultergelenk 90° abduziert, außenrotiert und im Ellenbogengelenk 90° flektiert neben dem Kopf
Bewegung: Extension im Ellenbogengelenk
Fixation: am Oberarm und am Schultergürtel

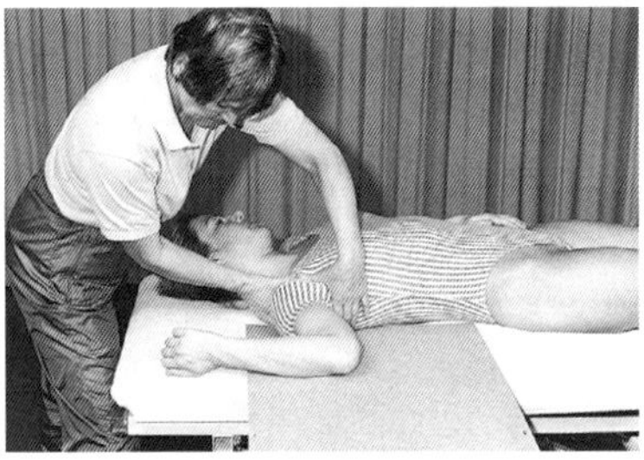

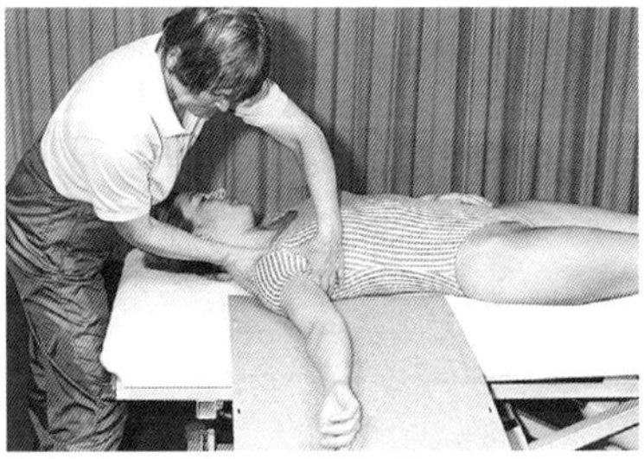

Bei der Bewegung verschiebt sich der Unterarm auf der Behandlungsbank

Der Test ist auch in der Aste Sitz möglich: dabei ruht der zu testende Arm auf einer Behandlungsbank mit 90° Abduktion im Schultergelenk

Der Unterarm ist in Mittelstellung.
Die Fixation erfolgt am Schultergelenk und ggf. am Ellenbogen

Stufe 1 und 0
Aste: BL, 90° Abduktion im Schultergelenk, der Unterarm hängt seitlich am Bankrand herab
Bewegung: Versuch, den Arm zu strecken

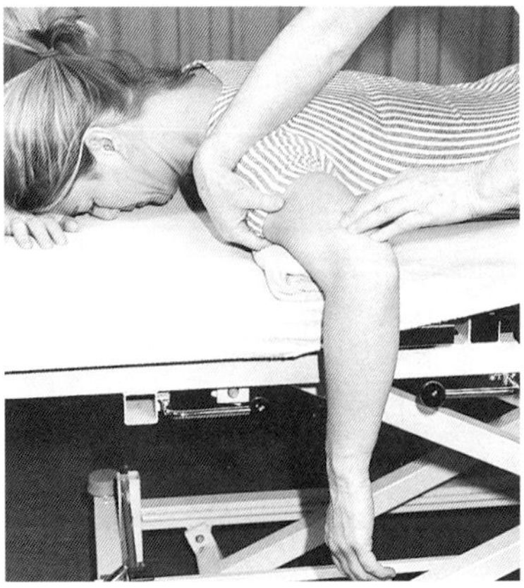

Der Oberarm ist mit einem kleinen Polster unterlagert. Die Muskelfasern sind in ihrem Verlauf am Oberarm tastbar

Bewegung: Supination
Muskeln: M. biceps brachii, M. supinator

Stufe 5 und 4
Aste: Sitz, der Oberarm ist am Körper angelegt.
Das Ellenbogengelenk ist 90° gebeugt
Bewegung: aus der Pronation in die volle Supination
Fixation: am unteren Drittel des Oberarmes
Widerstand: entgegen der Bewegungsrichtung

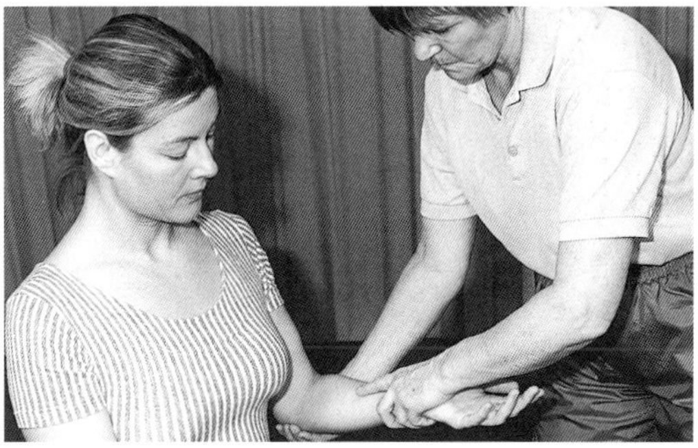

Die Muskeln des Handgelenkes und der Finger sind entspannt

Der Widerstand erfolgt am unteren Ende des Unterarmes auf seiner dorsalen Fläche.
Dabei erfolgt maximaler Druck gegen den Processus styloideus radii. Der Widerstand sollte mit der ganzen Hand erfolgen

Stufe 3
Aste: Sitz, wie Stufe 5 und 4
Bewegung: volle Supination
Fixation: am distalen Ende des Oberarmes nahe am Ellenbogen

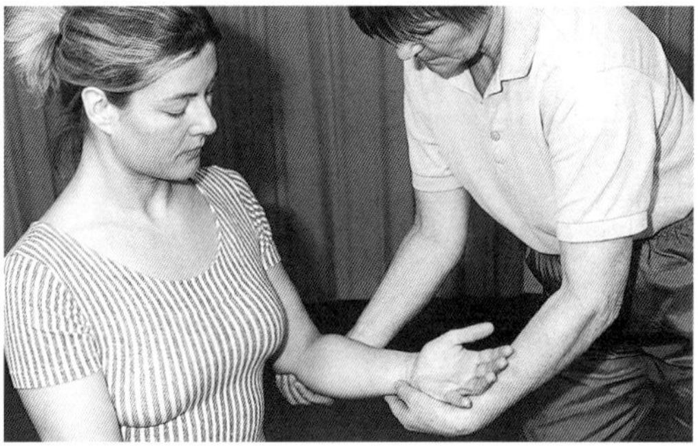

Der Therapeut unterstützt den Unterarm des Patienten.
Darauf achten, dass die Ellenbogenflexion von 90° erhalten bleibt.
Der Oberarm muss festgehalten werden.
Ein Ausweichen durch das Schultergelenk darf nicht erfolgen

Bewegung: Supination
Muskeln: M. biceps brachii, M. supinator

Stufe 2
Aste: BL, der Arm ist im Schultergelenk um 90° abduziert, der Unterarm hängt neben der Bank herab
Bewegung: Supination in vollem Bewegungsausmaß
Fixation: am Oberarm

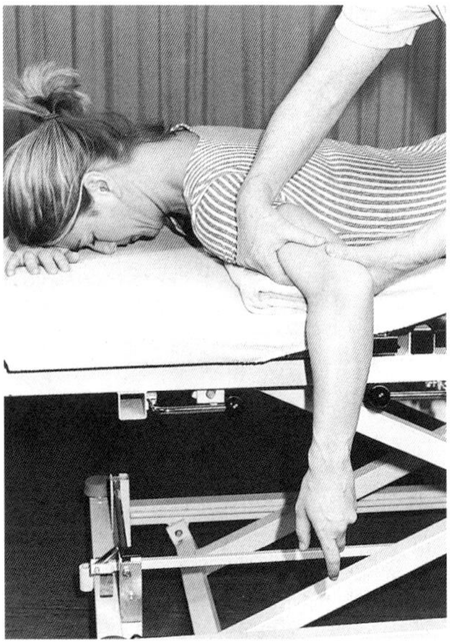

Darauf achten, dass die Muskeln von Hand und Fingern entspannt bleiben

Stufe 1 und 0
Aste: BL, s. Stufe 2
Bewegung: Versuch, den Unterarm nach außen zu drehen
Fixation: nicht erforderlich

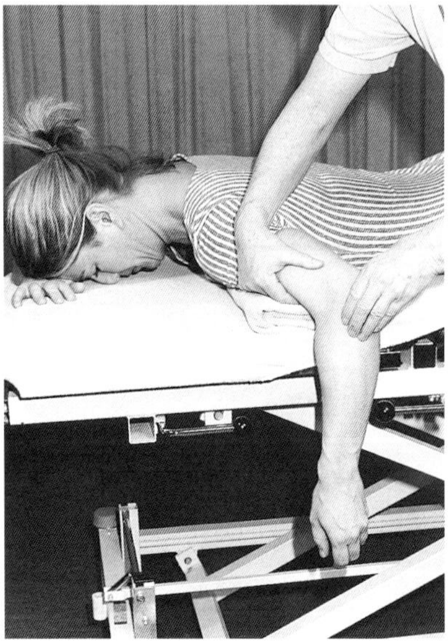

Der M. supinator ist palpatorisch schwierig zu erfassen: man versucht es durch tiefe Palpation am radialen Rand des oberen Unterarmviertels.
Der M. biceps br. ist an seinem Ansatz am Radius und im Verlauf seiner Muskelfasern zu erreichen

Bewegung: Pronation
Muskeln: M. pronator teres, M. pronator quadratus

Stufe 5 und 4
Aste: Sitz, Oberarm neben dem Körper. Das Ellenbogengelenk ist 90° gebeugt
Bewegung: volle Pronation aus der Supination
Fixation: am unteren Drittel des Oberarmes
Widerstand: entgegen der Bewegungsrichtung

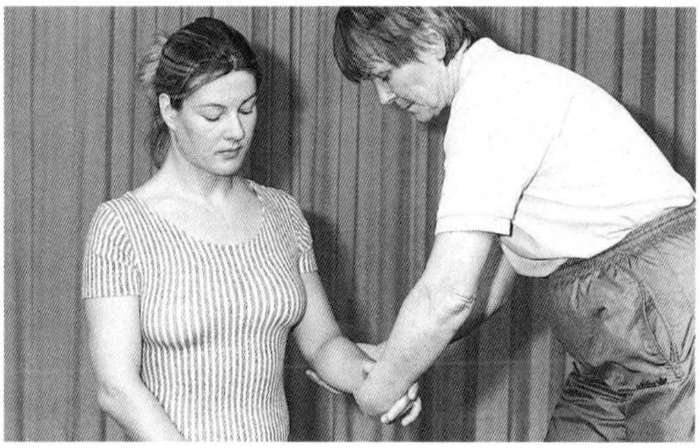

Die Muskeln des Handgelenkes und der Finger sind entspannt.
Der Widerstand erfolgt am unteren Ende des Unterarmes auf seiner palmaren Fläche.
Dabei erfolgt maximaler Druck gegen den Processus styloideus radii. Der Widerstand sollte mit der ganzen Hand erfolgen

Stufe 3
Aste: siehe Stufe 5 und 4
Bewegung: volle Pronation des Unterarmes
Fixation: unteres Drittel des Oberarmes, nahe am Ellenbogen

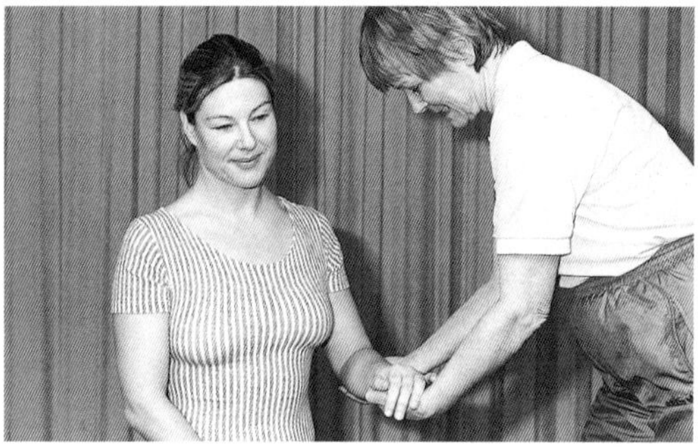

Der Therapeut unterstützt den Unterarm des Patienten.
Darauf achten, dass die Ellenbogenflexion von 90° erhalten bleibt.
Der Oberarm muss festgehalten werden.
Ein Ausweichen durch das Schultergelenk darf nicht erfolgen

Bewegung: Pronation

Stufe 2
Aste: BL, der Arm ist im Schultergelenk um 90° abduziert, der Unterarm hängt neben der Bank herab
Bewegung: volle Pronation des Unterarms
Fixation: am Oberarm

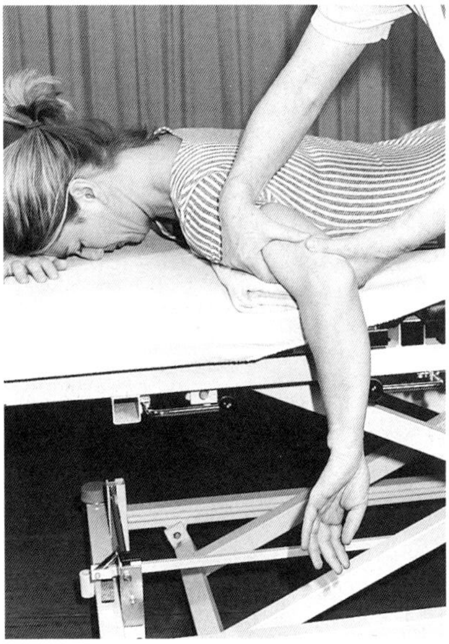

Darauf achten, dass die Muskeln von Hand und Fingern entspannt bleiben

Stufe 1 und 0
Aste: RL, Arme neben dem Körper, Ellenbogengelenk in leichter Flexion und Supination
Bewegung: Versuch, den Unterarm nach innen zu drehen

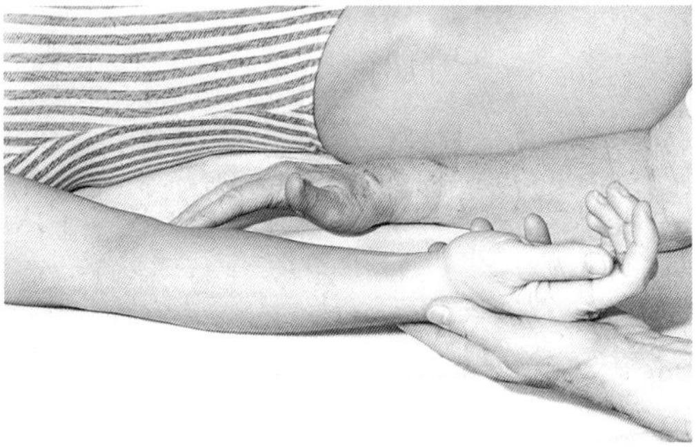

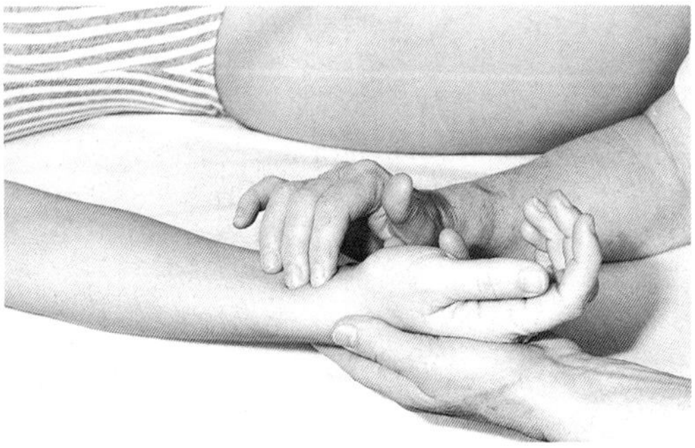

Der M. pronator teres wird unterhalb der Ellenbogenbeuge palpiert, der M. pronator quadratus proximal des Handgelenkes auf der volaren Seite

Bewegung: Volarflexion mit Ulnarabduktion der Hand
Muskel: M. flexor carpi ulnaris

Stufe 5 und 4
Aste: Sitz, Unterarm aufgelegt und in Supination
Bewegung: Flexion und ulnare Abduktion gleichzeitig
Fixation: unteres Unterarmdrittel
Widerstand: entgegen der Bewegungsrichtung

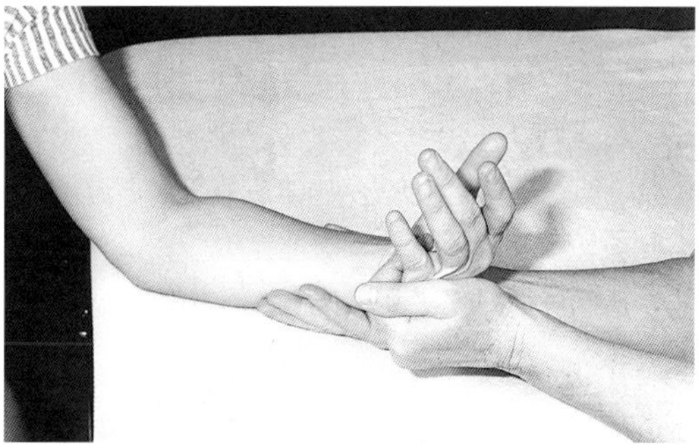

Die Finger bleiben entspannt.
Der Hauptwiderstand wird durch Druck am Hypothenar ausgeübt

Stufe 3
Aste: Sitz, Arm aufgelegt bei leichter Ellenbogenbeugung Unterarm supiniert
Bewegung: volle Beugung mit ulnarer Abduktion
Fixation: unteres Drittel des Unterarms

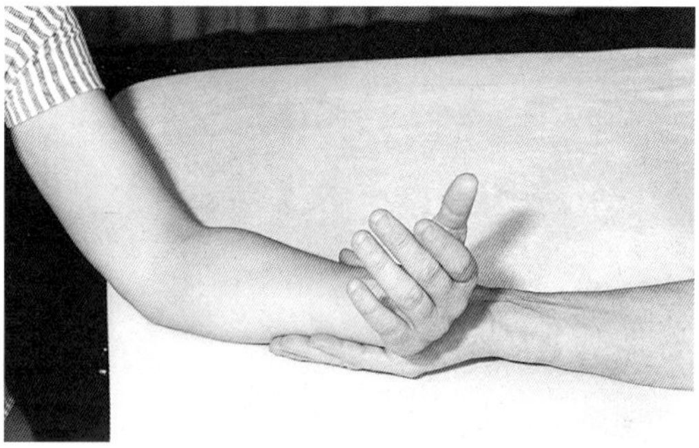

Finger bleiben entspannt

Stufe 2
Aste: Sitz, Arm aufgelegt, Kleinfingerseite liegt auf der Bank, Ellenbogen ist leicht gebeugt
Bewegung: Flexion und ulnare Abduktion
Fixation: unteres Drittel des Unterarms

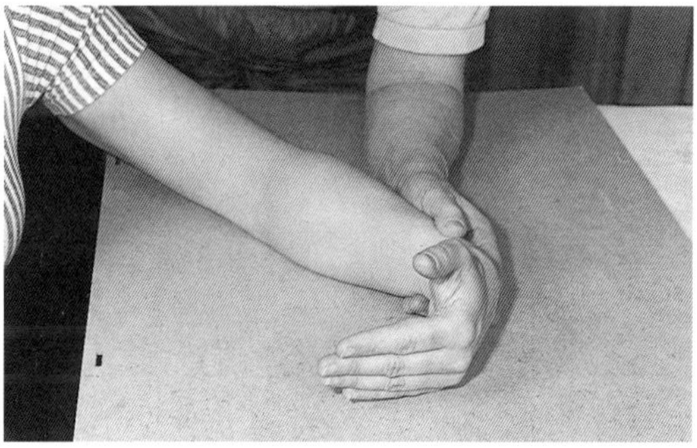

Finger sind entspannt.
Handgelenk bleibt frei, um die Bewegung nicht zu behindern

Stufe 1 und 0
Aste: Sitz, Unterarm aufgelegt, Kleinfingerseite liegt auf
Bewegung: Versuch, im Handgelenk zu beugen
Fixation: unteres Drittel des Unterarms

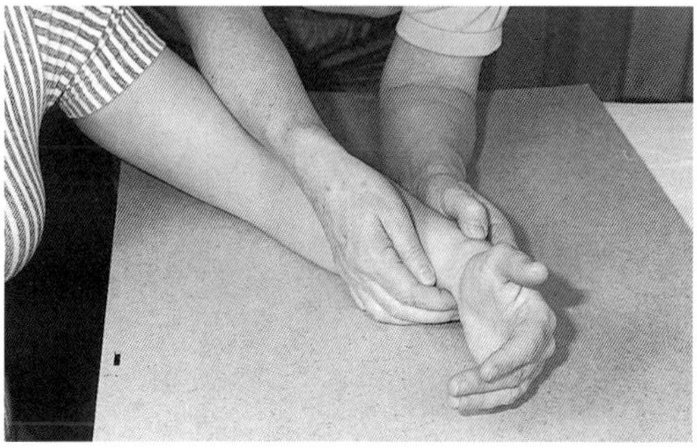

Nahe am Os pisiforme palpieren

→ Überhang

Bewegung: Volarflexion mit radialer Abduktion der Hand
Muskeln: M. flexor carpi radialis

Stufe 5 und 4
Aste: Sitz, Unterarm aufgelegt in Mittelstellung zwischen Supination und Pronation
Bewegung: Flexion und radiale Abduktion gleichzeitig
Fixation: unteres Unterarmdrittel auf der dorsalen Seite
Widerstand: entgegen der Bewegungsrichtung

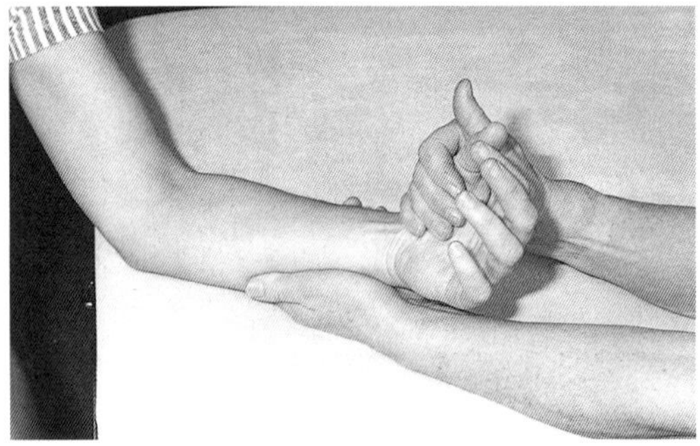

Die Finger bleiben entspannt.
Der Hauptwiderstand wird durch Druck am Thenar ausgeübt

Stufe 3
Aste: Sitz, Arm aufgelegt bei leichter Ellenbogenbeugung und in Mittelstellung zwischen Supination und Pronation
Bewegung: volle Beugung mit radialerAbduktion
Fixation: unteres Drittel des Unterarms auf der dorsalen Seite

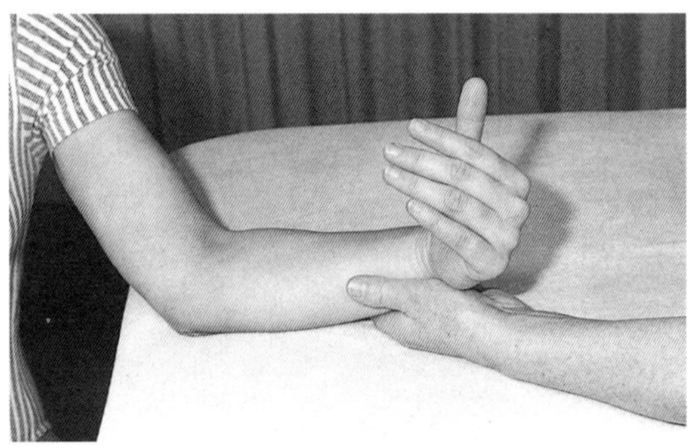

Finger bleiben entspannt

Stufe 2
Aste: Sitz, Arm aufgelegt, Kleinfingerseite liegt auf der Bank, Ellenbogen ist leicht gebeugt
Bewegung: Flexion und radiale Abduktion
Fixation: unteres Drittel des Unterarms

Finger sind entspannt.
Handgelenk bleibt frei, um die Bewegung nicht zu behindern

Stufe 1 und 0
Aste: Sitz, Unterarm aufgelegt, Kleinfingerseite liegt auf
Bewegung: Versuch, im Handgelenk zu beugen
Fixation: unteres Drittel des Unterarmes

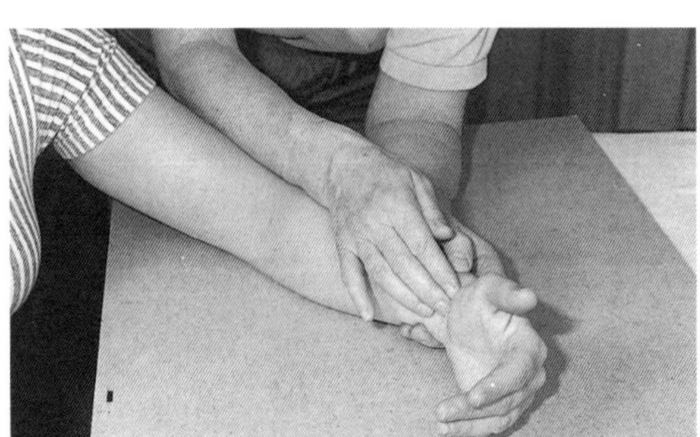

Nahe am Os scaphoideum palpieren

→ überhang

Bewegung: Dorsalextension mit ulnarer Abduktion
Muskeln: M. extensor carpi ulnaris

Stufe 5 und 4
Aste: Sitz, Unterarm aufgelegt und in Pronation, Ellenbogen leicht gebeugt
Bewegung: volle Extension mit ulnarer Abduktion
Fixation: unteres Drittel des Unterarms von der volaren Seite
Widerstand: entgegen der Bewegungsrichtung

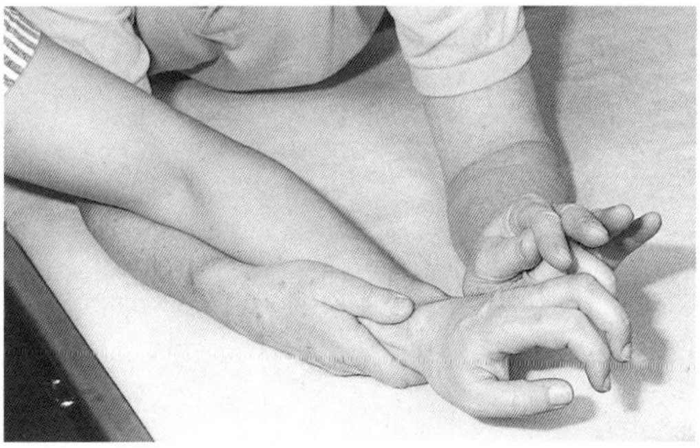

Finger bleiben völlig entspannt.
Widerstand erfolgt gegen den Handrücken auf der ulnaren Seite, Hauptdruck gegen das Köpfchen des Metakarpale V

Stufe 3
Aste: Sitz, Unterarm aufgelegt und in Pronation, Ellenbogen leicht gebeugt
Bewegung: volle Extension mit ulnarer Abduktion
Fixation: unteres Drittel des Unterarms von der volaren Seite

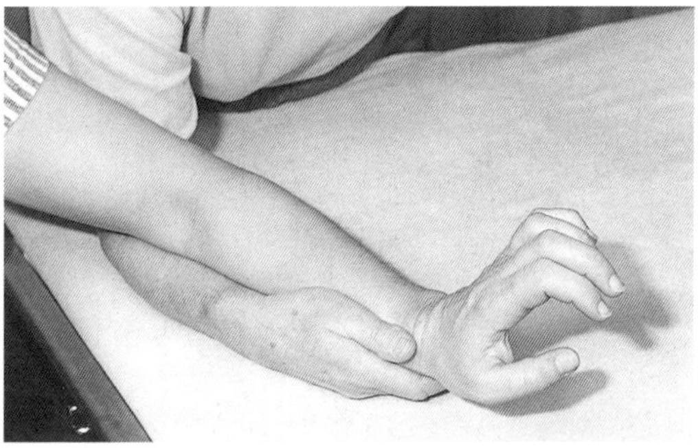

Finger bleiben entspannt

Stufe 2
Aste: Sitz, Unterarm aufgelegt in Mittelstellung zwischen Pronation und Supination, Ellenbogen leicht gebeugt
Bewegung: Extension mit ulnarer Abduktion
Fixation: am unteren Drittel des Unterarms

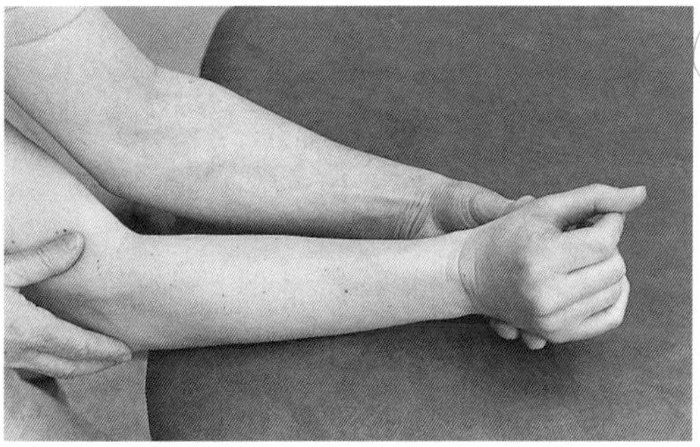

Finger sollen entspannt bleiben

Stufe 1 und 0
Aste: wie bei Stufe 2
Leichte Flexion im Handgelenk als Vordehnung
Sitz, wie bei Stufe 2
Bewegung: Versuch, die Hand nach außen oben zu ziehen
Fixation: von unten an der Hand

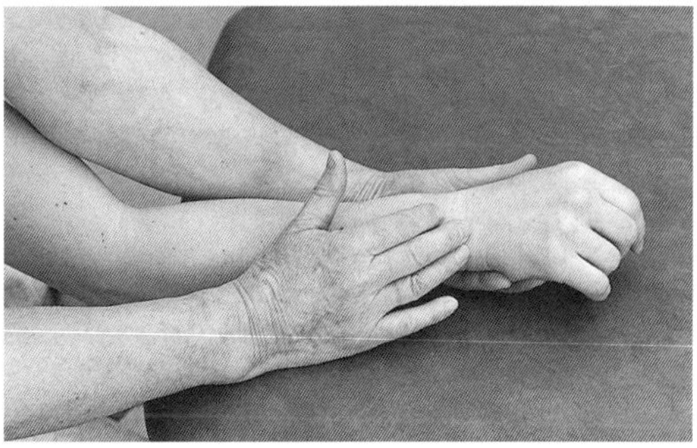

Palpation erfolgt direkt distal des Processus styloideus ulnae.
Leichte Flexion im Handgelenk als Vordehnung

-> Überhang
-> Dorsalext. nach Kraftgraden testen -> ASTE bei 2
-> Beginn in Nullstellung
-> Finger locker

Bewegung: Dorsalextension mit radialer Abduktion
Muskeln: M. extensor carpi radialis longus und brevis

Stufe 5 und 4
Aste: Sitz, Unterarm aufgelegt und in Pronation, Ellenbogen leicht gebeugt
Bewegung: volle Extension mit radialer Abduktion
Fixation: unteres Drittel des Unterarms von der volaren Seite
Widerstand: entgegen der Bewegungsrichtung

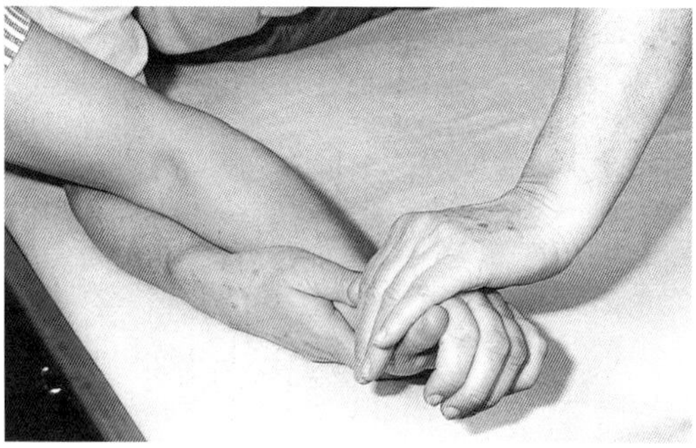

Finger bleiben völlig entspannt.
Widerstand erfolgt gegen den Handrücken auf der ulnaren Seite, Hauptdruck gegen das Köpfchen des Metakarpale II

Stufe 3
Aste: Sitz, Unterarm aufgelegt und in Pronation, Ellenbogen leicht gebeugt
Bewegung: volle Extension mit radialer Abduktion
Fixation: unteres Drittel des Unterarms von der volaren Seite

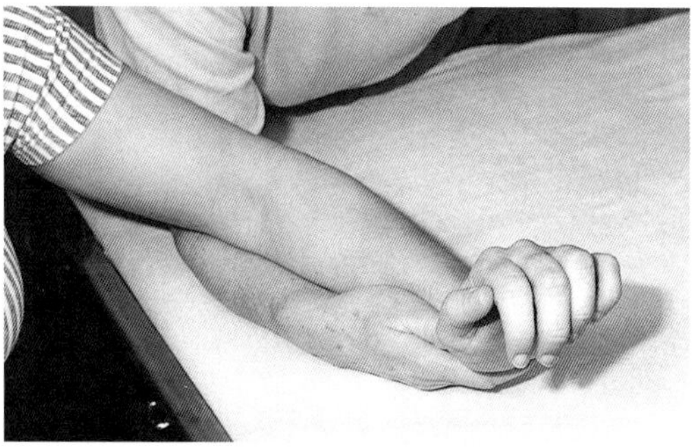

Finger bleiben entspannt.
Bewegung des Handgelenks soll nicht behindert werden

Stufe 2
Aste: Sitz, Unterarm aufgelegt in Mittelstellung zwischen Pronation und Supination, Ellenbogen leicht gebeugt
Bewegung: Extension mit radialer Abduktion
Fixation: am unteren Drittel des Unterarms

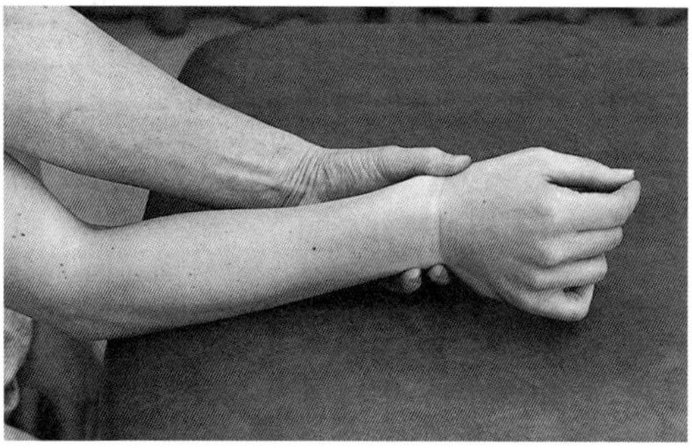

Finger sollen entspannt bleiben

Stufe 1 und 0
Aste: wie bei Stufe 2
Bewegung: Versuch, die Hand nach innen oben zu ziehen
Fixation: von unten an der Hand

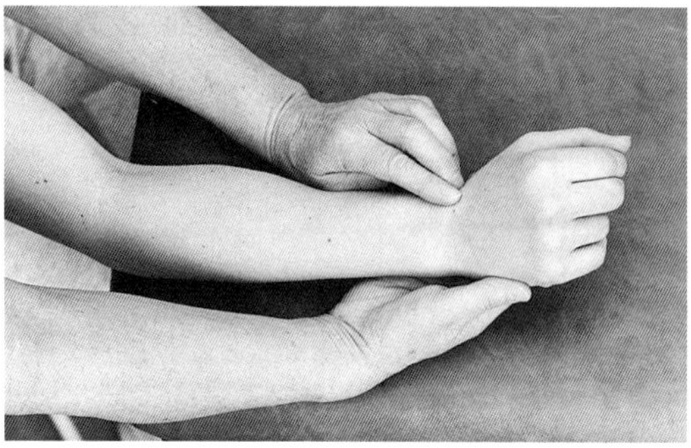

Palpation erfolgt auf dem Handrücken direkt distal des Radius in Verlängerung des Metakarpale II.
Leichte Flexion im Handgelenk als Vordehnung

Daumen bewegen lassen, um die richtige Sehnen zu palpieren
→ darf sich dann nicht mehr bewegen.

→ Überhang
→ Nullstellung achten
→ Dorsalext bestimmt Kraftgrad 2 Aste
→ lockere Finger

Bewegung: Flexion
Muskeln: M. lumbricales, M. interossei, M. flexor digitorum superficialis und profundus

Stufe 5 und 4
Aste: Sitz, bei leichter Ellenbogenbeugung Unterarm in Supination Finger gestreckt
Bewegung: Beugung in den Grundgelenken
Fixation: an den Köpfchen der Metakarpalen
Widerstand: entgegen der Bewegungsrichtung

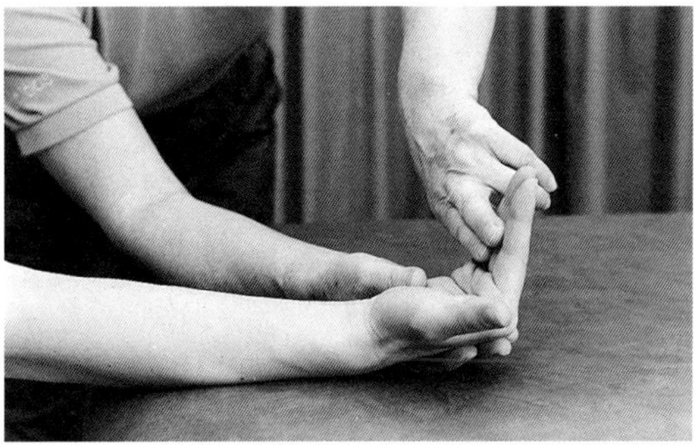

Entweder alle Finger gemeinsam

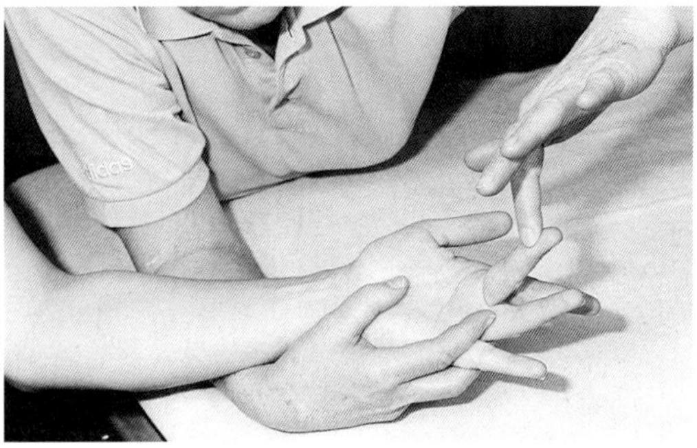

oder besser einzeln
Interphalangealgelenke sollen gestreckt bleiben

Stufe 3
Aste: Sitz, wie bei Stufe 5
Bewegung: Flexion im Grundgelenk
Fixation: Köpfchen der Metakarpalia

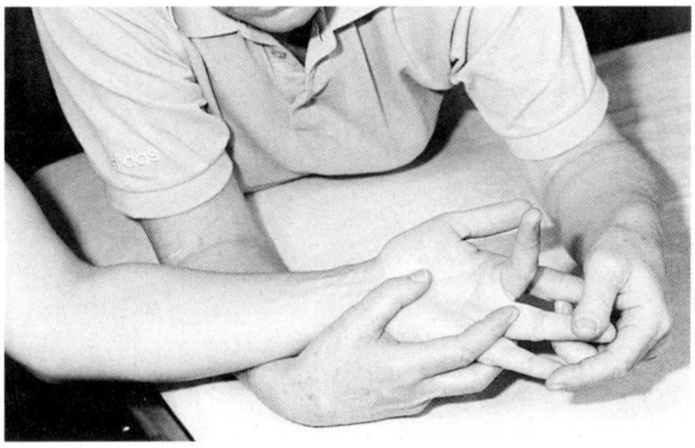

Stufe 2
Aste: Sitz, Unteram in Mittelstellung auf dem Tisch abgelegt
Bewegung: Beugung in den Fingergrundgelenken
Fixation: an den Metakarpalia

Stufe 1 und 0
Aste: Sitz, Unterarm liegt supiniert auf dem Tisch
Bewegung: Versuch, die Finger in den Grundgelenken zu beugen

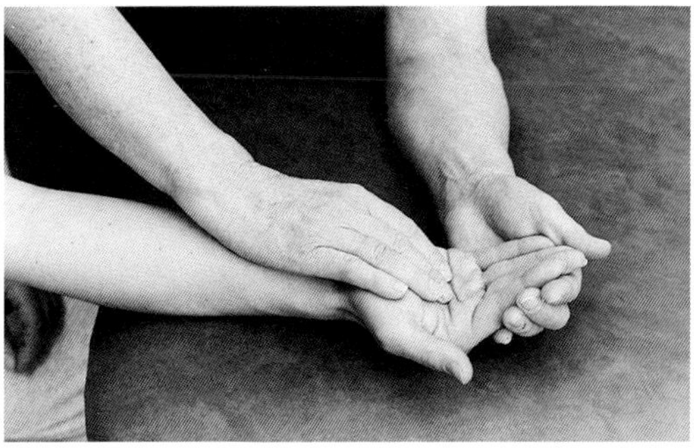

Palpation der Mm. lumbricales erfolgt in der Hohlhand

Bewegung: Extension
Muskeln: M. extensor digitorum communis, M. extensor indicis, M. extensor digiti V.

Stufe 5 und 4
Aste: Sitz, bei leichter Ellenbogenflexion, Unterarm ist proniert
Bewegung: volle Extension in den Grundgelenken
Fixation: von volar am Handgelenk
Widerstand: entgegen der Bewegungsrichtung

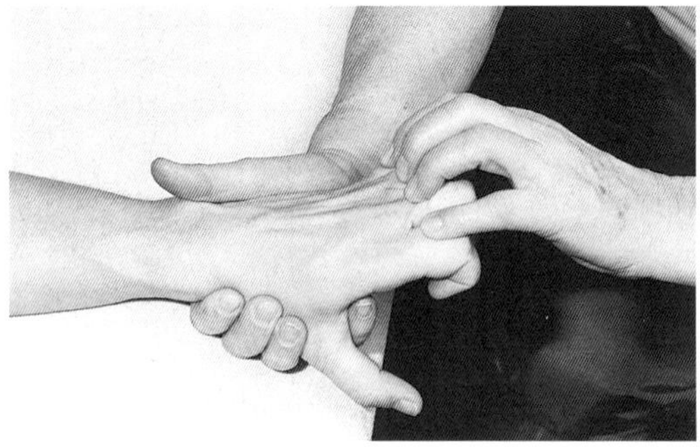

Finger sind in den Mittel- und Endgelenken gebeugt. Widerstand erfolgt an den Grundphalangen

Stufe 3
Aste: wie Stufe 5 und 4
Bewegung: Extension in den Grundgelenken
Fixation: von volar am Handgelenk

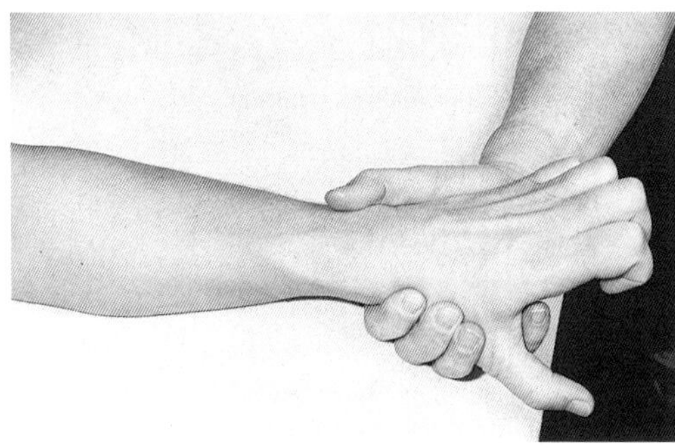

Handwurzel und Mittelhand gut fixieren

Stufe 2
Aste: Sitz, Unterarm liegt mit der ulnaren Seite auf, Ellenbogen leicht flektiert
Bewegung: in die Extension so weit wie möglich
Fixation: von volar am Handgelenk und Mittelhand

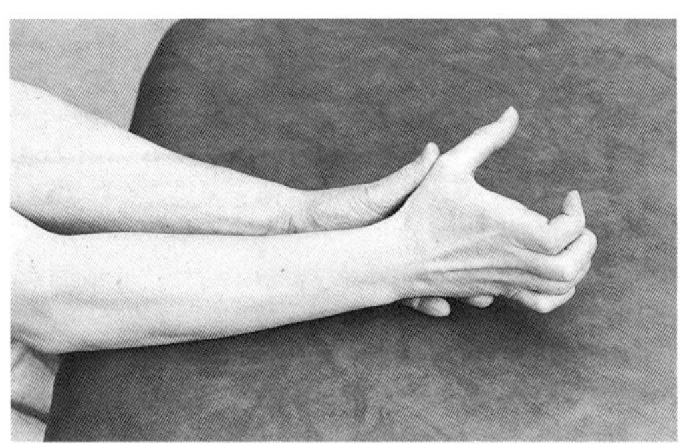

Handwurzel und Mittelhand fest umfassen

Stufe 1 und 0
Aste: Sitz, Unterarm mit der volaren Seite aufgelegt
Bewegung: Versuch, in den Fingergrundgelenken zu strecken
Fixation: an der Hand von volar

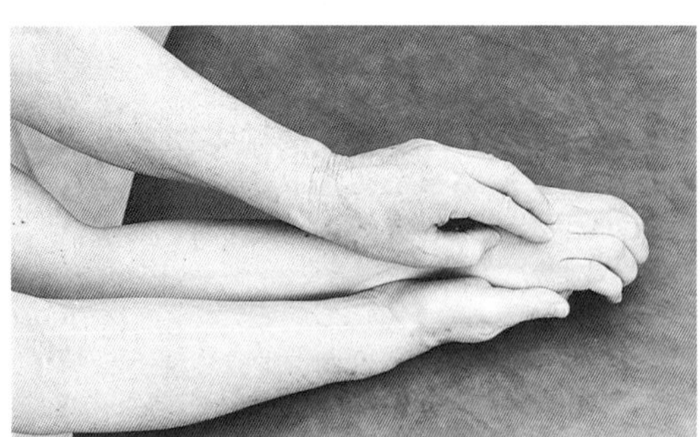

Handgelenk und Mittelhand von volar fest umfassen. Palpation in Höhe der Grundgelenke

Bewegung: radiale Abduktion – ulnare Adduktion
Muskeln: M. abductor pollicis longus und brevis, M. adductor pollicis

Stufe 5 und 4
Aste: Sitz, Unterarm in Mittelstellung und liegt mit der ulnaren Seite auf
Bewegung: volle Abduktion des Daumens
Fixation: an der ulnaren Seite der Hand
Widerstand: entgegen der Bewegungsrichtung

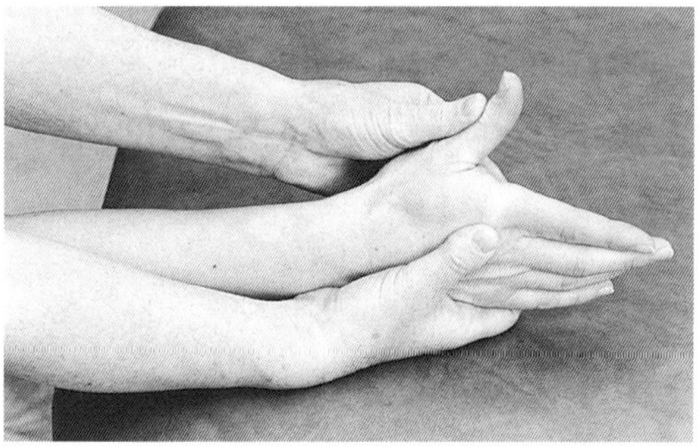

Übrige Finger sind entspannt
Hand in Verlängerung der Unterarmachse
Widerstand an der radialen Seite des Metakarpale I

Stufe 3
Aste: wie Stufe 5 und 4
Bewegung: Abduktion des Daumens
Fixation: an der ulnaren Seite der Hand

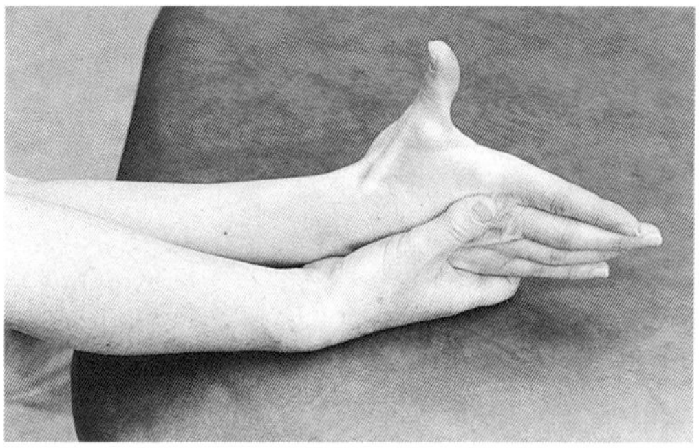

Übrige Finger sind gestreckt
Die Bewegung erfolgt in der Ebene der Handfläche.

> Bei einer endgradigen Bewegung ist die Kombination mit dorsaler Adduktion und Supination (= Reposition) zwangsläufig.

Stufe 5 und 4
Aste: Sitz, Unteram liegt proniert auf der Unterlage
Bewegung: volle ulnare Adduktion des Daumens
Fixation: am Handgelenk
Widerstand: am Daumen entgegen der Bewegungsrichtung

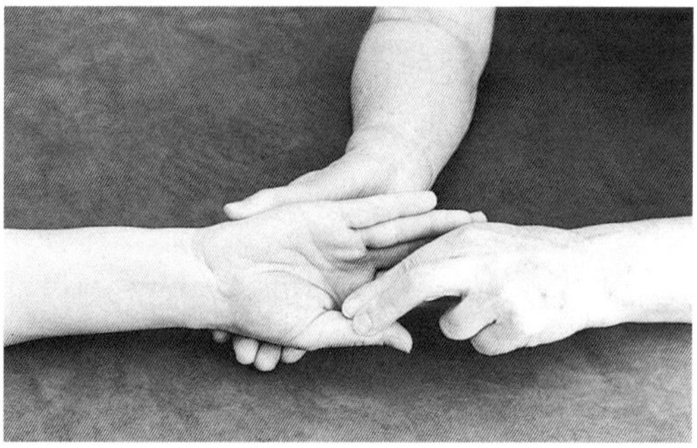

Finger sind gestreckt, Hand liegt in Verlängerung der Unterarmlängsachse

Stufe 3
Aste: Sitz, Unterarm liegt mit der radialen Seite zur Unterlage gewendet
Bewegung: ulnare Adduktion des Daumens in der Ebene der Handfläche
Fixation: Unterstützung an der Hand

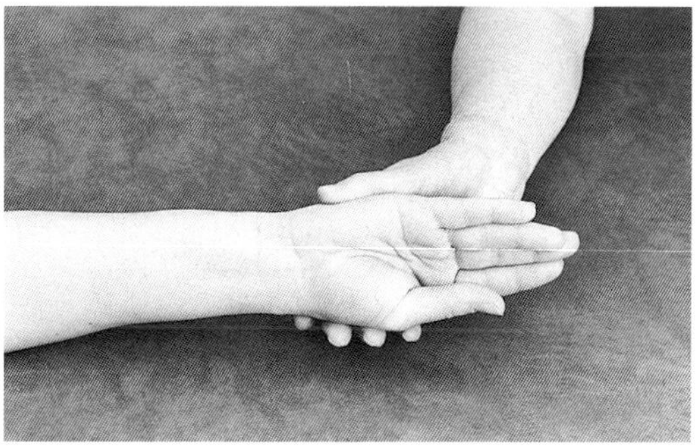

Finger werden fixiert, Unterarm wird vom Therapeuten frei gehalten, damit die Bewegung des Daumens gegen die Schwerkraft erfolgen kann

> Alle übrigen möglichen Tests für Bewegungen der Finger werden nicht mehr einzeln dargestellt.
> Sie sollten anhand der Anatomie und der Bewegungsmöglichkeiten vom Therapeuten selbst erarbeitet werden können.

Bewegung: Beugung
Muskeln: M. psoas major, M. iliacus, Hilfsmuskeln: M. tensor fasciae latae, M. pectineus u. M. adductor longus M. rectus femoris

Stufe 5 und 4
Aste: RL, am Bankende, so dass das zu testende Bein mit dem Unterschenkel herunterhängen kann, das andere Bein ist aufgestellt
Bewegung: volle Beugung im Hüftgelenk
Fixation: am Becken
Widerstand: entgegen der Bewegungsrichtung

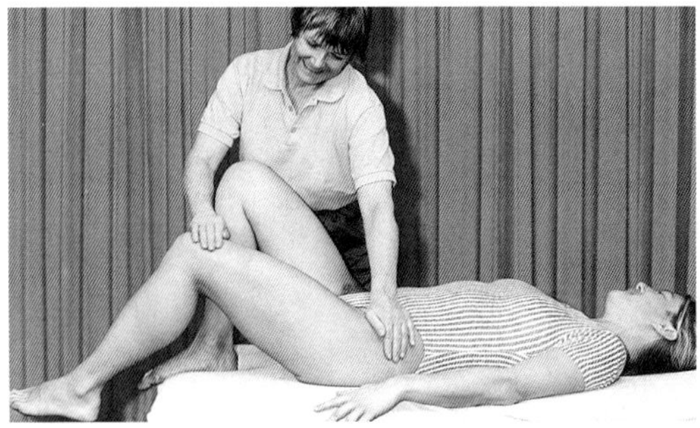

Becken muss gut fixiert werden.
Um eine Ausweichbewegung in der LWS zu verhindern, wird das kontralaterale Bein angestellt.
Widerstand erfolgt am distalen Ende des Oberschenkels

Stufe 3
Aste: wie Stufe 5 und 4
Bewegung: volle Beugung im Hüftgelenk
Fixation: am Becken

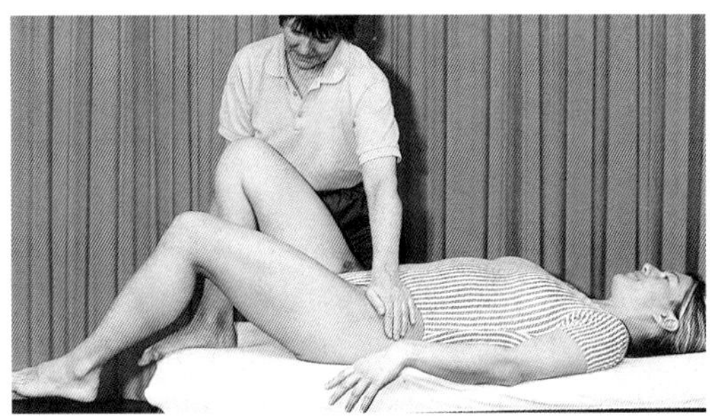

Keine Rotation im Hüftgelenk zulassen, Arme sind neben dem Körper

Bein hängt herab, Unterschenkel darf den Boden nicht berühren.
Arme liegen neben dem Körper

Bewegung: Beugung
Muskeln: M. psoas major, M. iliacus, Hilfsmuskeln: M. tensor fasciae latae, M. pectineus u. M. adductor longus

Stufe 2
Aste: SL, das zu testende Bein ist oben
Bewegung: volle Beugung im Hüftgelenk des oberen Beines
Fixation: Fixation am Becken

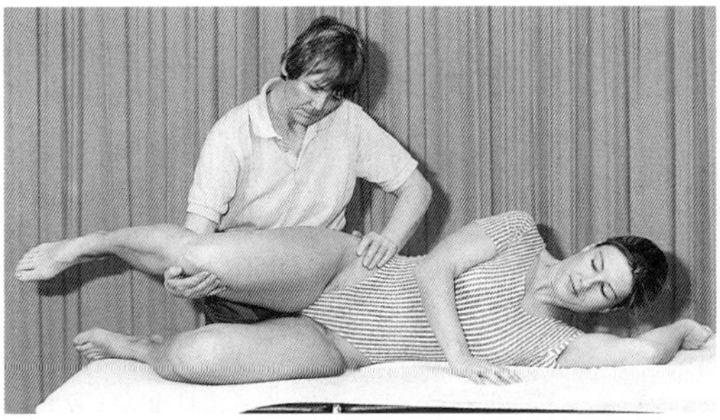

Der Untersucher darf nur das Beingewicht abnehmen und nicht bei der Bewegung helfen

wie oben: das zu testende Bein ist unten und liegt auf einer glatten Platte

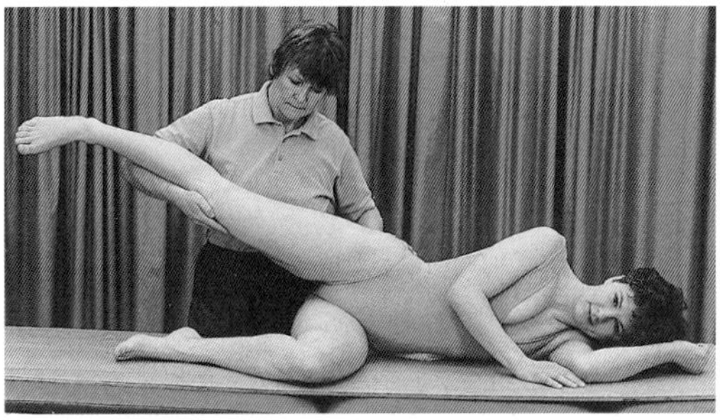

Stufe 1 und 0
Aste: RL
Bewegung: Versuch, das Bein anzuheben
Fixation: das zu testende Bein wird vom Untersucher gestützt.

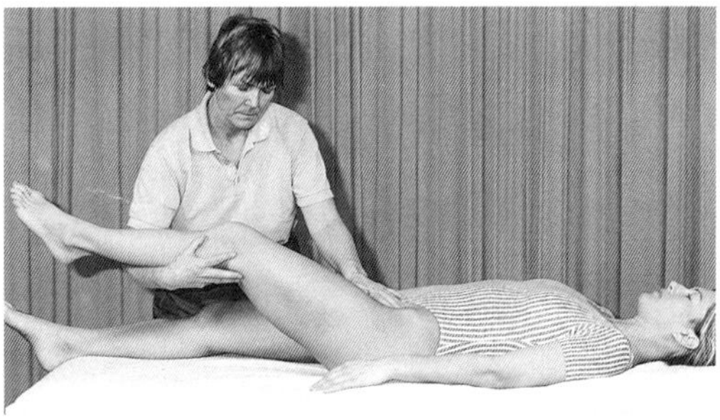

Palpation: direkt neben der SIAS unter dem Leistenband

Es ist auch möglich, dass das zu testende Bein unten liegt und der Untersucher das obenliegende Bein hält. Der Patient bewegt dann das untenliegende Bein. Dann allerdings sollte die Fläche glatt sein, um den Reibungswiderstand herabzusetzen.

Bewegung: Streckung
Muskeln: M. glutaeus maximus, M. biceps femoris, M. semitendinosus, M. semimembranosus

Stufe 5 und 4
Aste: BL, Beine in Nullstellung
Bewegung: Abheben des gestreckten Beines bis zu ca. 10° – 15°
Fixation: am Becken auf der zu testenden Seite
Widerstand: entgegen der Bewegungsrichtung

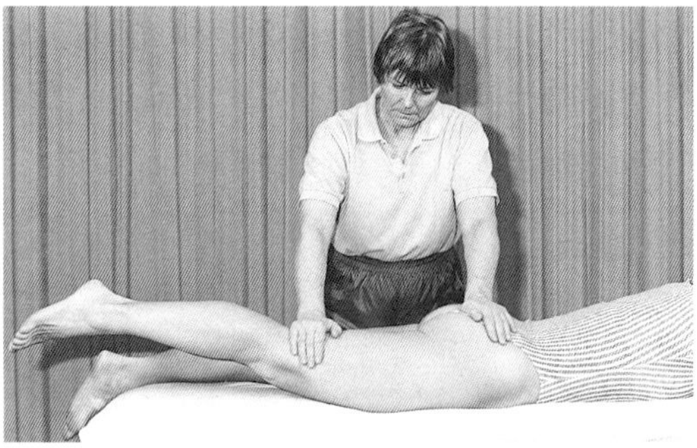

Fußspitzen ragen über den Bankrand

Widerstand am distalen Ende des Oberschenkels

Darauf achten, dass nicht zu viel Lordose in der LWS entsteht

Stufe 3
Aste: BL, Beine in Nullstellung
Bewegung: Abheben des gestreckten Beines bis ca. 10° – 15°
Fixation: am Becken

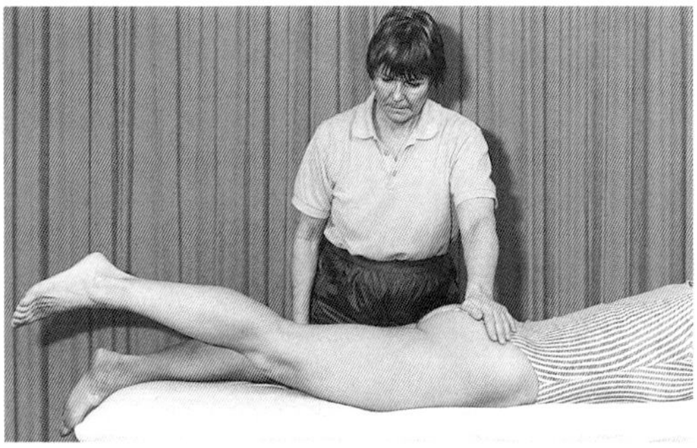

Fußspitzen ragen über den Bankrand

Stufe 2
Aste: SL, das zu testende Bein ist oben und wird vom Untersucher gehalten, das untenliegende Bein ist leicht gebeugt.
Bewegung: Überstreckung bis ca. 10° – 15°
Fixation: am Becken

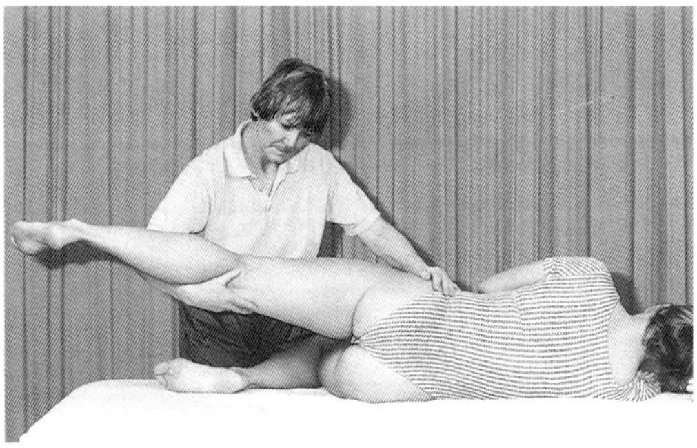

Darauf achten, dass der Rumpf stabil bleibt.
Der Untersucher darf nur das Beingewicht abnehmen, nicht bei der Bewegung helfen

Es ist auch möglich, dass das untenliegende Bein das zu testende ist.
Dann sollte die Unterlage glatt sein, um den Reibungswiderstand herabzusetzen.

Stufe 1 und 0
Aste: BL, Beine gestreckt
Bewegung: Versuch, das Bein abzuheben
Fixation: nicht erforderlich

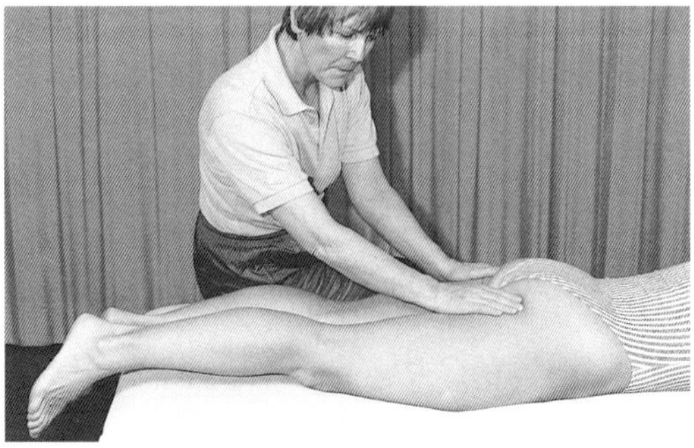

Palpation der Fasern des M. glut. max. mit der ganzen Hand
Palpation der übrigen Muskeln, z.B. der Ischiokruralen an ihrem Ansatz am Tuber ossis ischii

Bewegung: Streckung bei gebeugtem Bein
Muskeln: M. glutaeus maximus isoliert

Stufe 5 und 4
Aste: BL, das zu testende Bein ist im Kniegelenk 90° gebeugt
Bewegung: Überstreckung im Hüftgelenk bis ca. 10° – 15°
Fixation: am Becken
Widerstand: cntgcgcn dcr Bewegungsrichtung

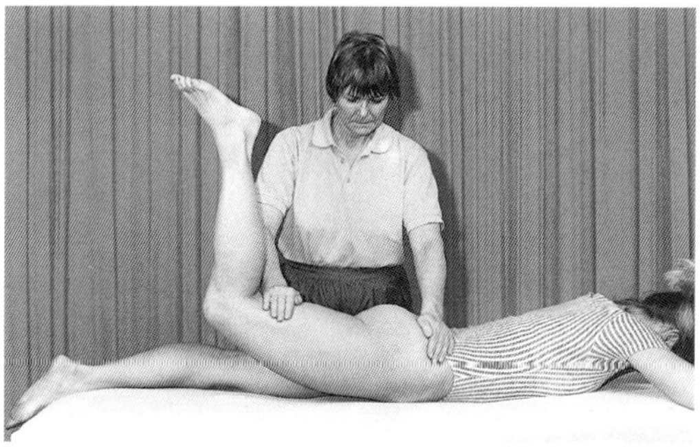

Widerstand dorsal am distalen Ende des Oberschenkels,
Becken fest auf die Unterlage drücken

Stufe 3
Aste: BL, wie Stufe 5 und 4
Bewegung: Überstreckung im Hüftgelenk bis ca. 10° – 15°
Fixation: am Becken

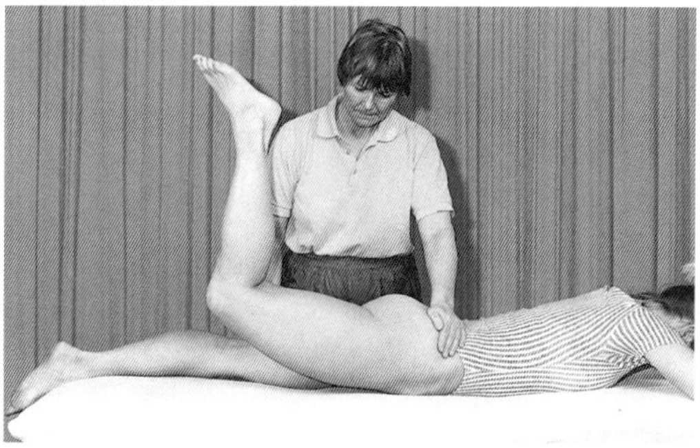

Becken fest auf die Unterlage drücken,
Palpieren am Trochanter major

Stufe 2
Aste: SL, Bein liegt unten
Der Untersucher hält das obenliegende Bein
Bewegung: in die Überstreckung
Fixation: am Becken

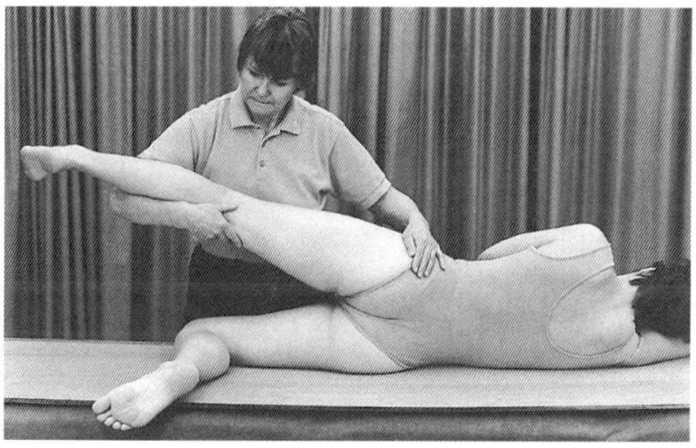

Darauf achten, dass das Becken stabil bleibt und sich die Bewegung nicht auf die LWS überträgt.
Da das zu testende Bein unten liegt, soll die Unterlage glatt sein, um den Reibungswiderstand herabzusetzen

Stufe 1 und 0
Aste: BL, Kniegelenk 90° gebeugt und vom Untersucher gehalten
Bewegung: Versuch, das gebeugte Bein abzuheben
Fixation: nicht erforderlich

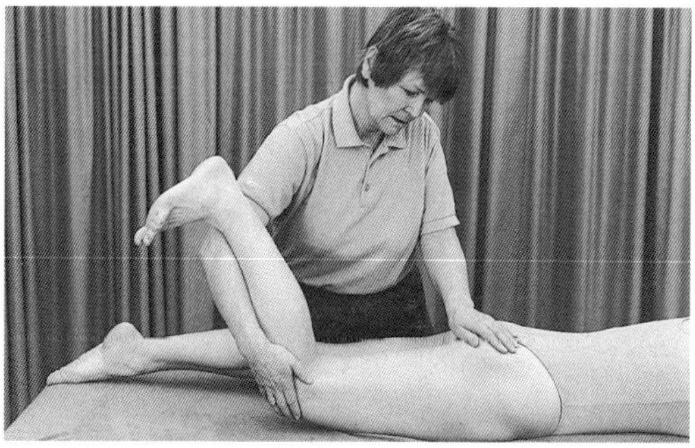

Palpation mit der ganzen Hand im Bereich des M. glutaeus maximus

Bewegung: Adduktion
Muskeln: M. adductor magnus, M. adductor brevis, M. adductor longus, M. pectineus, M. gracilis

Stufe 5 und 4
Aste: SL, das zu testende Bein liegt unten. Patient hält sich am Bankrand fest
Bewegung: Anheben des untenliegenden Beines
Fixation: Untersucher hält das obenliegende Bein
Widerstand: entgegen der Bewegungsrichtung

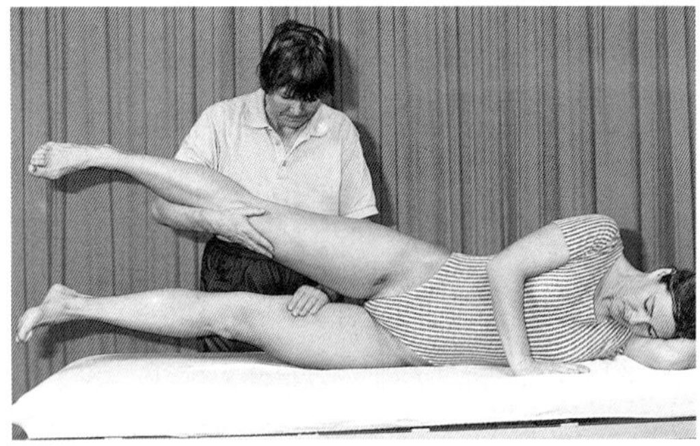

Widerstand am distalen Drittel des untenliegenden Beines

Stufe 3
Aste: SL, wie Stufe 5 und 4
Bewegung: Anheben des untenliegenden Beines
Fixation: Untersucher hält das obere Bein

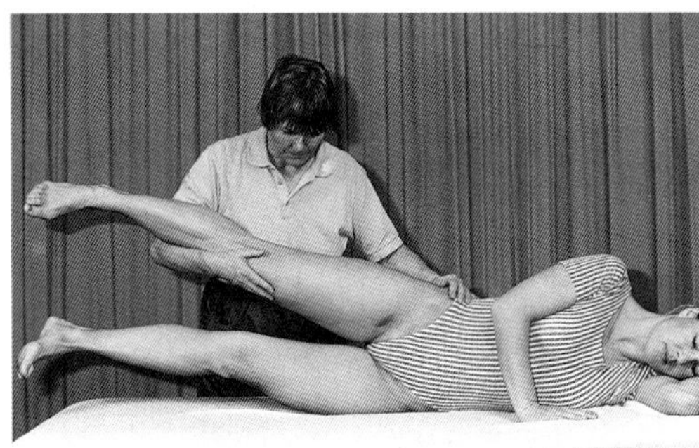

Das untenliegende Bein muss über die Mittellinie angehoben werden können

Stufe 2
Aste: RL, Beine ausgestreckt und ca. 30° abduziert
Bewegung: Adduktion des zu testenden Beines
Fixation: ggf. am Beckenkamm

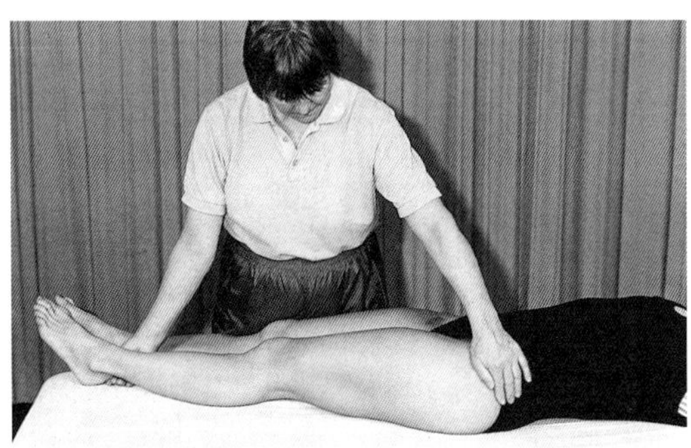

Die Adduktion muss über die Mittellinie hinaus erfolgen.
Es ist besser, wenn die Auflage glatt ist, um den Reibungswiderstand herabzusetzen

Stufe 1 und 0
Aste: RL, Beine gestreckt, das zu testende Bein ist leicht abduziert
Bewegung: Versuch, das Bein heranzuziehen

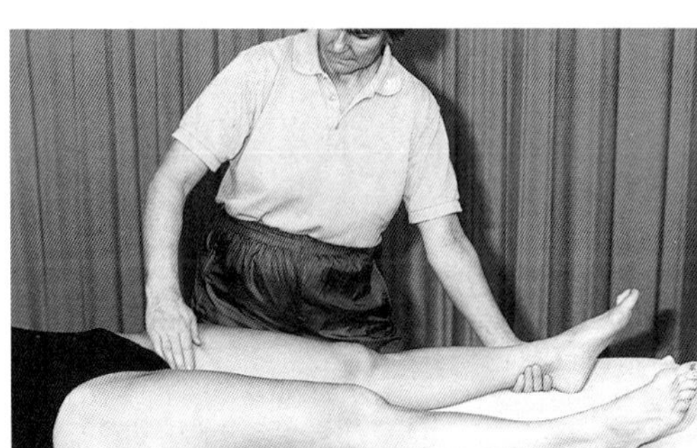

Der Untersucher unterstützt das zu testende Bein am distalen Ende

Palpation am Ansatz der Adduktoren am Tuberculum pubicum

Bewegung: Abduktion belastet
Testen der Kraftdauer

Stufe 5 und 4
Aste: Stand auf dem testenden Bein,
das andere Bein ist 90° im Hüftgelenk gebeugt

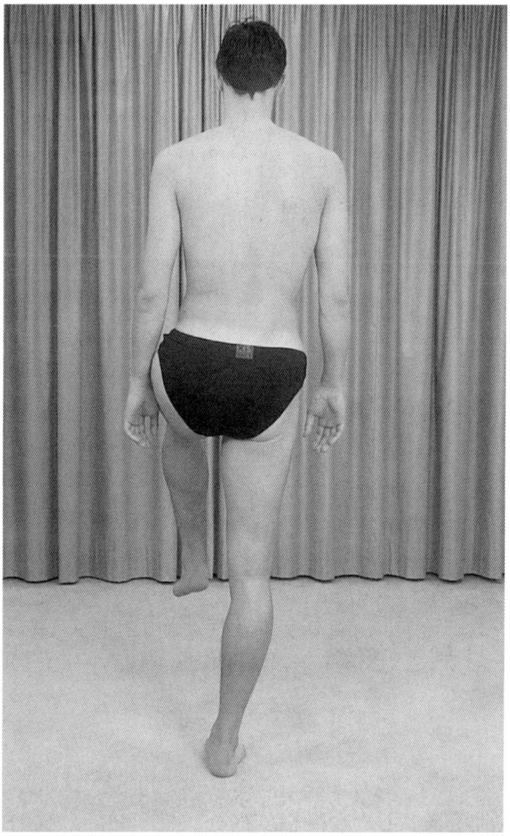

Der Pat. muss diese Position ca. 40 sec halten können, ohne dass das Becken auf der Gegenseite absinkt

Stufe 3
Der Patient kann das Bein zwar vom Boden abheben, aber nicht dort halten, das Becken sinkt sofort ab

Die Stufen 2–0 werden im Liegen getestet

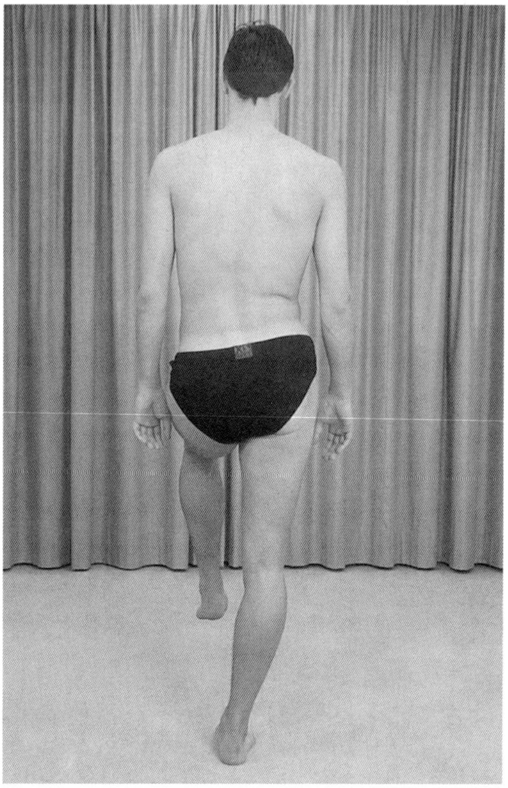

Anmerkung:
Wenn das Becken früher als nach 40 sec auf der Spielbeinseite absinkt, wird der Test als positiv gewertet = positiver Trendelenburg

Bewegung: Abduktion
Muskeln: M. glutaeus medius und minimus, M. tensor fasciae latae

Stufe 5 und 4
Aste: SL, untenliegendes Bein in leichter Beugung, Testbein ist gestreckt, Patient hält sich mit der oberen Hand am Bankrand
Bewegung: volle Abduktion des oberen Beines
Fixation: am Beckenkamm
Widerstand: entgegen der Bewegungsrichtung

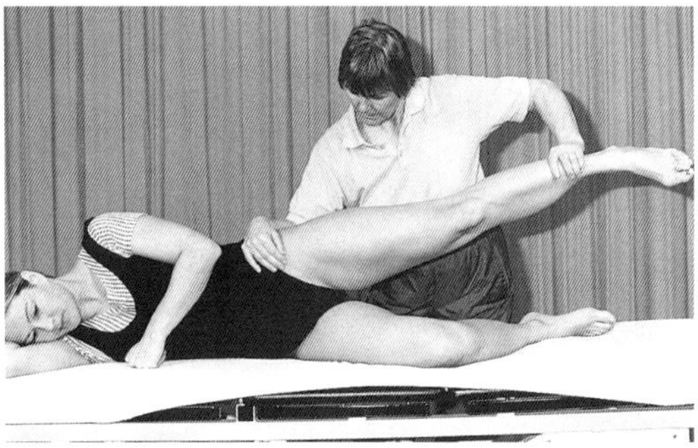

Mit dem Stützarm wird der Rumpf stabilisiert

Widerstand von oben am distalen Ende des Oberschenkels

Stufe 3
Aste: wie Stufe 5 und 4
Bewegung: volle Abduktion des obenliegenden Beines
Fixation: am Beckenkamm

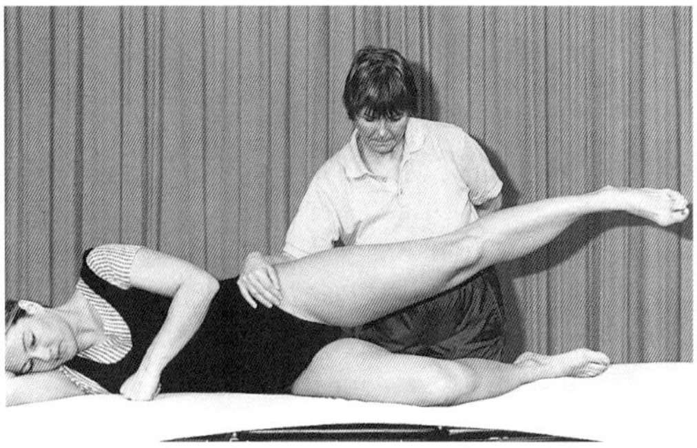

Darauf achten, wann sich die Bewegung auf die LWS überträgt

Stufe 2
Aste: RL, Beine gestreckt
Bewegung: Abduktion des Beines in vollem Bewegungsausmaß
Fixation: ggf. am Beckenkamm gegenhalten

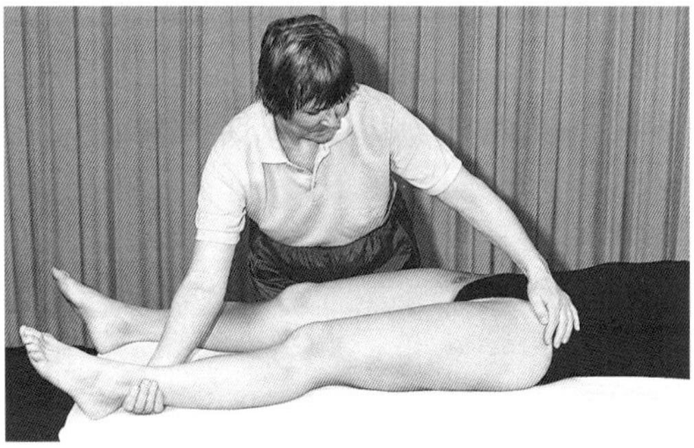

Palpation am Trochanter major.
Die Unterlage sollte glatt sein, um den Reibungswiderstand herabzusetzen

Stufe 1 und 0
Aste: RL, Beine ausgestreckt und etwas abduziert
Bewegung: Versuch, das Bein zur Seite zu bewegen

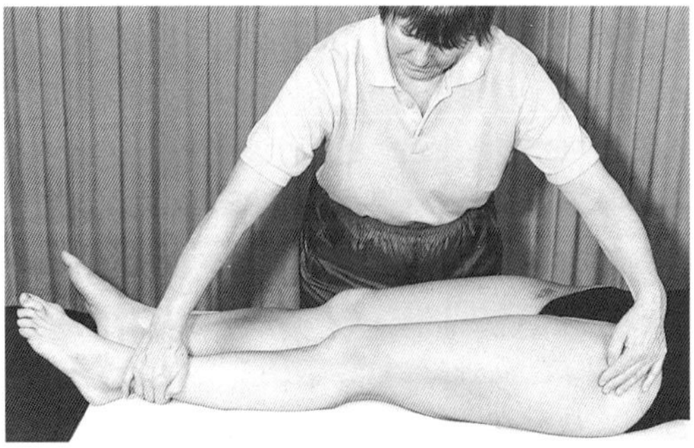

Palpation erfolgt am Trochanter major.
Der Untersucher unterstützt das zu testende Bein distal am Unterschenkel

Bewegung: Außenrotation
Muskeln: M. piriformis, M. quadratus femoris, M. glutaeus maximus, Mm. gemelli, Mm. obturatorii

Stufe 5 und 4

Aste: RL, Unterschenkel des zu testenden Beines hängt über den Bankrand herab
Das nicht getestete Bein ist aufgestellt
Bewegung: Außenrotation des Oberschenkels im vollen Bewegungsausmaß (ca. 45°)
Fixation: am Oberschenkel
Widerstand: entgegen der Bewegungsrichtung. Widerstand erfolgt am distalen Ende des Unterschenkels oberhalb des Malleolus medialis, da es sich um eine Zeigerbewegung handelt

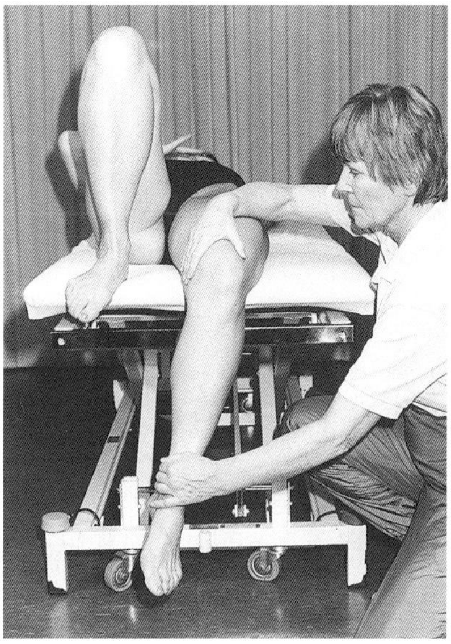

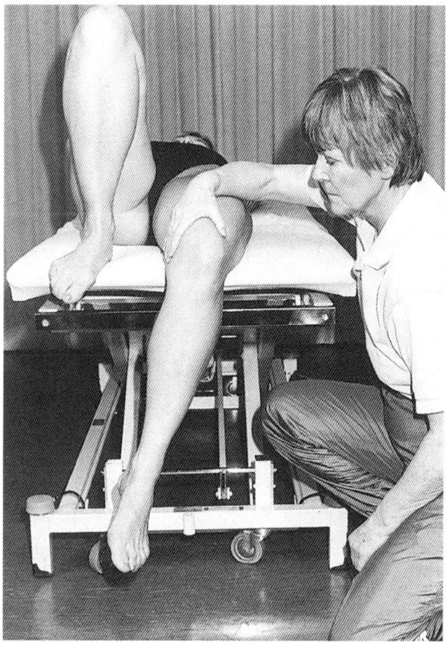

Stufe 3

Aste: wie Stufe 5 und 4
Bewegung: volle Außenrotation durch Bewegung vom Unterschenkel her
Fixation: am Oberschenkel

Darauf achten, wann sich die Bewegung auf das Becken überträgt

Stufe 2

Aste: RL, Beine ausgestreckt und in leichter Abduktion
Bewegung: aus Innenrotation in die volle Außenrotation im Hüftgelenk
Fixation: ggf. Gegenhalt am Becken auf der nicht zu testenden Seite

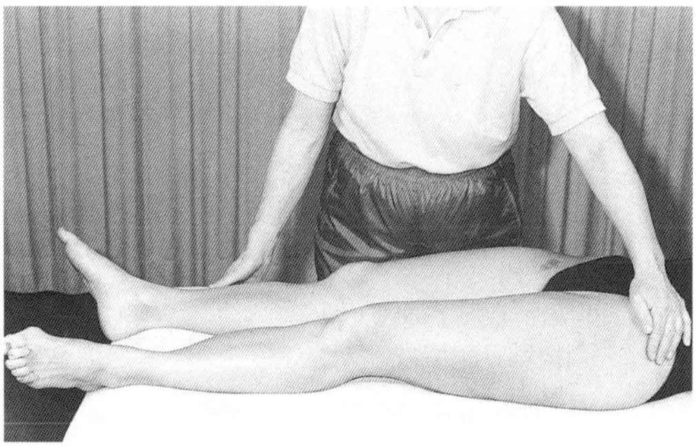

Entscheidend ist die erste Phase der Bewegung, d.h. aus der Innenrotation in die Außenrotation

Stufe 1 und 0

Aste: RL
Beine ausgestreckt
Bewegung: Versuch,das Bein nach außen zu drehen

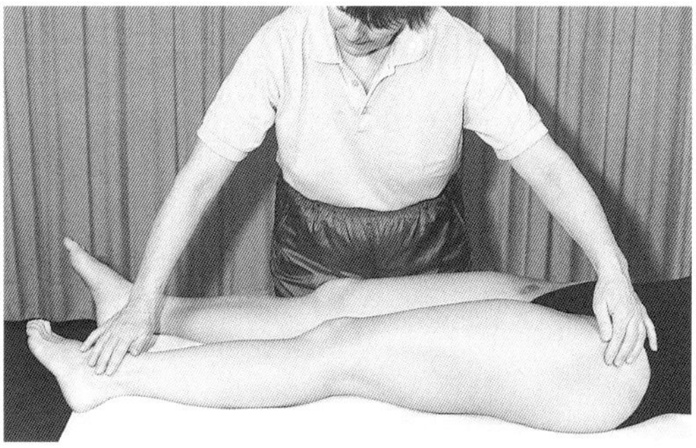

Die Palpation erfolgt am Trochanter major, und zwar an der Spitze und in der Fossa trochanterica

Bewegung: Innenrotation
Muskeln: M. glutaeus minimus, M. tensor fasciae latae

Stufe 5 und 4

Aste: RL, das zu testende Bein hängt über den Bankrand herab, das nicht getestete Bein ist aufgestellt
Bewegung: Innenrotation im vollen Bewegungsausmaß (ca. 30°)
Fixation: am Oberschenkel
Widerstand: erfolgt am distalen Ende des Unterschenkels oberhalb des Malleolus lateralis.
Es handelt sich um eine Zeigerbewegung.
Darauf achten, wann sich die Bewegung auf das Becken überträgt

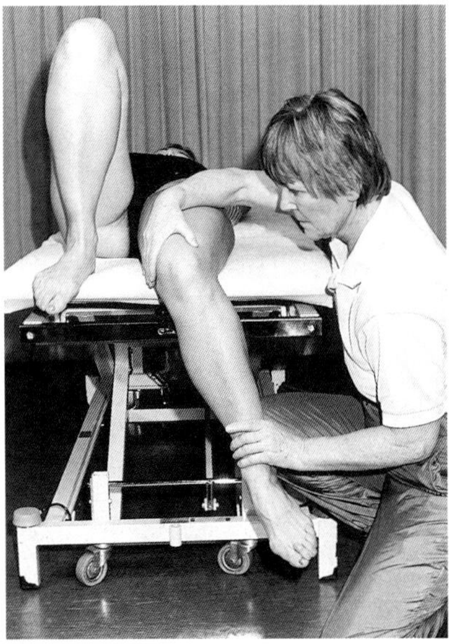

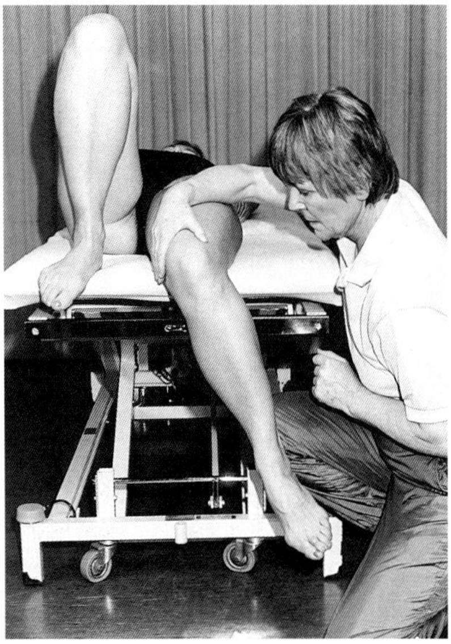

Stufe 3

Aste: wie Stufe 5 und 4
Bewegung: Innenrotation im vollen Bewegungsausmaß
Fixation: am Oberschenkel

Stufe 2

Aste: RL, Beine ausgestreckt, das zu testende Bein ist außenrotiert.
Bewegung: im vollen Bewegungsausmaß
Fixation: ggf. Gegenhalt am Becken auf der zu testenden Seite

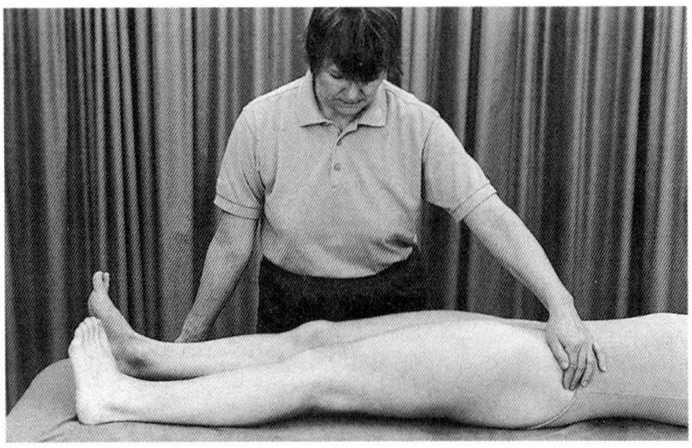

Entscheidend ist die erste Phase der Bewegung, d.h. aus der Außenrotation in die Innenrotation

Stufe 1 und 0

Aste: RL, Beine ausgestreckt
Fixation: ggf. Gegenhalt am Becken auf der nicht getesteten Seite
Bewegung: Versuch das Bein nach innen zu drehen

Palpation erfolgt im Verlauf der Muskelfasern oberhalb des Trochanter major

Bewegung: Beugung
Muskeln: M. biceps femoris caput longum und caput breve, M. semitendinosus, M. semimembranosus

Stufe 5 und 4
Aste: BL, Kissen unter den Bauch, Beine ausgestreckt, Fußspitzen ragen über den Bankrand hinaus
Bewegung: Beugung im Kniegelenk in vollem Ausmaß
Fixation: Becken und Oberschenkel mit dem Unterarm
Widerstand: entgegen der Bewegungsrichtung

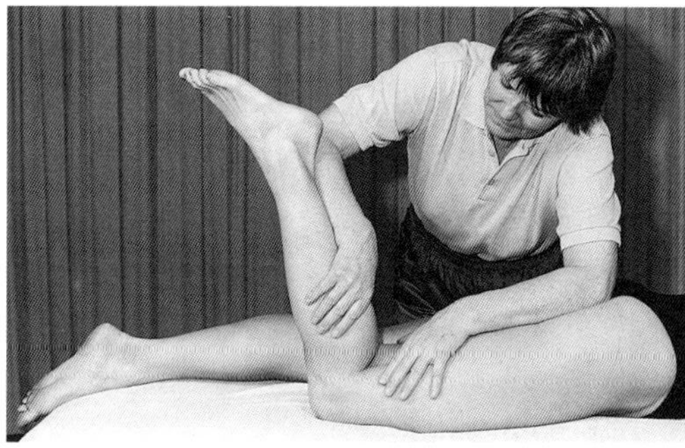

Widerstand erfolgt am distalen Ende des Unterschenkel
Das Becken soll auf der Unterlage liegen bleiben

Stufe 3
Aste: BL, wie Stufe 5 und 4
Bewegung: Beugung im vollen Ausmaß
Fixation: s.o.

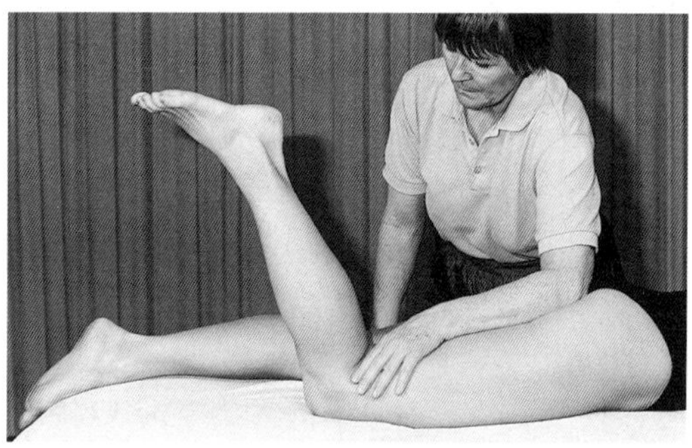

Darauf achten, dass das Becken liegen bleibt.
Die Bewegung ist bei ca. 90° Kniebeugung zu Ende

Stufe 2
Aste: SL, auf der zu testenden Seite, im Hüftgelenk gestreckt
Bewegung: Beugung des Kniegelenkes in vollem Ausmaß
Fixation: Untersucher stützt das obere Bein und das Becken

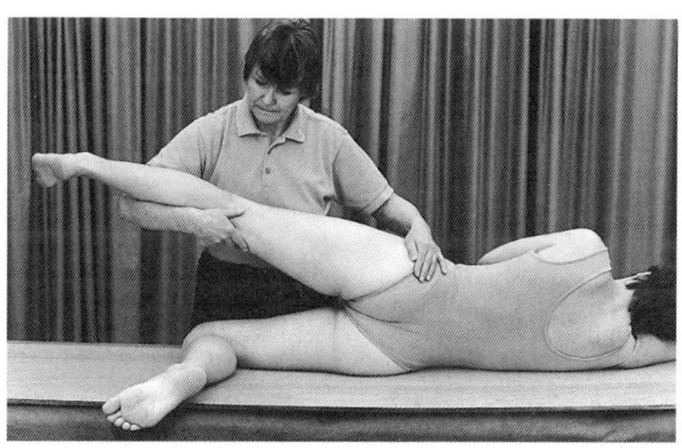

Unterlage ist glatt, um Reibung herabzusetzen

Stufe 1 und 0
Aste: BL, das zu testende Bein wird vom Untersucher im Kniegelenk in leichter Beugung gehalten
Palpation an der Rückseite des Oberschenkels beim **Bewegungsversuch**

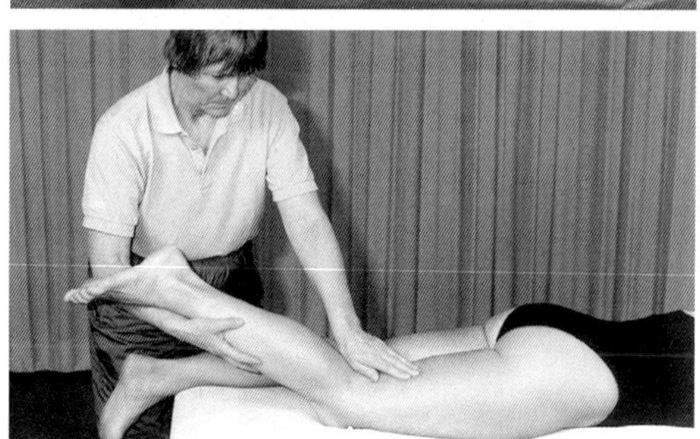

Unterstützung des zu testenden Beins am distalen Ende des Unterschenkels, das nicht getestete Bein ist ausgestreckt

Bewegung: Streckung
Muskeln: M. quadriceps femoris

Stufe 5 und 4
Aste: RL, das zu testende Bein hängt über den Bankrand herab, das nicht getestete Bein ist aufgestellt
Bewegung: volle Streckung im Kniegelenk
Fixation: am Oberschenkel
Widerstand: entgegen der Bewegungsrichtung

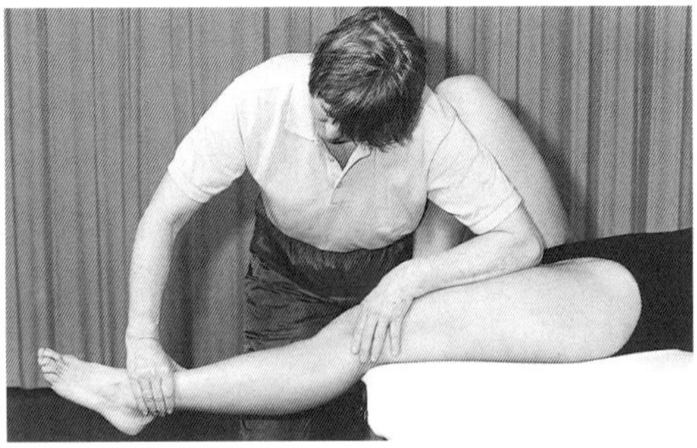

Der Patient kann auch mit erhöhtem Oberkörper liegen oder sich auf den Unterarmen abstützen.
Widerstand am distalen Ende des Unterschenkels

Stufe 3
Aste: RL, wie Stufe 5 und 4
Bewegung: Streckung im Kniegelenk im vollen Bewegungsausmaß
Fixation: am Oberschenkel

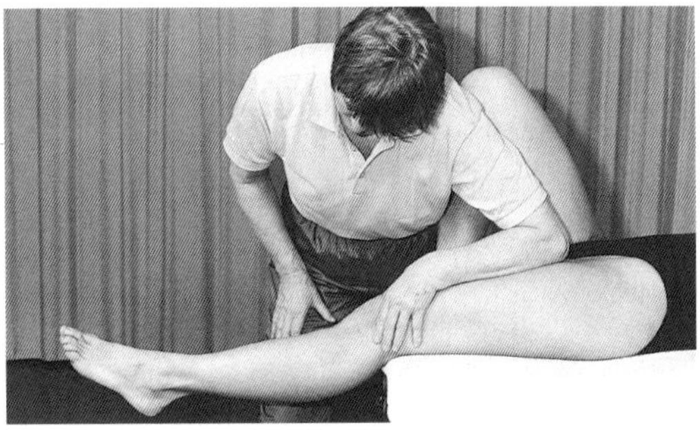

Zur besseren Sichtkontrolle kann der Patient sich auf den Unterarmen abstützen

Stufe 2
Aste: SL, auf der nicht getesteten Seite. Das getestete Bein wird vom Therapeuten gehalten
Bewegung: aus 90° Beugung in die volle Streckung
Fixation: am Becken

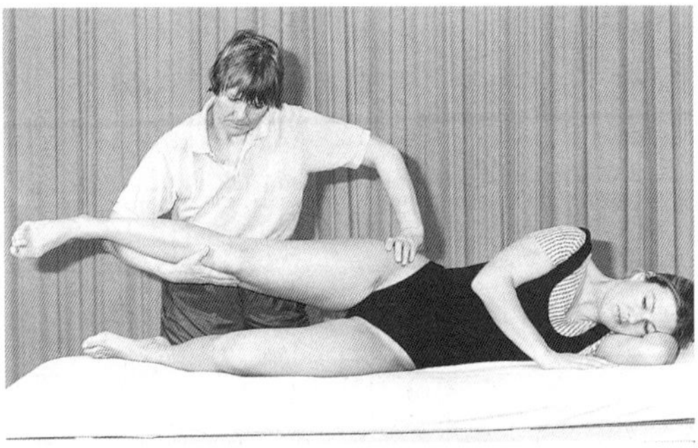

Der Patient kann sich mit der oberen Hand am Bankrand abstützen, um den Rumpf zu stabilisieren

Es ist auch möglich, dass das zu testende Bein unten liegt. Unterlage muss dann glatt sein.

Stufe 1 und 2
Aste: RL, das getestete Bein wird von der Kniekehle aus in leichter Flexion gestützt
Bewegung: Versuch, das Kniegelenk zu strecken

Cave! Hüftflex vermeiden!

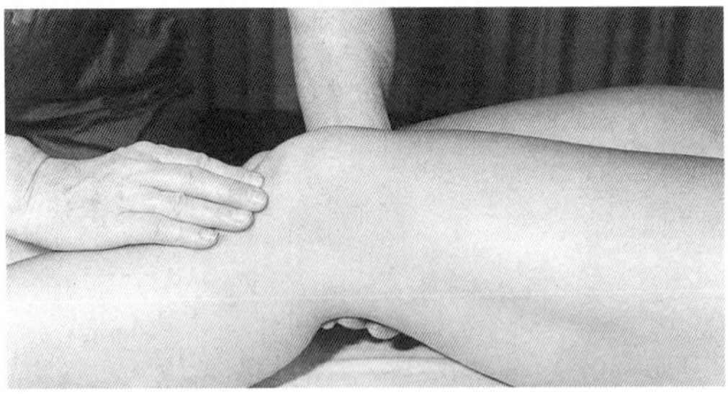

Die Palpation erfolgt einmal unterhalb der Patella am Lig. patellae und einmal oberhalb der Patella im Verlauf der Fasern des M. quadriceps

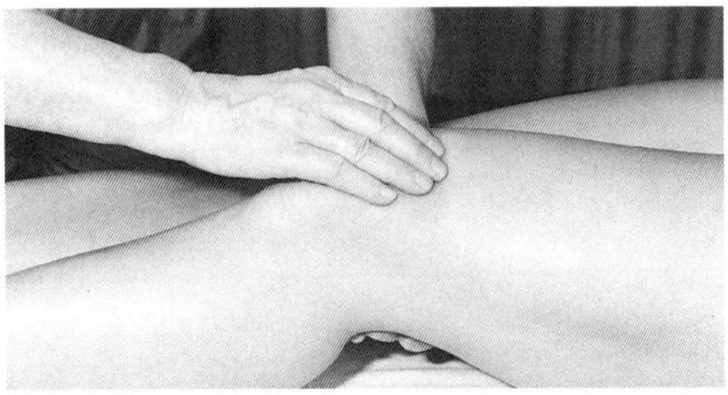

Bewegung: Streckung in der geschlossenen Kette
Testen der Kraftausdauer

Stufe 5 und 4
Aste: Stand auf dem zu testenden Bein, das andere Bein ist abgehoben
Bewegung: Kniebeugung (exzentrisch) und Kniestreckung (konzentrisch)

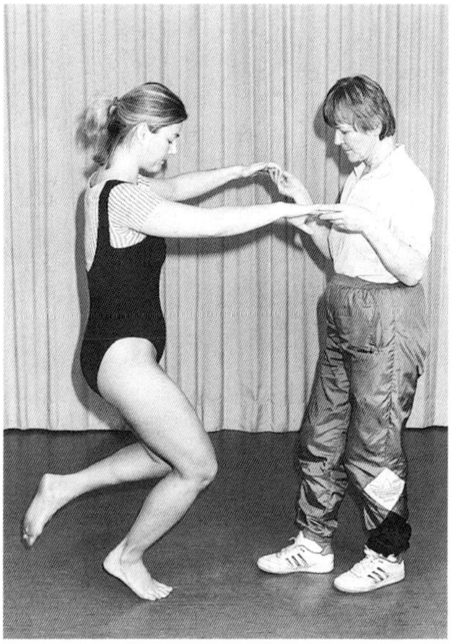

Bei Muskelstatus 5 müssen mind. 10 Wiederholungen möglich sein

Stufe 3
Aste: wie Stufe 5 und 4
Bewegung: wie Stufe 5 und 4

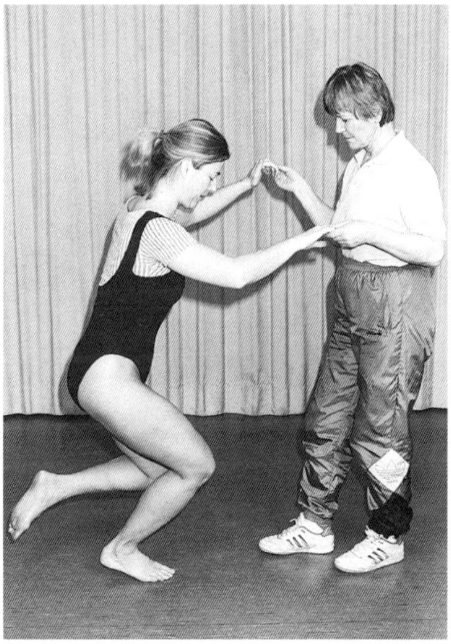

Mind. 1–3 Wiederholungen

> Die Hauptaufgabe des M. quadriceps ist das Aufrechthalten des Körpers gegen die Schwerkraft.
> Deshalb sollte man immer auch im geschlossenen System testen.
> Die Bewertung der Muskelkraft erfolgt durch die Anzahl der Wiederholungen, mit denen das Körpergewicht bewegt werden kann.

Bewegung: Plantarflexion bei gestrecktem Knie
Muskeln: M. gastrocnemius, M. soleus

Stufe 5 und 4
Aste: BL, Beine gestreckt
Das distale Ende des Fußes ragt über den Bankrand hinaus
Bewegung: volle Plantarflexion
Fixation: von anterior am distalen Ende des Unterschenkels
Widerstand: am Kalkaneus entgegen der Bewegungsrichtung

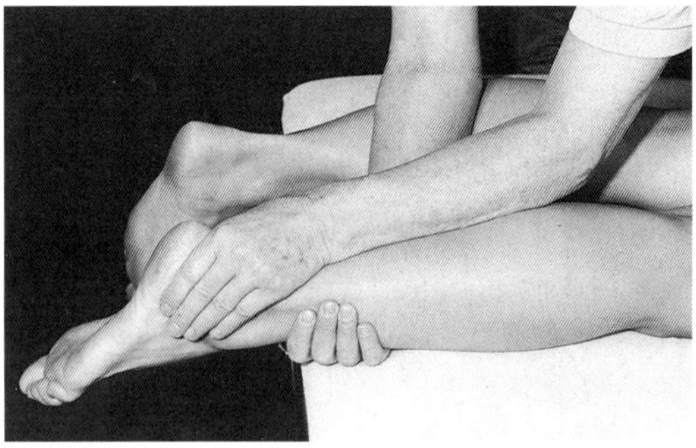

Der Fuß ist völlig entspannt

Für den Widerstand wird die Ferse nach distal gedrückt.
Dabei ist darauf zu achten, daß die Achillessehne frei bleibt

Die Stufe wird durch die Stärke des Widerstandes unterschieden

Stufe 3
Aste: BL, wie Stufe 5 und 4
Bewegung: volle Plantarflexion
Fixation: von anterior am distalen Ende des Unterschenkels

Darauf achten, dass der Fuß entspannt bleibt, die Zehen dürfen nicht flektiert werden

Bei Stufe 3 nur noch geringer Widerstand

Stufe 2
Aste: SL, das zu testende Bein liegt unten, Hüft- und Kniegelenk sind gestreckt
Bewegung: volle Plantarflexion
Fixation: am distalen Ende des Unterschenkels

Das nicht zu testende Bein ist gebeugt

Bei der Bewegung bewegt sich die Außenkante des Fußes auf der Unterlage

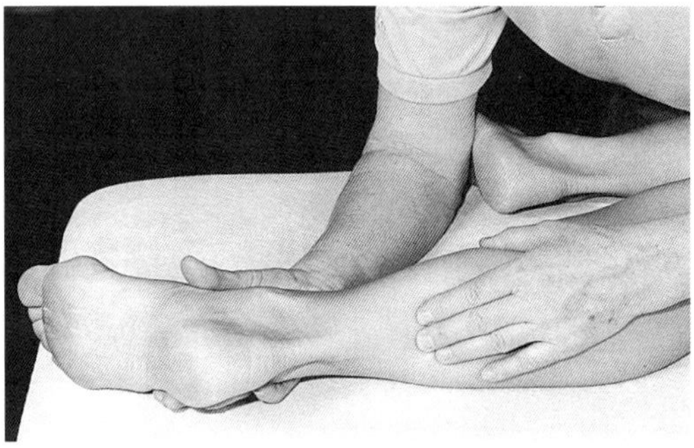

Stufe 1 und 0
Aste: SL, auf der Seite des zu testenden Beines
Palpation beim **Bewegungsversuch**

Palpiert wird im Verlauf der Muskelfasern des M. gastrocnemius oberhalb der Achillessehne

Bewegung: Plantarflexion mit gestrecktem Knie in der geschlossenen Kette
Muskeln: M. gastrocnemius, M. soleus

Stufe 5, 4 und 3
Aste: Stand auf einem Bein, Knie ist gestreckt, das andere Bein ist vom Boden abgehoben
Bewegung: Abheben der Ferse vom Boden gegen das eigene Körpergewicht

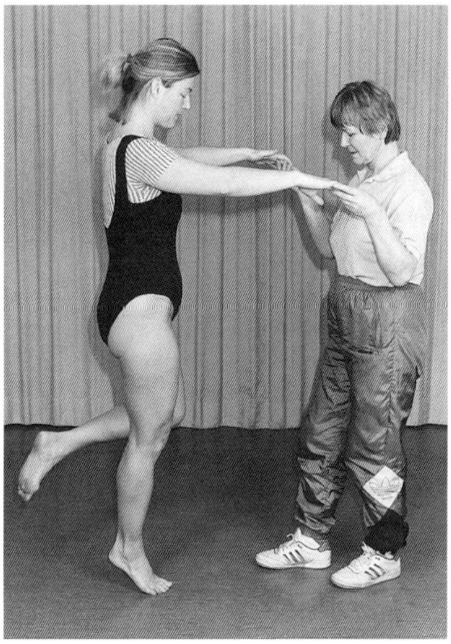

Die Differenzierung der einzelnen Stufen erfolgt durch die Anzahl der Wiederholungen

Für Muskelstatus 3 muss mindestens einmal das volle Körpergewicht angehoben werden können

Bewegung: Plantarflexion bei gebeugtem Knie
Muskeln: M. soleus

Stufe 5, 4 und 3
Variante A
Aste: BL, das zu testende Bein im Knie ca. 30° gebeugt
Bewegung: volle Plantarflexion
Fixation: am distalen Ende des Unterschenkels
Widerstand: am Kalkaneus mit Schub nach distal

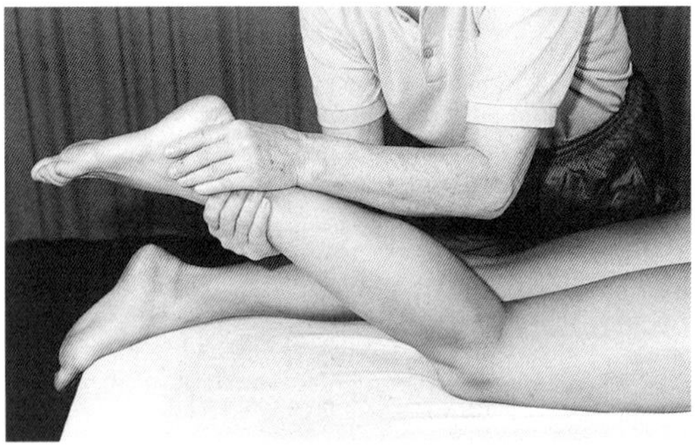

Die Stufen werden durch die Stärke des Widerstandes unterschieden.
Bei Stufe 3 erfolgt nur noch leichter Widerstand

Stufe 5, 4 und 3
Variante B
Aste: Sitz, auf einem Hocker Fußsohle aufgestellt
Bewegung: Abheben der Ferse vom Boden
Fixation: entfällt
Widerstand: von oben am Knie entgegen der Bewegungsrichtung

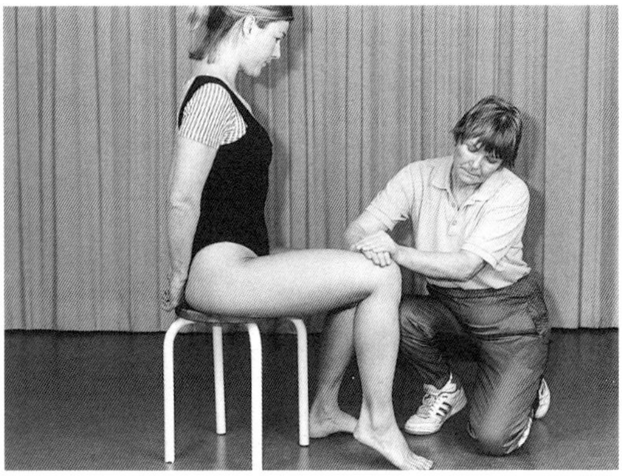

Die Stufen werden durch die Stärke des Widerstandes unterschieden.
Bei Stufe 3 erfolgt nur noch leichter Widerstand

Stufe 2, 1 und 0
erfolgen wie beim Test mit gestrecktem Knie mit dem Unterschied, dass das Knie leicht gebeugt ist

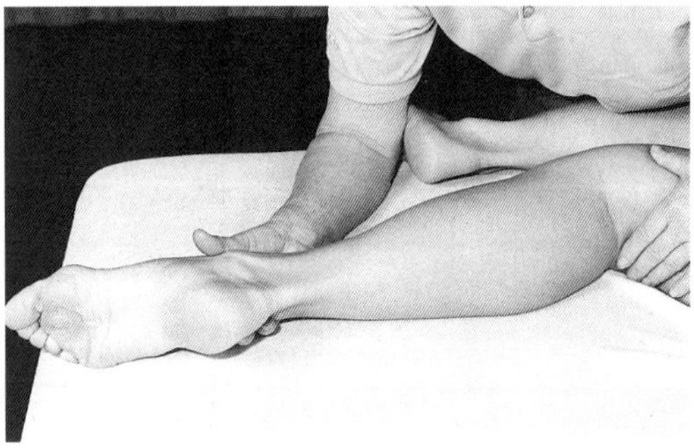

Palpation des M. soleus an den Seiten des sich verjüngenden Muskelbauches des M. gastrocnemius

Bewegung: Dorsalextension mit Adduktion/Supination
Muskeln: M. tibialis anterior

Stufe 5 und 4
Aste: Sitz, am Bankrand, Unterschenkel hängen frei herab
Bewegung: Anheben des Fußrandes nach innen oben
Fixation: von posterior am Kalkaneus bzw. distalen Ende des Unterschenkels
Widerstand: entgegen der Bewegungsrichtung

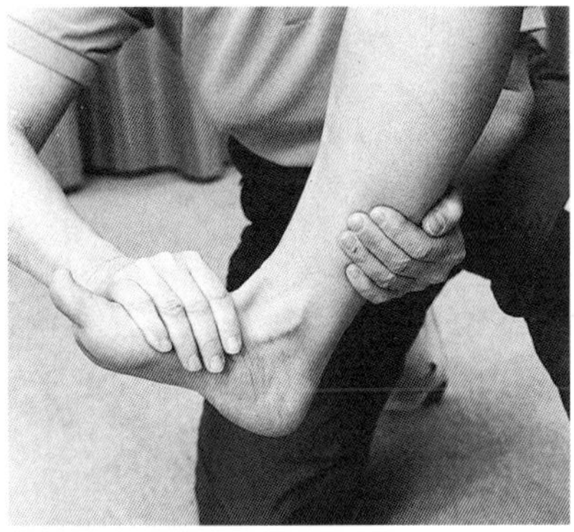

Widerstand von dorsal um den medialen Fußrand herum

Stufe 3
Aste: wie Stufe 5 und 4
Bewegung: Anheben des medialen Fußrandes
Fixation: von posterior am Kalkaneus bzw. distalen Ende des Unterschenkels

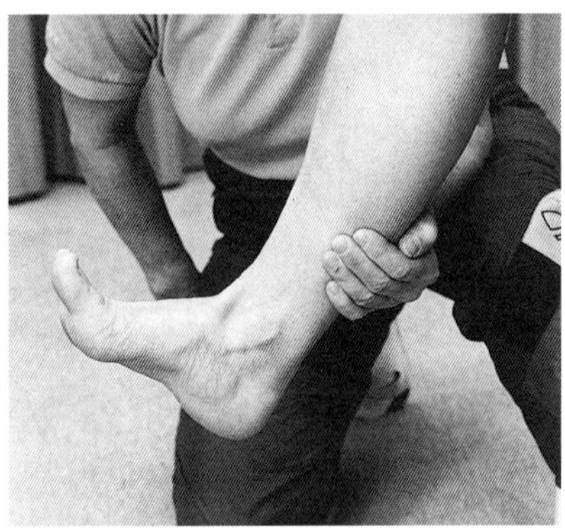

Fuß ist in Mittelstellung und berührt nicht den Boden

Zehenmuskulatur bleibt dabei entspannt

Stufe 2
Aste: SL, auf der zu testenden Seite
Bewegung: durch die volle Bewegungsbahn in Dorsalflexion und Supination entlang der Unterlage
Fixation: nicht erforderlich, die Ferse wird leicht von der Unterlage abgehoben

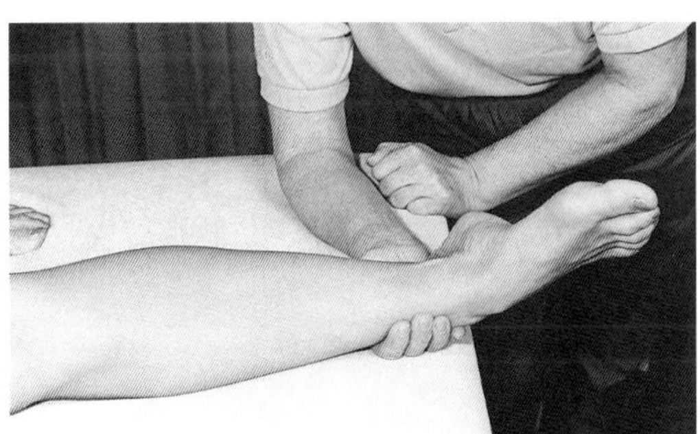

Fuß so gut wie möglich in Dorsalextension ziehen
↳ hubfrei

Stufe 1 und 0
Aste: RL, Fuß in Mittelstellung, Ferse wird vom Untersucher gehalten
Bewegung: Versuch, den Fuß nach innen oben zu ziehen

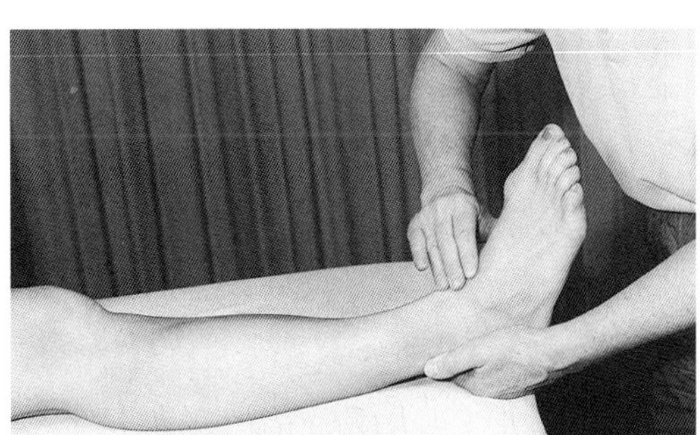

Palpation im Bereich des M. tib. ant.

Bewegung: Dorsalextension mit Pronation und Abduktion des Fußes = Eversion
Muskeln: M. extensor digitorum longus, M. peronaeus brevis

Stufe 5 und 4
Aste: Sitz, am Bankrand, Unterschenkel hängt frei herab
Bewegung: Anheben des Fußaußenrandes = Dorsalextension mit Pronation und Abduktion
Fixation: von posterior am Unterschenkel bzw. Kalkaneus
Widerstand: entgegen der Bewegungsrichtung von dorsal am Fußrücken

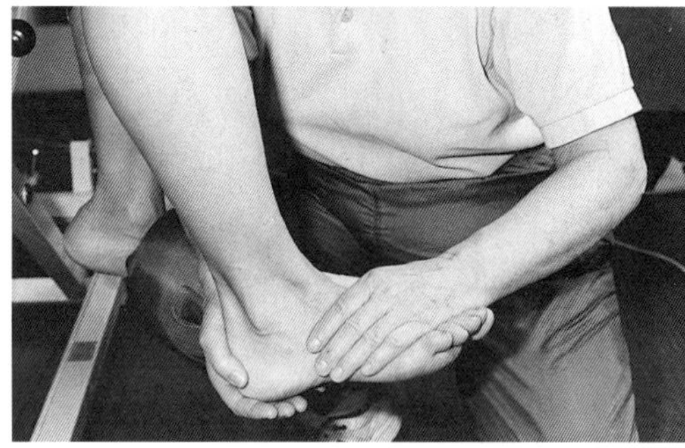

Fuß ist in Mittelstellung, der Fuß hat keinen Bodenkontakt

Stufe 3
Aste: wie Stufe 5 und 4
Bewegung: Anheben des Fußaußenrandes
Fixation: von posterior am Unterschenkel bzw. Kalkaneus

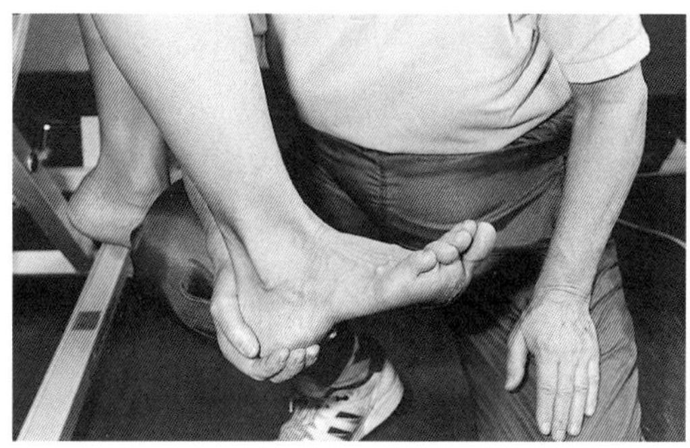

Stufe 2
Aste: SL, auf der nicht getesteten Seite. Das obenliegende Bein ist mit leicht gebeugtem Knie auf der Bank gelagert
Bewegung: Dorsalextension mit Pronation und Abduktion
Fixation: von posterior am distalen Ende des Unterschenkels und am Kalkaneus

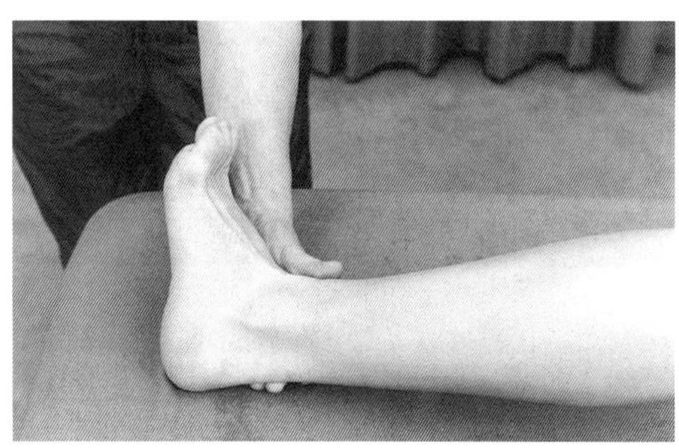

Die Ferse wird etwas von der Unterlage abgehoben, um den Reibungswiderstand herabzusetzen

Dorsalext. → hubfrei

Stufe 1 und 0
Aste: RL, Fuß in Mittelstellung
Fixation: von posterior an Unterschenkel und Fuß
Palpation beim **Bewegungsversuch**

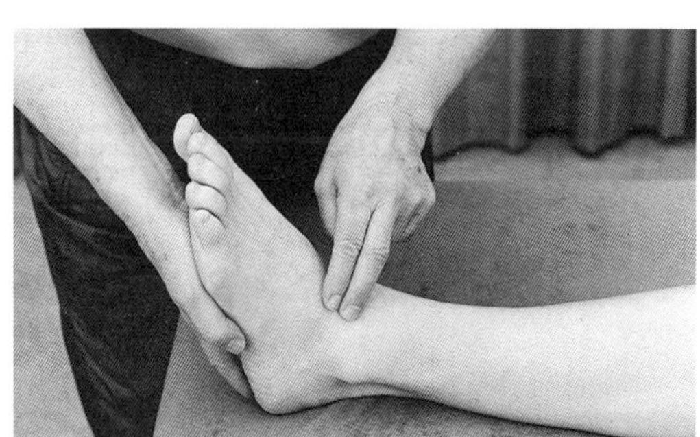

Palpation erfolgt auf dem lateralen Aspekt des Fußrückens im Verlauf der Sehnen des M. extensor dig. lo.

Bewegung: Plantarflexion mit Supination/Adduktion = Inversion
Muskel: M. tibialis posterior

Stufe 5 und 4
Aste: SL, auf der zu testenden Seite
Bewegung: Fuß nach innen und unten bewegen
Fixation: am distalen Ende des Unterschenkels direkt oberhalb des Malleolus lateralis
Widerstand: am medialen Fußrand entgegen der Bewegungsrichtung

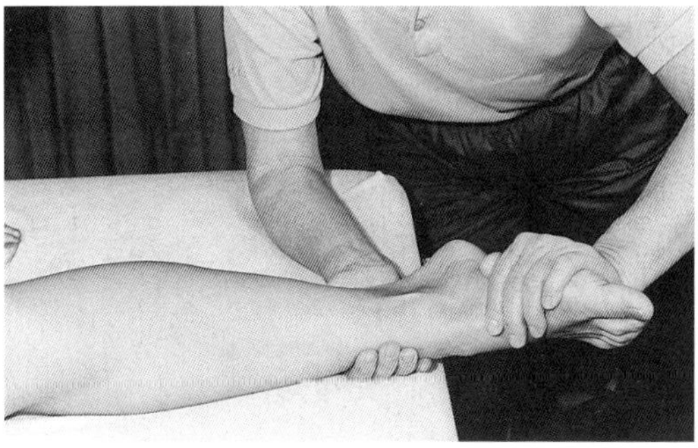

Das getestete Bein ist leicht im Kniegelenk gebeugt. Nicht auf die Achillessehne drücken

Stufe 3
Aste: SL, auf der zu testenden Seite
Bewegung: volle Plantarflexion und Supination mit Adduktion des Fußes
Fixation: keine oder am distalen Ende des Unterschenkels direkt oberhalb des Malleolus lateralis

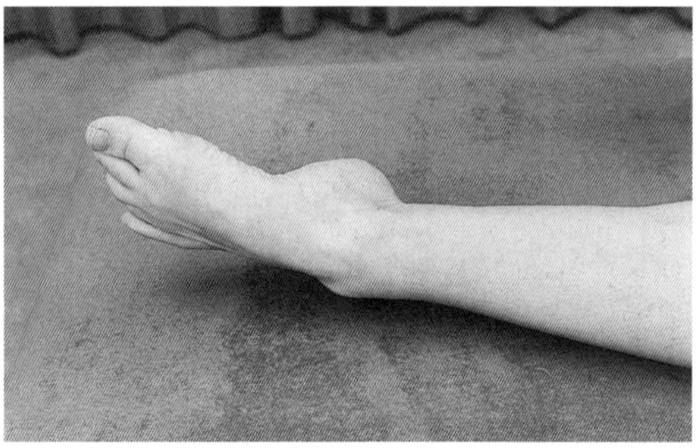

Entscheidend ist die Supinationskomponente, da der M. tibialis post. vor allem ein Supinator ist

Stufe 2
Aste: RL, Fuß ist plantarflektiert und ragt über das Bankende hinaus
Bewegung: Plantarflexion mit Supination
Fixation: von posterior am Unterschenkel

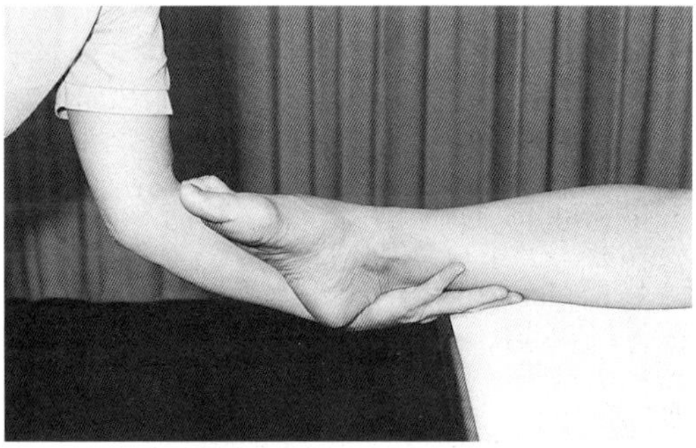

Das Kniegelenk des zu testenden Beines ist leicht gebeugt
Supination → hubfrei

Stufe 1 und 0
Aste: RL, Fuß ist plantarflektiert und ragt über den Bankrand hinaus
Bewegung: Versuch, den Fuß nach unten und innen zu bewegen
Fixation: von posterior an Unterschenkel und Fuß

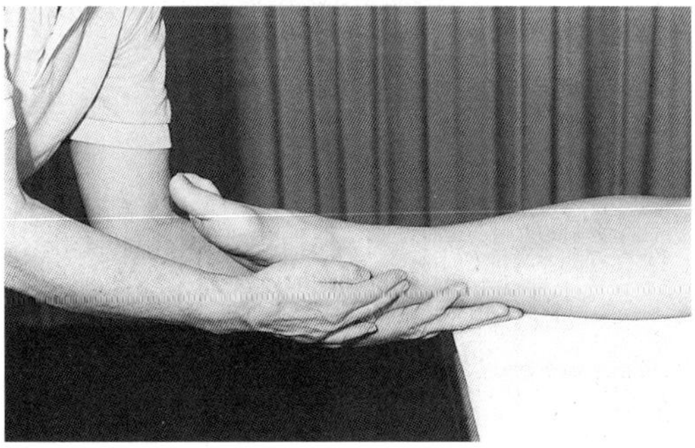

Die Palpation erfolgt am besten direkt am Malleolus medialis, über den die Sehne des M. tibialis post. verläuft

Supination ist der entscheidende Faktor → immer gegen Schwerkraft bzw. bei 2 nicht

Bewegung: Plantarflexion mit Pronation und Abduktion des Fußes
Muskeln: M. peronaeus longus, M. peronaeus brevis

Stufe 5 und 4
Aste: SL, auf der nicht getesteten Seite
Bewegung: Fuß nach unten und außen bewegen
Fixation: am distalen Ende des Unterschenkels
Widerstand: von plantar entgegen der Bewegungsrichtung am lat. Fußrand

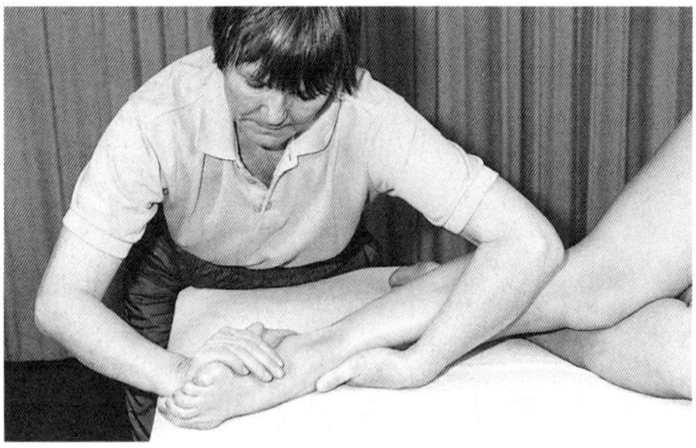

Zehen bleiben entspannt, Widerstand muss deutlich am Fußaußenrand erfolgen, damit der Patient die Bewegungsrichtung spürt

kann in Überhang → für größeren Bewegungsspielraum sonst zu sehr in Endposition

Stufe 3
Aste: wie Stufe 5 und 4
Bewegung: volle Plantarflexion mit Pronation und Abduktion
Fixation: am distalen Ende des Unterschenkels von der Innenseite

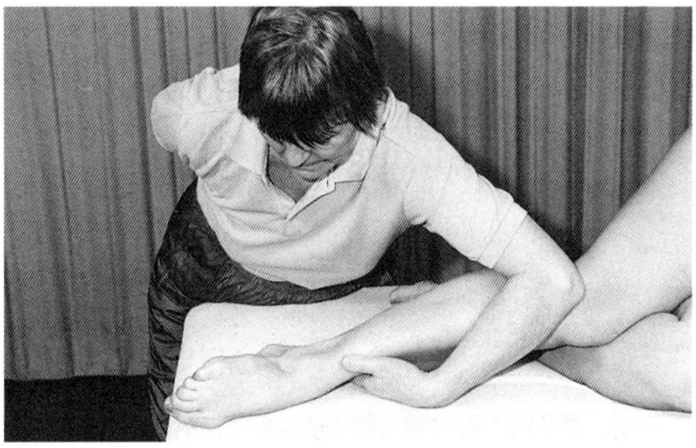

Pron. paralell zum Boden

Stufe 2 RL
Aste: ~~SL~~, ~~Knie leicht flektiert~~
Bewegung: aus der Mittelstellung durch die ganze Bewegungsbahn
Fixation: von anterior am distalen Ende des Unterschenkels

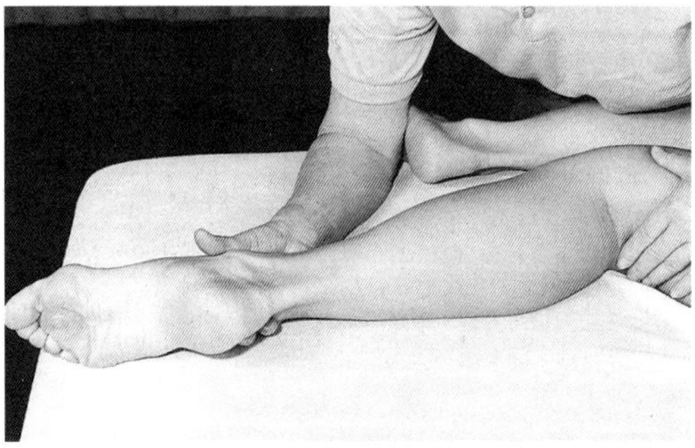

Fixationsgriff soll die Achillessehne frei lassen

Pron. → hubfrei

Stufe 1 und 0
Aste: RL, bei leicht gebeugtem Knie
Fixation: von anterior an Unterschenkel und Fuß
Palpation beim **Bewegungsversuch**

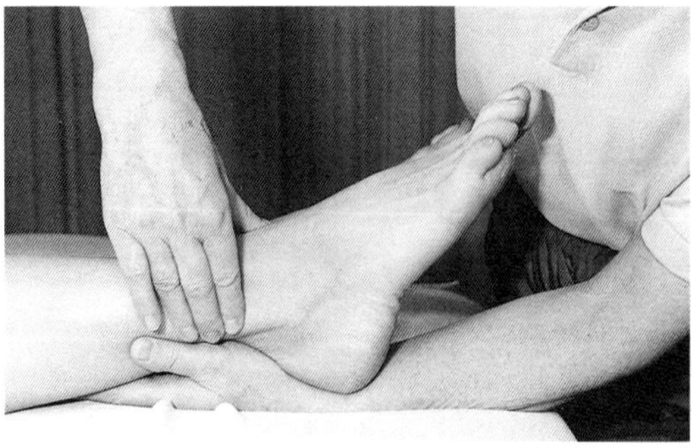

Die Palpation erfolgt direkt posterior und etwas oberhalb des Malleolus lateralis im Verlauf der Peronaeussehnen

Pronation ist ausschlaggebend → immer gegen Schwerkraft bzw. Stufe 2 hubfrei

Bewegung: Flexion der Zehengrund-, Mittel- und Endgelenke 2 – 5
Muskeln: M. flexor digitorum longus, M. flexor digitorum brevis, M. lumbricales

Stufe 5 und 4
Aste: RL, auf der Bank, Fuß ragt über den Bankrand hinaus
Bewegung: Beugung in den Grund-, Mittel- und Endgelenken
Fixation: Mittelfuß wird von lateral umfasst
Widerstand: gegen Zehenbeugung

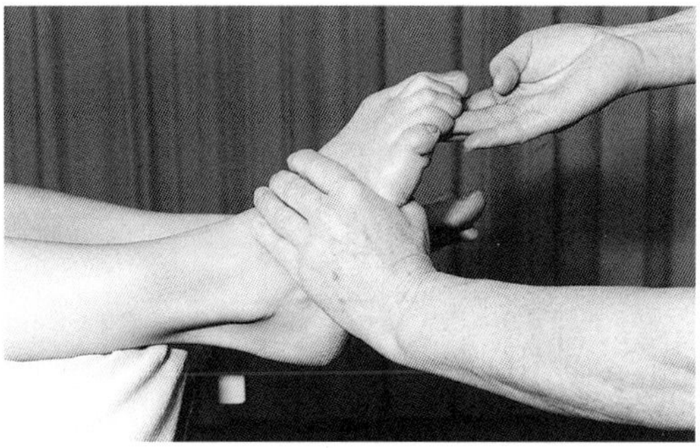

Der Fuß wird so stabilisiert, daß der Daumen unter den Köpfchen der Metakarpalia liegt

Stufe 3 und 2
Aste: wie Stufe 5 und 4
Bewegung: Flexion in den Zehengelenken
Fixation: Mittelfuß wird von lateral umfasst

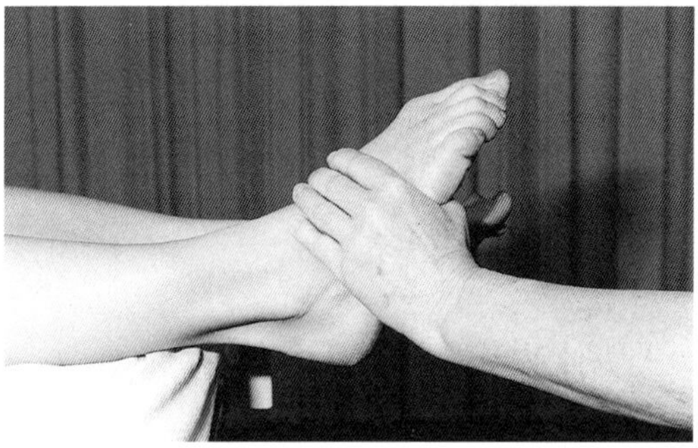

Wenn möglich, erfolgt die Bewegung mit Ausnahme der großen Zehe, die gesondert getestet wird

Stufe 1 und 0
Aste: s.o.
Palpation beim **Bewegungsversuch**

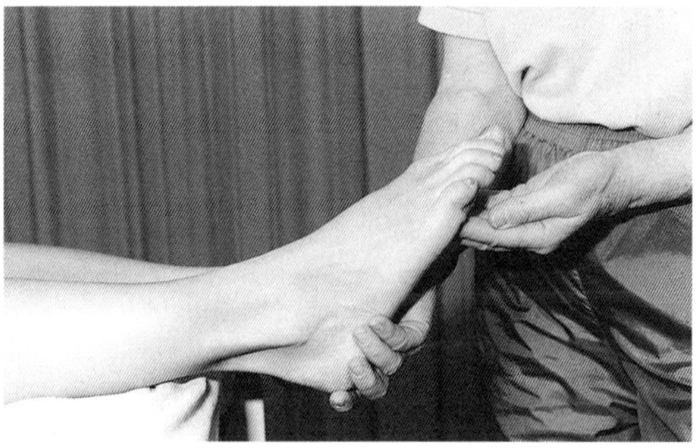

Die Palpation ist schwierig Eher ist auf das Zucken der Zehen zu achten

Wenn nötig, kann differenziert werden.
Flexion in den Grundgelenken bzw. Mittel- und Endgelenken
Bei Flexion der Grundgelenke werden insbes. die Mm. lumbricales getestet.

Bewegung: Flexion im Großzehengrundgelenk
Muskeln: M. flexor hallucis brevis

Stufe 5 und 4
Aste: RL, zu testendes Bein ist leicht gebeugt
Bewegung: volle Flexion im Großzehengrundgelenk
Fixation: um das Metatarsale I
Widerstand: von plantar am Großzehengrundglied

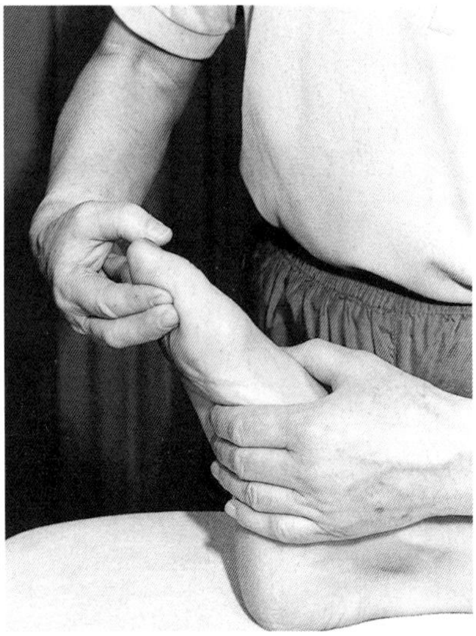

Stufe 3 und 2
Aste: wie Stufe 5 und 4
Bewegung: Flexion im Großzehengrundgelenk
Fixation: am Metatarsale I

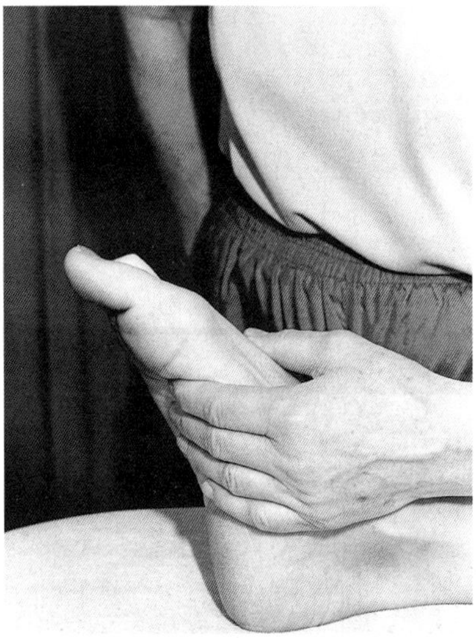

Stufe 1 und 0
Aste: s.o.
Palpation am medialen Fußrand beim Bewegungsversuch

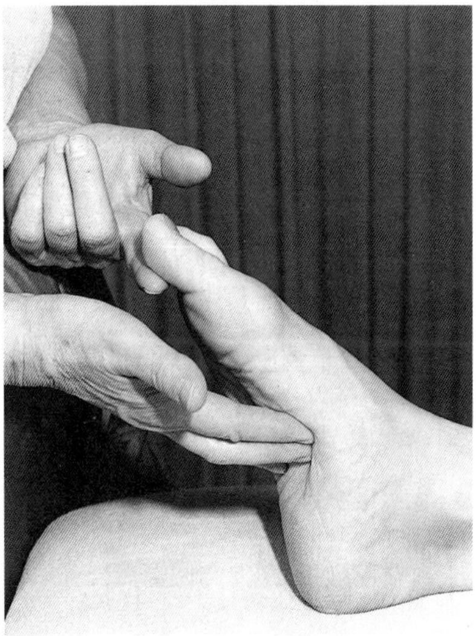

Der Fuß ist in Mittelstellung. Die Palpation ist schwierig Eher wird auf ein Zucken der Großzehe geachtet

Bewegung: Extension der Zehengrundgelenke
Muskeln: M. extensor digitorum brevis, M. extensor hallucis brevis

Stufe 5 und 4
Aste: RL, oder Sitz
Bewegung: Extension der Zehen in den Grundgelenken
Fixation: von plantar am Metatarsus
Widerstand: von dorsal auf den Grundphalangen der Zehen

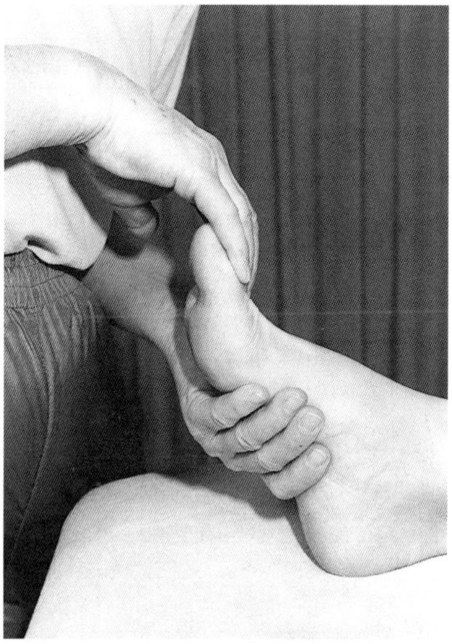

Der Fuß ist in Mittelstellung

Stufe 3 und 2
Aste: RL, oder Sitz
Bewegung: Extension in den Zehengrundgelenken
Fixation: von plantar am Metatarsus

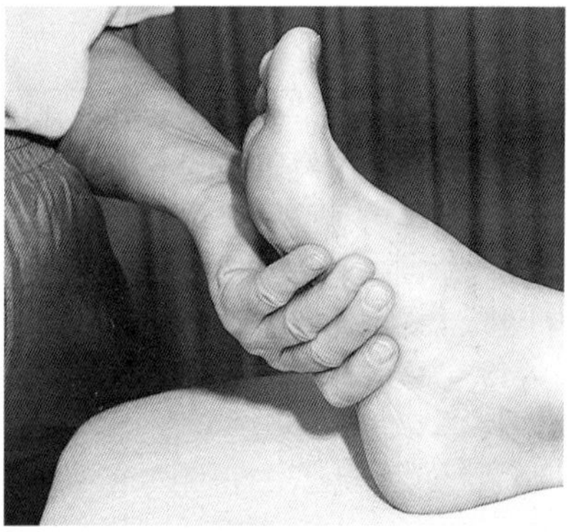

Der Fuß ist in Mittelstellung

Stufe 1 und 0
Aste: s.o.
Fixation: von plantar um den Metatarsus
Palpation dorsal beim **Bewegungsversuch**

Erläuterung!
Der Muskelbauch der kurzen Extensoren lässt sich lateral auf dem Fußrücken in Höhe des Os cuboideum palpieren.
Die Sehnen des langen Zehenstreckers lassen sich auf dem Fußrücken palpieren
Die Sehne des M. extensor hallucis longus lässt sich dorsal auf dem Metatarsale I palpieren

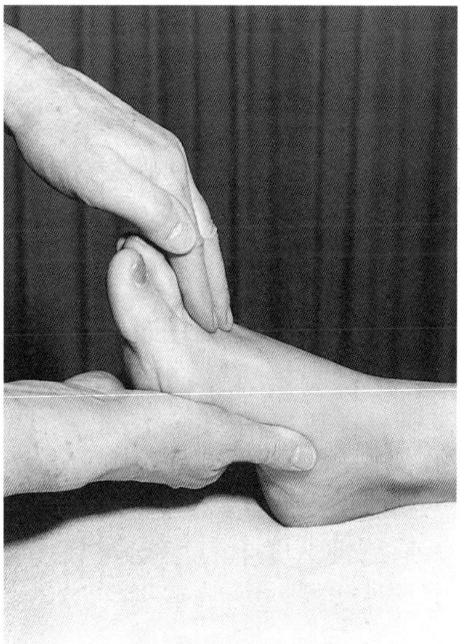

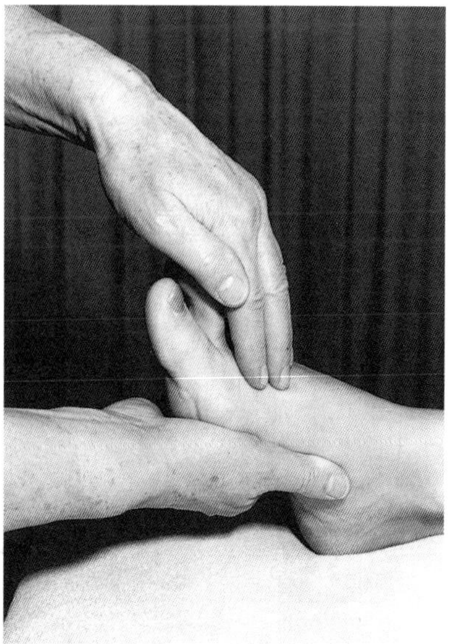

Übersicht

Obere Extremität	Rechts	Links
Handgelenk		
- Dorsalextension		
- Palmarflexion		
- Fingerextension		
- Fingerflexion		
Ellenbogengelenk/ Unterarm		
- Extension		
- Flexion		
- Supination		
- Pronation		
Schultergelenk		
- Abduktion		
- Adduktion		
- Anteflexion		
- Retroflexion		
- transversale Abduktion		
- transversale Adduktion		
- Außenrotation		
- Innenrotation		
Untere Extremität		
Fuß		
- Dorsalflexion		
- Plantarflexion		
Kniegelenk		
- Extension		
- Flexion		
Hüftgelenk		
- Extension		
- Flexion		
- Abduktion		
- Adduktion		
- Außenrotation		
- Innenrotation		

Untersuchung der am häufigsten verkürzten Muskelgruppen

Die Bewertung erfolgt nach Janda

Definition

Man spricht von verminderter Dehnbarkeit, wenn ein Muskel eine an sich physiologische Bewegung vorzeitig abbremst.

Ursachen

- Nach Verletzungen am Bewegungs- und Stützapparat kann es zur Muskelkontraktur kommen. Es handelt sich um eine Änderung des Kräfteverhältnisses der antagonistischen Muskelgruppen.
- Eine festgestellte Muskelverkürzung darf nicht mit Abwehrspannung auf Grund akuter Schmerzzustände verwechselt werden.
- Zur Verkürzung neigen Muskeln, die eine posturale (= Haltungs-)Funktion haben.
- Ihre Muskelfasern sind in der Hauptsache tonisch.

Nach Janda neigen folgende Muskeln zur Verkürzung

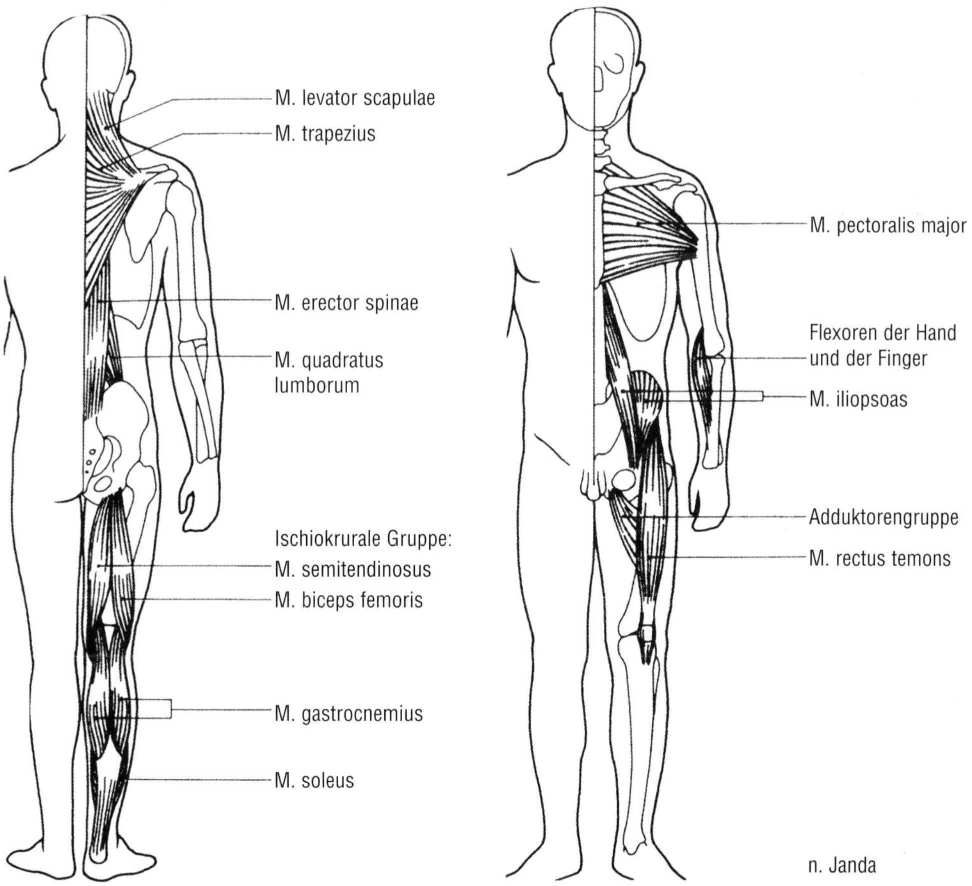

Skala

Vorbemerkung

Eine quantitativ genaue Bestimmung der Verkürzung lässt sich schwer festlegen, da individuell erhebliche Varianten auftreten können.
Ob ein Muskel als verkürzt gelten muss, muss durch die Tätigkeit bzw. Belastung des betreffenden Individuums bestimmt werden.
Sportliche Aktivitäten sind dabei ebenfalls zu berücksichtigen.

Stufen der Auswertung	Bewertung
Stufe 0	keine Verkürzung
Stufe 1	leichte Verkürzung
Stufe 2	deutliche Verkürzung

Regeln

Regeln für die Durchführung der Verkürzungstests

- Vor jedem Verkürzungstest muss die passive Beweglichkeit des bzw. der dazwischenliegenden Gelenke(s) getestet werden.
- Richtig kann ein Muskelverkürzungstest nur dann gewertet werden, wenn die Gelenkbeweglichkeit nicht aus anderen Gründen eingeschränkt ist.
- Lage und Richtung berücksichtigen, die eine isolierte, genau bestimmte Muskelgruppe erfasst.
- Nach Möglichkeit nicht über zwei Gelenke testen.
- Genaues Einhalten von Ausgangslage, Fixation und Bewegungsrichtung
- Druck oder Zug muss immer in der Richtung der erforderlichen Bewegung wirken.
- Der Muskel, der getestet wird, darf nicht gedrückt werden.
- Langsame Ausführung mit gleichbleibender Geschwindigkeit.
- Nicht am Ende nachfedern.

Bewegung: Dorsalextension des Fußes
Muskeln: M. triceps surae, M. gastrocnemius, M. soleus

M. gastrocnemius
Aste: RL, getestetes Bein ist gestreckt, das andere Bein ist aufgestellt
Bewegung: durch Zug am Kalkaneus wird der Fuß in Dorsalextension gebracht
Fixation: oberhalb des Kniegelenkes

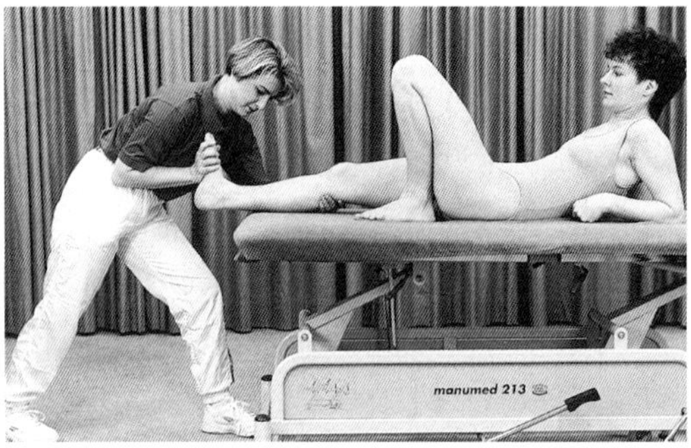

Bewertung:
Stufe 0: Die Dorsalextension ist bei gestrecktem Knie bis mind. zur 0-Stellung möglich
Stufe 1: Bei gestrecktem Bein wird die 0-Stellung nicht mehr ganz erreicht
Stufe 2: Die Dorsalextension ist nur bis ca. 10° unterhalb der 0-Stellung möglich

M. soleus
Aste: RL, das zu testende Bein ist gestreckt
Bewegung: Durch Zug am Kalkaneus wird der Fuß zunächst bei gestrecktem Knie in maximale Dorsalextension gebracht. Bei gehaltener Dorsalextension wird das Knie leicht gebeugt

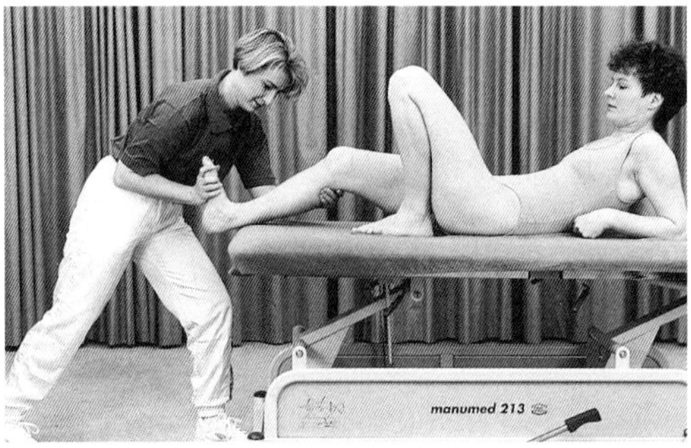

Normalerweise muss die Dorsalextension weitergehen.
Ist dies nicht der Fall, handelt es sich um eine Verkürzung des M. soleus

Bewegung: Streckung im Kniegelenk
Muskel: Ischiokrurale Gruppe

Mm. ischiocrurales
Aste: RL
Bewegung: zunächst ca. 90° Beugung im Hüftgelenk bei gebeugtem Knie. Danach Versuch, das Bein zu strecken
Fixation bzw. Kontrolle: Becken auf der untersuchten Seite

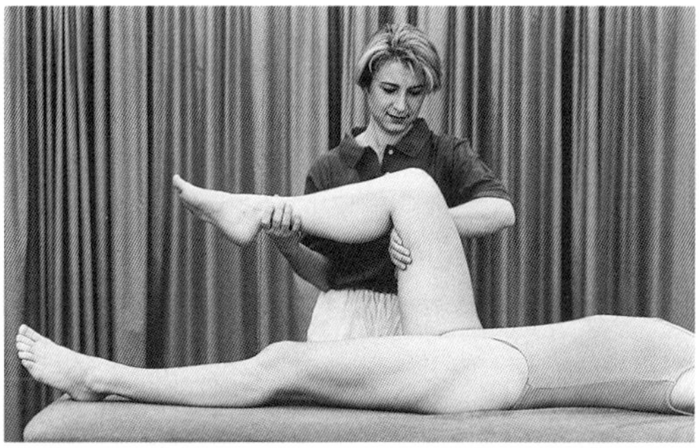

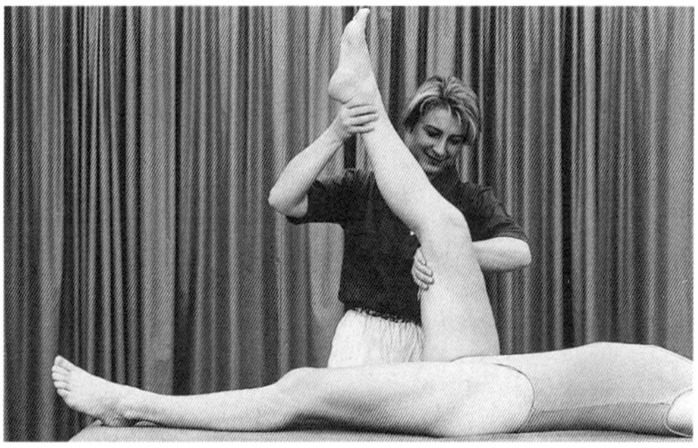

Bewertung:
Stufe 0: Das Kniegelenk läßt sich bei 90° Hüftbeugung ohne weiteres strecken. Es erfolgt keine Ausweichbewegung im Becken

Stufe 1: Die Hüftbeugung bei gestrecktem Knie ist nur bis ca. 80° möglich

Stufe 2: Hüftbeugung bei gestrecktem Knie ist nur unter 80° möglich

Bewegung: Streckung im Hüftgelenk
Muskeln: M. iliopsoas, M. rectus femoris, M. tensor fasciae latae

M. iliopsoas
Aste: Steißsitz, der Tuber ossis ischii liegt ganz am Bankende
Das nicht zu testende Bein wird in voller Beugung vom Patienten fixiert
Der Patient wird passiv zurückgelegt
Das zu testende Bein ist nun im Überhang
Bewegung: keine, da die Schwerkraft einwirkt

Bewertung:
Stufe 0: Oberschenkel ist horizontal, keine Deviation in Abduktion
Unterschenkel hängt senkrecht

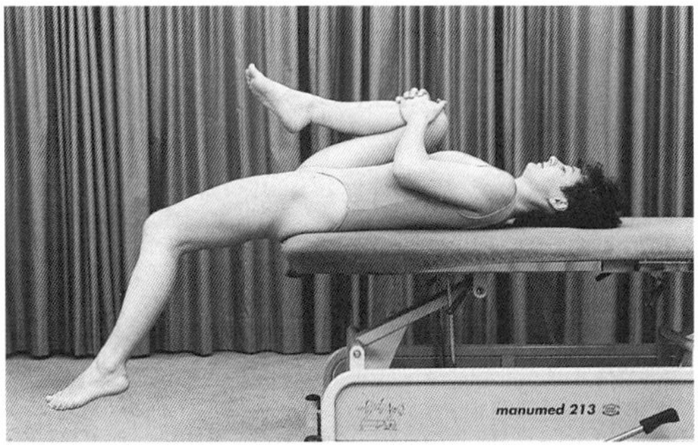

Stufe 1: leichte Beugestellung im Hüftgelenk: M. iliopsoas leicht verkürzt
Unterschenkel hängt nicht senkrecht: M. rectus femoris leicht verkürzt
Oberschenkel in leichter Abduktion: M. tensor fasciae latae verkürzt

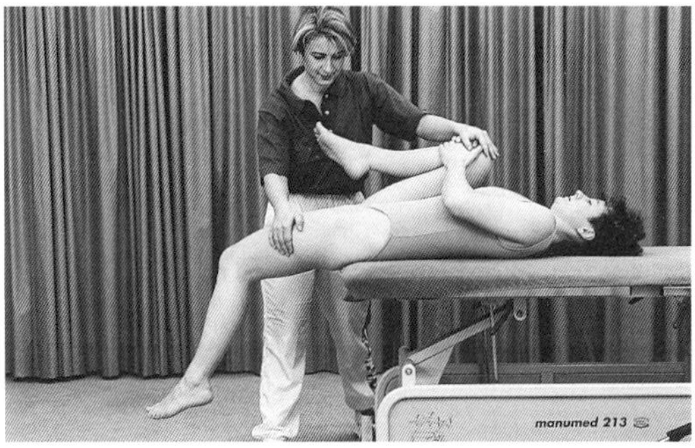

Stufe 2:
M. iliopsoas:
deutliche Beugestellung in der Hüfte. Auch mit Druck auf den Oberschenkel ist es unmöglich, die Horizontalstellung zu erreichen

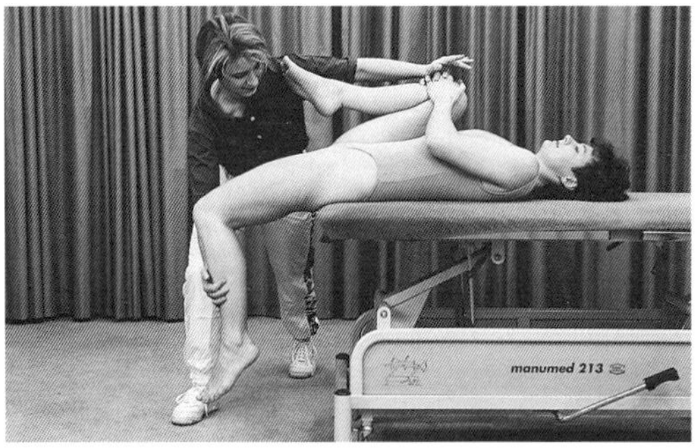

M. rectus femoris:
Der Unterschenkel ist nach vorne gestreckt. Beim Versuch, 90° Beugung im Kniegelenk zu erreichen, weicht der Oberschenkel in vermehrte Beugung aus

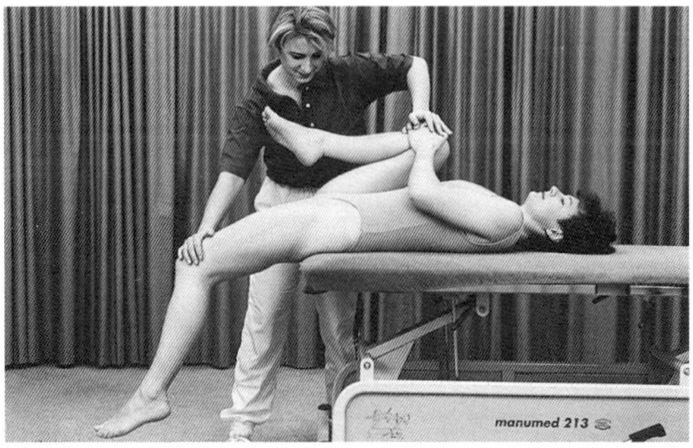

M. tensor fasciae latae:
Oberschenkel in Abduktionsstellung, deutliche Lateralverschiebung der Patella: Beim Versuch, das Bein in Adduktion zu schieben, verstärkt sich die Mulde seitlich am Oberschenkel

Bewegung: Abduktion im Hüftgelenk
Muskeln: Adduktoren

Aste: RL, Beine gestreckt
Bewegung: passive Abduktion bis zum Stopp
Danach wird das Bein im Kniegelenk leicht gebeugt und die Bewegung weitergeführt
Physiologisch muss wegen Entspannung des M. gracilis die Bewegung weitergehen
Fixation: am Becken
Das zu testende Bein ist zunächst gestreckt und wird im Untergriff vom Untersucher geführt

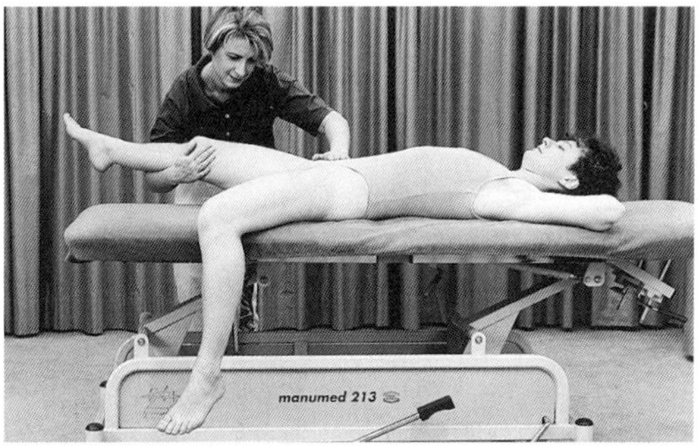

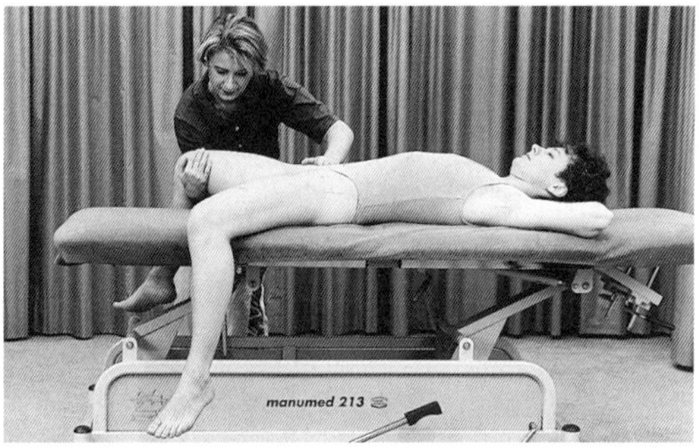

Bewertung:
Stufe 0: Abduktion ist bis ca. 40° möglich

Stufe 1: Die Abduktion beschränkt sich auf ca. 30° – 40°

Stufe 2: Es ist weniger als 30° Abduktion möglich

Wenn kein Unterschied besteht zwischen Abduktion des gestreckten Beines und bei leicht gebeugtem Bein, handelt es sich um eine Verkürzung der eingelenkigen Adduktoren

Bewegung: Seitneigung des Rumpfes
Muskeln: M. quadratus lumborum

Aste: SL, die zu testende Seite liegt unten. Das obenliegende Bein ist gestreckt. Der obenliegende Ellenbogen stützt sich auf der Unterlage ab
Fixation: keine
Bewegung: Patient drückt sich mit dem untenliegenden Arm hoch und schiebt den Oberkörper langsam hoch
Die Bewegung ist zu Ende, wenn das Becken mitbewegt

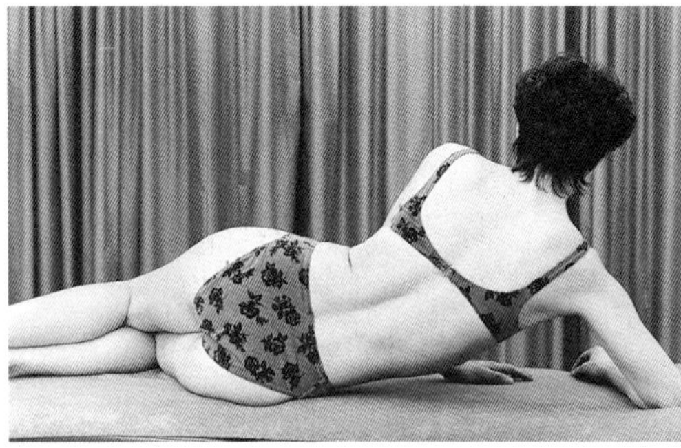

Bewertung:
Stufe 0: Markierung am unteren Schulterblattwinkel Die senkrechte Entfernung der Markierung von der Unterlage ist 5 cm oder mehr

Stufe 1: Die Entfernung der Markierung von der Unterlage beträgt zwischen 3–5 cm.

Stufe 2: Die Entfernung der Markierung beträgt weniger als 3 cm

Darauf achten, dass sich der Rumpf bei dem Test nicht dreht

Bewegung: Flexion der WS
Muskeln: paravertebrale Rückenmuskeln

Aste: Sitz, am Bankende, 90° Flexion in Hüft- und Kniegelenken. Fußsohlen unterstützen, damit ein Winkel von 90° erhalten bleibt
Bewegung: Vorbeugen des Rumpfes bis das Becken mitbewegen will
Fixation: Becken, um Mitbewegung zu verhindern

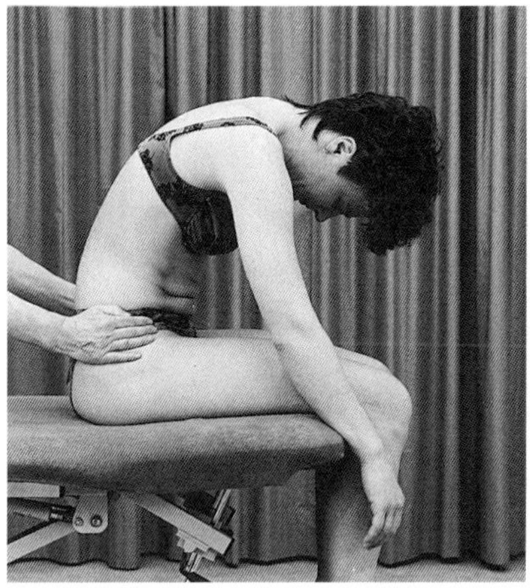

Bewertung:
Gemessen wird die Entfernung zwischen Stirn und Knie

Stufe 0: Die Entfernung ist nicht größer als 15 cm

Stufe 1: Die Entfernung beträgt zwischen 15 cm und 20 cm

Stufe 2: Die Entfernung ist größer als 25 cm

Der Test ist nicht sehr spezifisch, da im Bereich der LWS sehr viele Störfaktoren liegen können.

Bewegung: Anteflexion mit Abduktion und Außenrotation des Armes
Muskeln: M. pectoralis major Differenziert wird in den abdominalen und den mittleren und oberen sternalen Anteil

Aste: RL, Beine in voller Flexion am Bauch fixiert, Arme neben dem Körper
Bewegung: passives Hochführen des Armes nach schräg oben außen für den abdominalen Teil des M. pect. major
Fixation: auf dem Thorax, diagonal entgegengesetzt der zu testenden Armbewegung in 90° Abduktion mit Außenrotation für die Pars sternalis und clavicularis des M. pect. major

Ein Ausweichen in die Lordose der LWS ist bei dem Test zu vermeiden

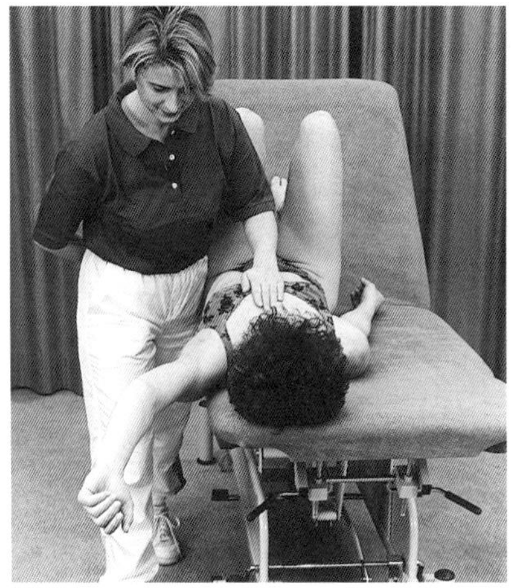

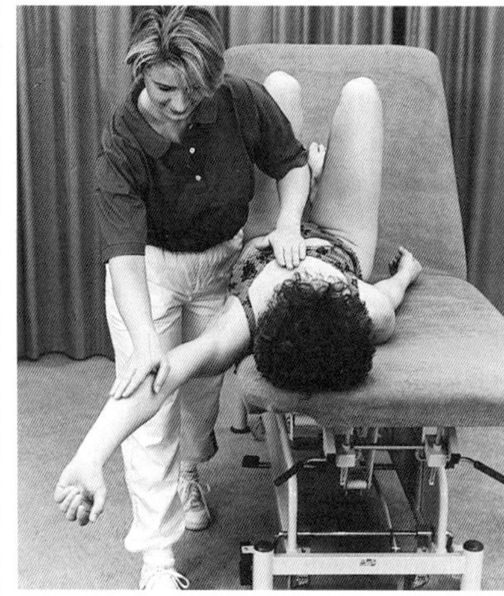

Bewertung:
Pars abdominalis
Stufe 0: Der Arm sinkt ohne weiteres zur Horizontalen. Bei leichtem Druck auf den Arm kommt dieser unter die Horizontale

Stufe 1: Der Arm erreicht die Horizontale nicht. Mit leichtem Druck auf den Arm ist es möglich, die Horizontale zu erreichen
Stufe 2: Der Arm bleibt oberhalb der Horizontalen Auch bei Druck auf den Arm ist es nicht möglich, die Horizontale zu erreichen

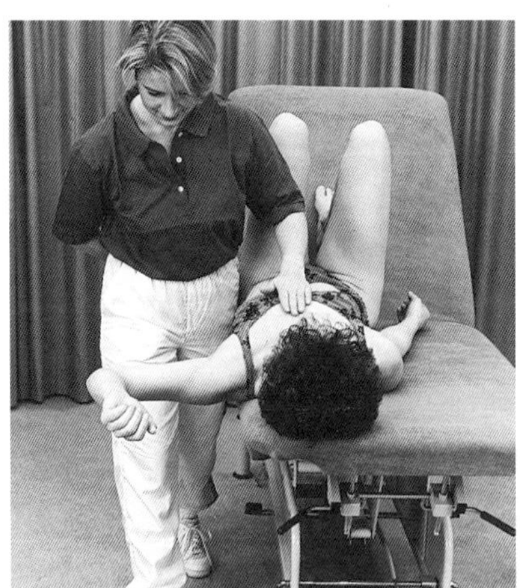

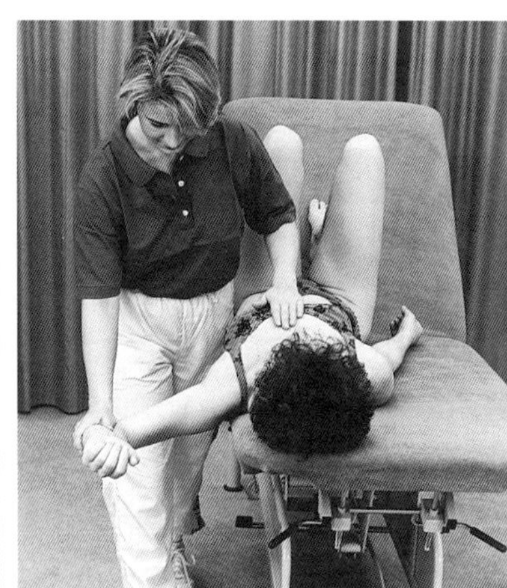

Pars sternalis und clavicularis:
Stufe 0: Die Retraktion des Schultergürtels ist ohne weiteres möglich

Stufe 1: Die Retraktion kann nur mit größerem Druck durchgeführt werden
Stufe 2: Die Schultergürtelretraktion ist unmöglich Palpatorisch findet man eine deutliche Verspannung

Bewegung: Seitneigung des Kopfes mit Vorbeugung und Rotation zur Gegenseite
Muskel: M. trapezius, Pars descendens

Aste: RL, Arme neben dem Körper. Kopf ist außerhalb der Untersuchungsliege
Bewegung: Passives Bewegen des Kopfes in Flexion mit Seitneigung und Rotation hin zur zu testenden Seite
Fixation: Schultergürtel, der kaudalwärts gedrückt wird

Unbedingt vorher die passive Beweglichkeit der HWS des Patienten überprüfen.
Cave: empfindliche Strukturen

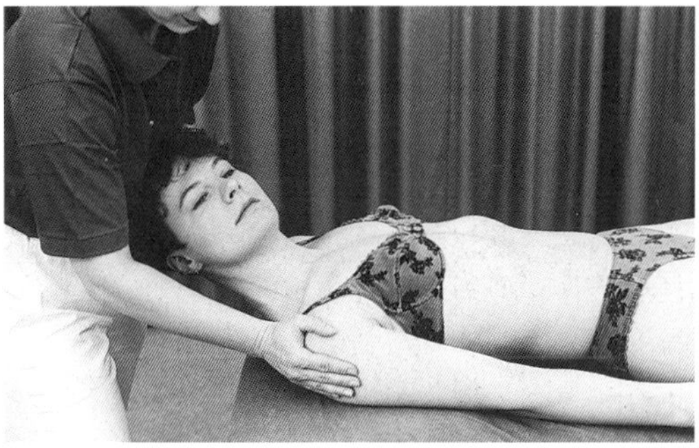

Bewertung:
Bewertet wird nach dem Ausmaß der möglichen Schultergürteldepression und Härte der Muskelspannung

Stufe 0:
Schultergürteldepression ist leicht durchführbar

Stufe 1: Die Depression ist nur mit größerem Druck durchführbar

Stufe 2: Die Depression kann nicht durchgeführt werden. Die Endspannung ist hart
Die Seitneigung des Kopfes kann eingeschränkt sein

Bewegung: Flexion des Kopfes mit Seitneigung und Rotation zur gleichen Seite
Muskel: M. levator scapulae

Aste: RL, Arme neben dem Körper, Kopf in Mittelstellung auf der Unterlage
Bewegung: Flexion des Kopfes mit Seitneigung und Rotation zur Gegenseite
Fixation: Schultergürtel bis zur Depressionsstellung

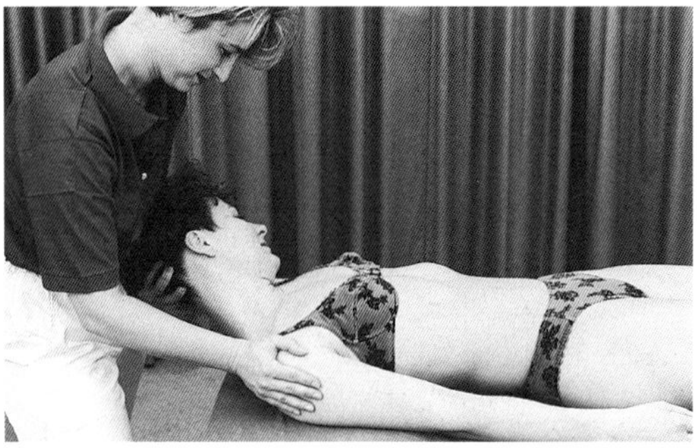

Bewertung:
Bewertet wird das Endgefühl der Schultergürteldepression

Stufe 0: Die Depression kann leicht durchgeführt werden

Stufe 1: Um die Depression zu erreichen, muss leichter Druck aufgebracht werden

Stufe 2: Die Schultergürteldepression ist nicht möglich, des Endgefühl ist ziemlich hart

Bewegung: Bewegung des Kopfes in Extension mit Seitneigung weg und Rotation hin zur getesteten Seite
Muskel: M. sternocleidomastoideus

Aste: RL, Arme neben dem Körper, Kopf ragt über das Bankende hinaus
Bewegung: Der Untersucher bewegt den Kopf in Richtung Extension, Seitneigung weg und Rotation hin zur getesteten Seite
Fixation: am Sternum und möglichst auch am Schlüsselbein

Unbedingt vorher die Beweglichkeit der HWS, auch der Kopfgelenke überprüfen.
Cave: empfindliche Strukturen

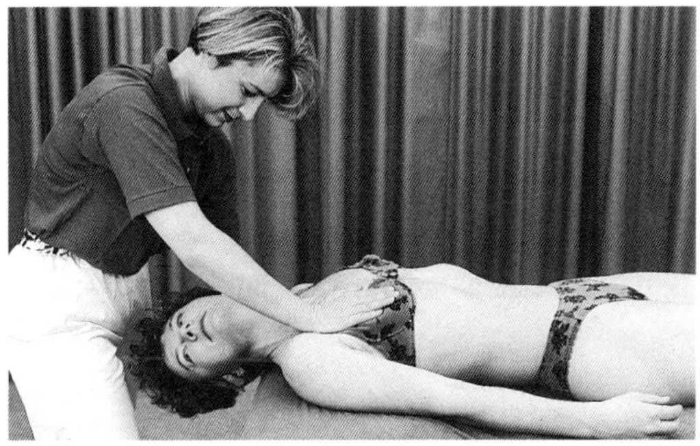

Bewertung:
Bewertet wird nach dem Ausmaß der Extension und der Spannung des gedehnten Muskels

Stufe 0: Die Extension des Kopfes ist ohne weiteres möglich

Stufe 1: Der Kopf kann nur bis zur Nullstellung gebracht werden, im Muskel ist deutlich eine Spannung zu tasten

Stufe 2: Der Kopf kann bei gehaltener Seitneigung und Rotation nicht mehr in Extension bis zur Nullstellung gebracht werden
Die Spannung im Muskel ist hart und schmerzhaft

Die Bewertung erfolgt nach Janda

Arten der Hypermobilität	**Lokale pathologische Hypermobilität**	z.B. bei einzelnen Segmenten der Wirbelsäule oder in einer Amphiarthrose, z.B. Sakroiliakalgelenk
	Generalisierte pathologische Hypermobilität	z.B. bei Störungen der Afferenz wie bei Tabes dorsalis, Polyneuritis, zentrale Tonusregulationsstörungen
	Konstitutionelle Hypermobilität	Der ganze Körper ist betroffen. Ursache ist nicht bekannt. Vermutet wird eine Insuffizienz des Mesenchyms. Vorkommen ist bei Frauen häufiger als bei Männern

Die Feststellung einer Hypermobilität ist wichtig für die Analyse von einigen Bewegungsstörungen. Sie hat Auswirkung für die Auswahl der physiotherapeutischen Behandlungstechniken, insbes. bei der Beurteilung der statischen Belastbarkeit.

Für die Prüfung der Hypermobilität gibt es eine Reihe von Tests.
Man sollte zwischen Tests für die oberen und die unteren Extremitäten unterscheiden, da es hierbei erhebliche Unterschiede geben kann.
Seitendifferenzen bestehen nur ausnahmsweise.

Oberer Rumpf und obere Extremität

Bewegung: Drehung des Kopfes

Aste: Sitz oder Stand

Untersucher überprüft passiv

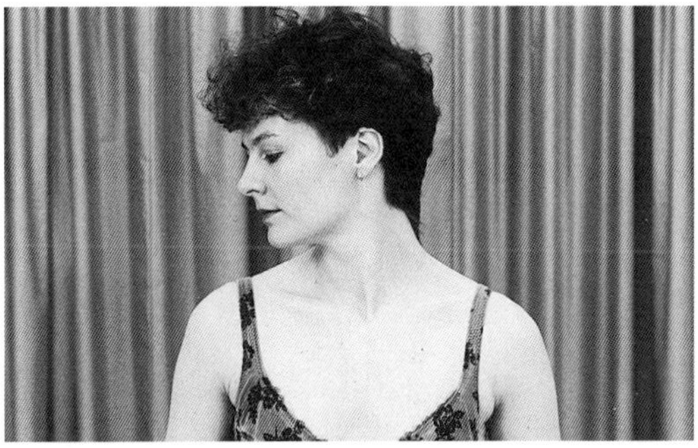

Normales Bewegungsausmaß: ca. 80°
Bei Hypermobilität lässt sich der Kopf bis 90° und weiter drehen

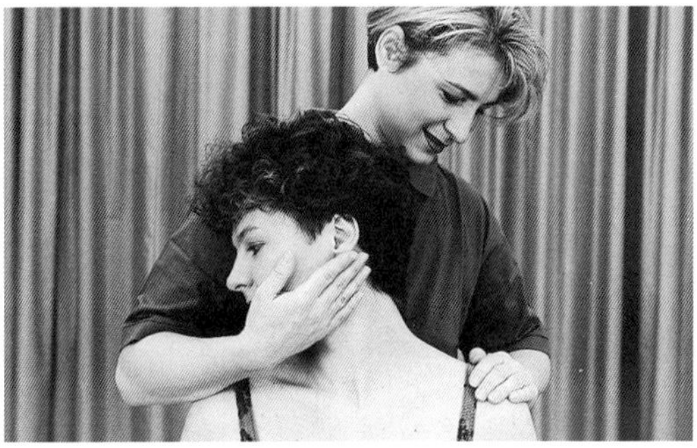

Bewegung: Umfassung des Nackens

Aste: Sitz oder Stand

Der Proband umfasst von vorne mit seinem Arm den Nacken

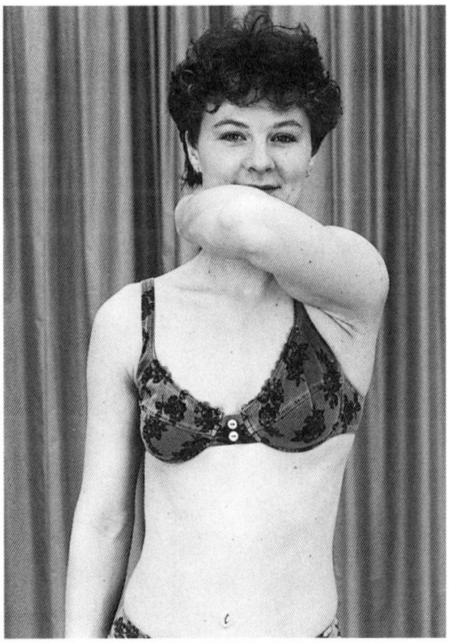

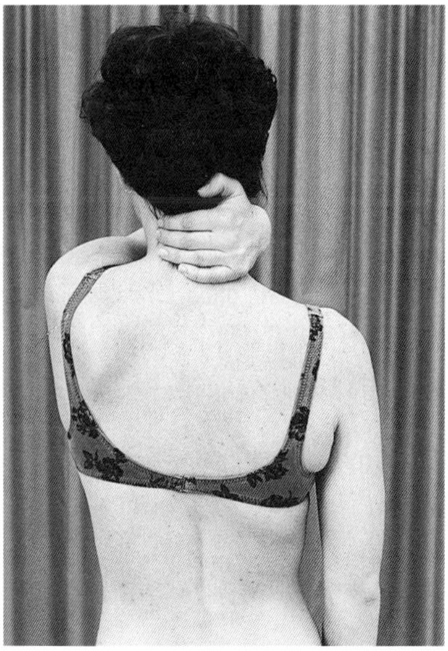

Normalerweise reicht der Ellenbogen bis zur Symmetrieebene, die Finger erreichen die Dornfortsätze der HWS
Bei Hypermobilität wird gemessen, um wieviel weiter die Finger über die Dornfortsätze hinausfassen können

Oberer Rumpf und obere Extremität

Bewegung: Berührung der Finger hinter dem Rücken

Aste: Sitz oder Stand

Der Proband versucht, hinter dem Rücken von oben und von unten, sich mit den Fingerspitzen zu berühren

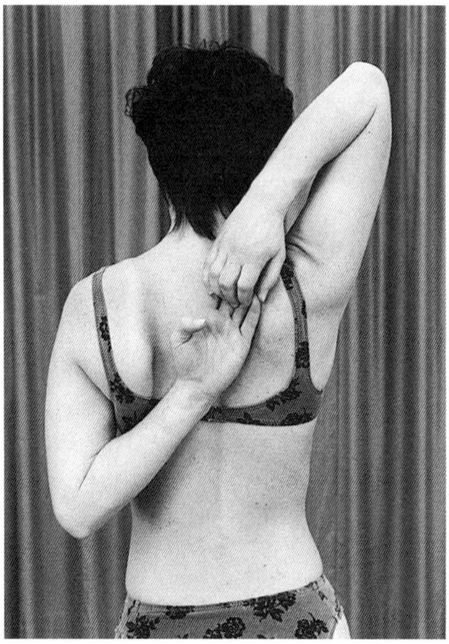

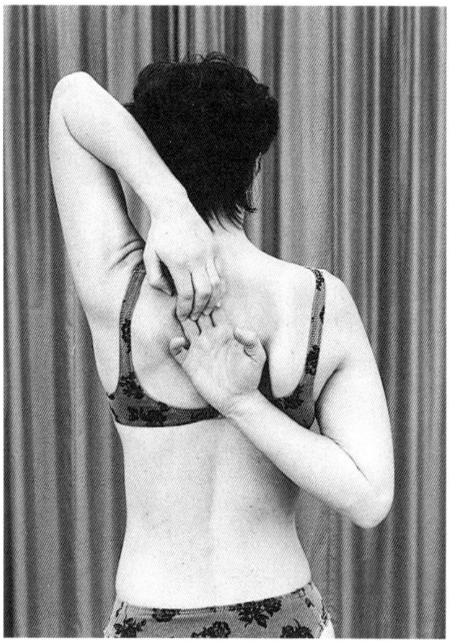

Normalerweise berühren sich die Fingerspitzen ohne besondere Vergrößerung der Lordose
Bei Hypermobilität kann der Betreffende die Finger übereinanderlegen oder sich sogar an den Händen fassen

Bewegung: Arme nach hinten überkreuzen

Aste: Sitz oder Stand

Die Arme werden im Nacken gekreuzt

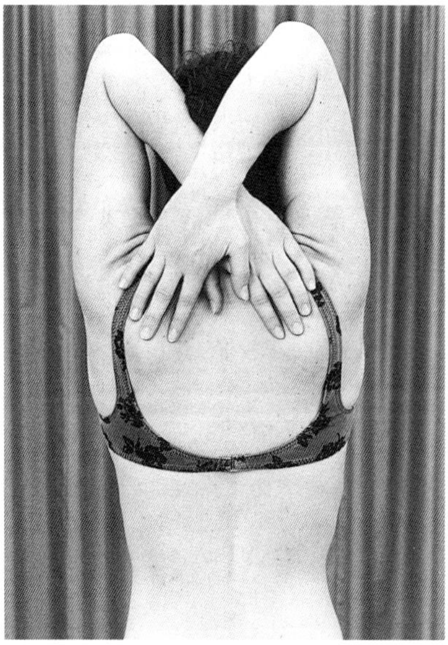

Normalerweise berühren die Fingerspitzen die Spina der Skapula auf der gegenüberliegenden Seite
Bei Hypermobilität kann der Betreffende mit der Hand einen Teil oder die ganze Skapula bedecken.

Oberer Rumpf und obere Extremität

Bewegung: Streckung in den Ellenbogengelenken

Aste: Sitz oder Stand

Bei maximal gebeugten Ellenbogen werden die Unterarme aneinandergelegt und senkrecht gehalten
Danach wird versucht die Ellenbogen zu strecken, ohne dass sich die Unterarme voneinander lösen

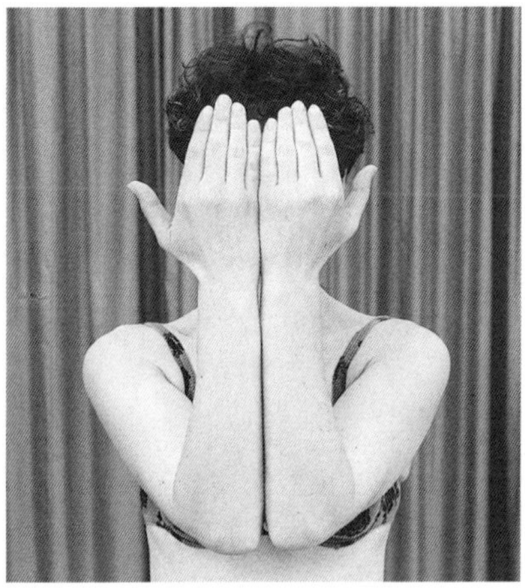

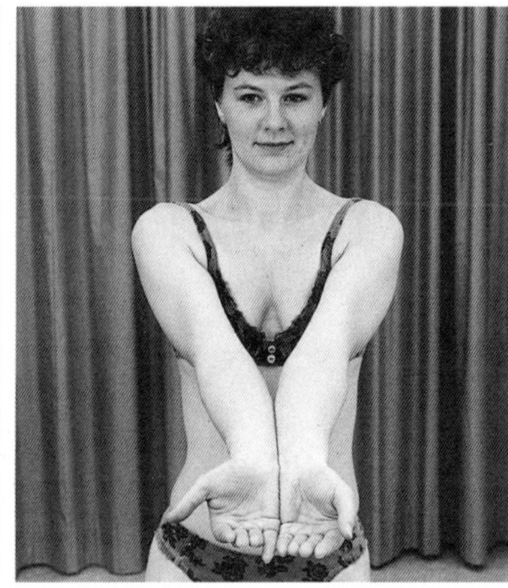

Normalerweise kann der Ellenbogen bis etwa 90° gestreckt werden.
Bei Hypermobilität ist eine stärkere Streckung möglich

Bewegung: Dorsalextension

Aste: Sitz oder Stand

Die Handflächen werden aneinandergelegt und jeweils in Überstreckung gedrückt

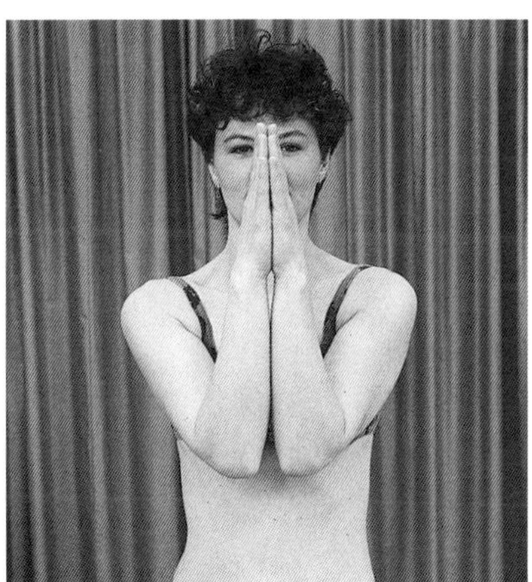

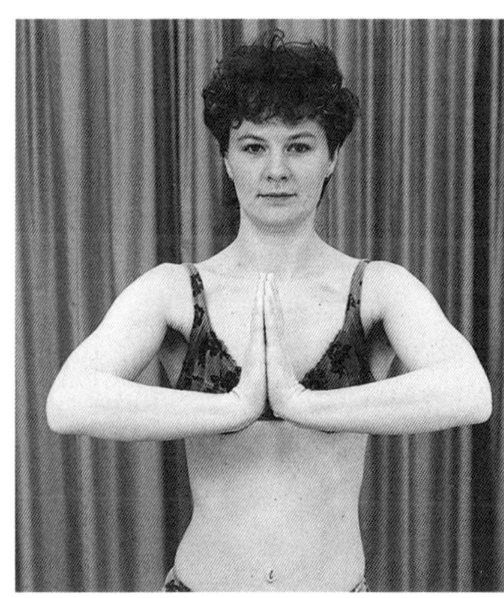

Normalerweise wird ein Winkel von ca. 90° zwischen Unterarm und Hand erreicht
Bei Hypermobilität ist der Winkel kleiner als 90°

Ist er kleiner, deutet dies auf eine Verkürzung der Fingerflexoren hin.

Oberer Rumpf und obere Extremität

Bewegung: Streckung in den Fingergrundgelenken

Aste: Sitz oder Stand
Die Finger werden fest aneinandergepresst. Dabei ist darauf zu achten, dass im Handgelenk die Nullstellung erhalten bleibt

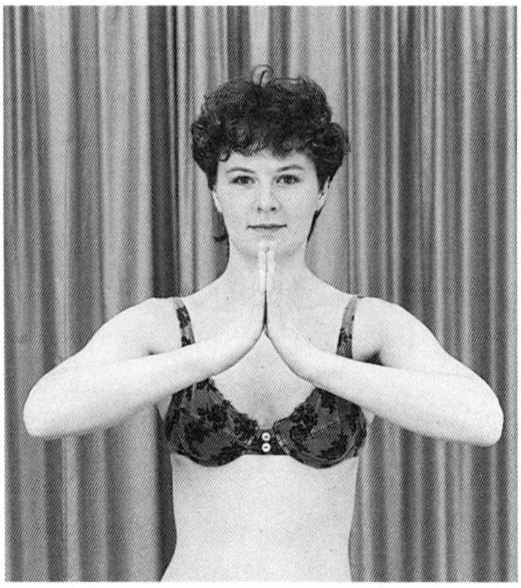

Normalerweise besteht ein Winkel von ca. 80° zwischen den Handflächen
Bei Hypermobilität vergrößert sich dieser Winkel

Bei Verkürzung der Finger- und Handflexoren ist ein geringeres Bewegungsausmaß vorhanden.

Oberer Rumpf und obere Extremität

Bewegung: Rumpfvorbeuge

Aste: Stand
Der Proband beugt sich mit gestreckten Knien nach vorne
Es ist auf die gleichmäßige Krümmung der Wirbelsäule und auf die Kippung des Beckens nach vorne zu achten

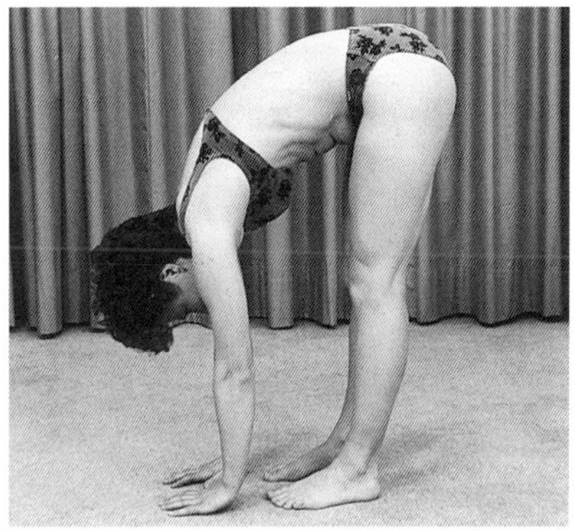

Normalerweise kann der Proband mit den Fingerspitzen den Boden berühren
Bei Hypermobilität berührt er u.U. mit den ganzen Handflächen den Boden

Bei Verkürzung der Ischiokruralen ist die Kippung des Beckens beeinträchtigt.

Bewegung: Setzen zwischen die Fersen

Aste: Fersensitz
Darauf achten, dass sich der Rumpf nicht vorbeugt und die Beine in den Hüften nicht innenrotiert werden.

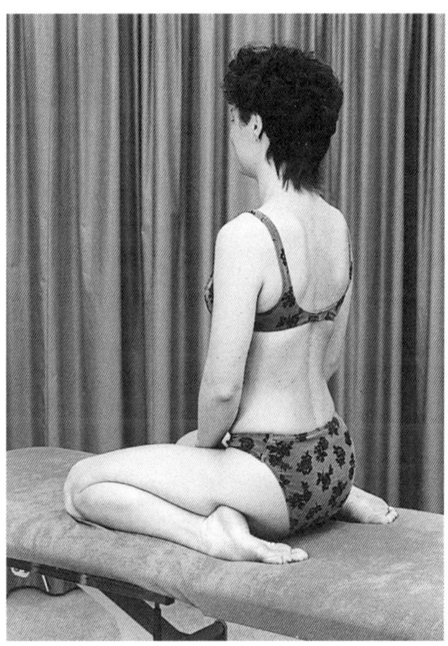

Normalerweise berührt das Gesäß eine gedachte Linie zwischen den Fersen

Bei Hypermobilität berührt das Gesäß den Boden

Bewegung: Vorbeuge aus dem Fersensitz

Aste: Fersensitz
Der Proband versucht, aus der Aste den Oberkörper auf die Oberschenkel zu legen

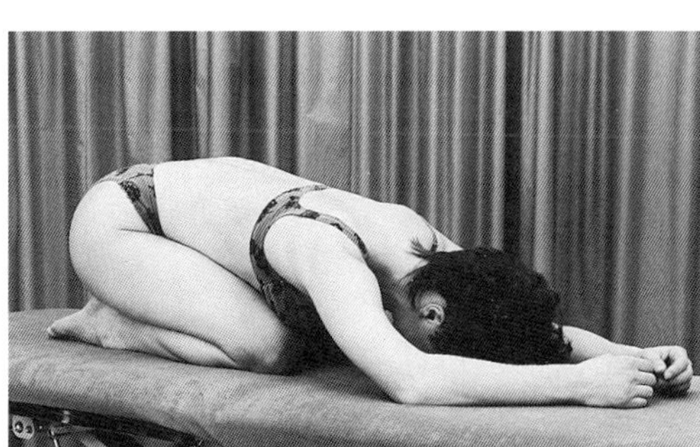

Normalerweise ist dies möglich
Bei Hypermobilität kann der Proband sogar den Oberkörper zwischen den gespreizten Beinen fast auf den Boden legen
Fersen auf dem Gesäß halten!

Übungsaufgaben ⇒ Muskelfunktionstest

Fragen	Meine Lösung
1. Welche Grundstufen werden bei Muskelfunktionstests unterschieden?	
2. Wie testen Sie die Kraft der Abduktion im Schultergelenk geraden Bauchmuskeln der Kniestreckung? Beschreiben Sie die einzelnen Stufen	
3. Welche Regeln gelten für die Überprüfung von verkürzten Muskeln? Beschreiben Sie den Test für die ischiokrurale Gruppe	
4. Wie überprüfen Sie die mögliche Hypermobilität der Fingergrundgelenke?	

Die Antworten finden Sie auf den Seiten 325–326

Fachbegriffe verständlich gemacht

A

Abduktion	Abspreizen, Wegführen (Arm oder Bein)
Adduktion	Heranführen (Arm oder Bein)
afferent	hinführend
Agonist	Wirker, Wettkämpfer, der Muskel, der am meisten an einer Bewegung beteiligt ist
Amphiarthrose	straffes Gelenk
Ankylose	Verknöcherung
Antagonist	Gegenspieler
ante	vorne
Anteflexion	nach vorne anheben
anterior	vorderer
Approximation	Stauchung, Druck
Arthritis	Gelenkentzündung
Arthrose	Verschleißerkrankung des Gelenkes
Artikulatio	Gelenk
Articulatio condylaris	Kondylengelenk
Articulatio ginglymus	Scharniergelenk
Articulatio sellaris	Sattelgelenk
Articulatio sphaeroidea	Kugelgelenk
Articulatio trochoidea	Drehgelenk
Axon	Nervenausläufer, der Informationen weiter gibt

B

bilateral	beide Arme oder beide Beine in die gleiche Richtung bewegen

C

contract	anspannen

D

Dekubitus	Geschwür, das durch Aufliegen entsteht
Depression	Herabdrücken
Dermatom	Hautbezirk, das einer Rückenmarksetage zugeordnet wird
Diskus	Scheibe, Bandscheibe
distal	fern vom Körperzentrum
Distanz	Abstand, Entfernung
Divergenz	Auseinanderstreben
dorsal	rückenwärts
dynamisch	bewegend

E

efferent	wegführend
Elevation	Hochheben
Epikondylus	kleines Höckerchen an der Gelenkwalze
Eversion	Fußaußenrand anheben: Kombination von Dorsalextension, Abduktion, Pronation
Extension	Streckung
Extensoren	Strecker
exzentrisch	nachgebend
exzitatorisch	erregend

F

Fazilitation	Erleichterung, Förderung, Bahnung
Femur	Oberschenkelknochen
Filament	intrazelluläre fadenförmige Struktur
Flexion	Beugung
Flexoren	Beuger
frontal	von vorne gesehen Ausdehnung von rechts nach links

G

Glutaeen	Gesäßmuskeln

H

Homunkulus	Menschlein, sozusagen ein „hypothetischer" Mensch
horizontal	im Raume waagerecht
Humerus	Oberarmknochen
hypermobil	zu sehr beweglich
hypomobil	minderbeweglich

I

inhibitorisch	hemmend
initial	zu Beginn
Initiierung	Beginn
Insuffizienz	mangelnde Wirkung
Inversion	Fußspitze nach innen unten bewegen Kombination von Plantarflexion, Adduktion, Supination
ipsilateral	Arm und Bein von derselben Seite in die gleiche Richtung bewegen
Ischiokruralmuskulatur	Muskeln die das Sitzbein mit dem Unterschenkel verbinden Funktion: Streckung in der Hüfte, Beugung im Kniegelenk
isometrisch	Länge im Muskel bleibt gleich, Spannung steigt
isotonisch	mit gleicher Spannung = Bewegung

K

karpal	zur Handwurzel gehörend
Karpus	Handwurzel
kaudal	schwanzwärts, in Richtung Füße
kinaesthetisch	Wahrnehmung von Entfernung
Kondylus	Gelenkwalze
Kontraktion	Zusammenziehen der Muskelfaser
Kontraktur	Bewegungseinschränkung
kontralateral	Arm und Bein von der gegenüberliegenden Seite
konzentrisch	zusammenziehend
Kortex	Hirnrinde
kranial	kopfwärts
Kubus	Würfel

L

lateral	seitlich liegend
Lateralflexion	Seitneigung
Lokomotion	Fortbewegung
lumbal	zur Lende gehörend

M

major	größer
Malleolus	Knöchel
Mechanorezeptor	Fühler, der mechanische Reize aufnehmen kann
medial	der Mitte zu
Mediastinum	Mittelraum zwischen zwei Pleurahöhlen
minor	kleiner
mobil	beweglich
monosynaptisch	nur über eine Synapse
Motorik	Bewegung
Musculus pectoralis major	großer Brustmuskel Funktion: bringt den Arm vor den Körpe
Musculus quadriceps femoris	vierköpfiger Oberschenkelmuskel, Funktion: Kniestreckung

Musculus rectus femoris	gerader Oberschenkelmuskel, Funktion: Hüftbeugung, Kniestreckung
Musculus tibialis anterior	vorderer Schienbeinmuskel Funktion: hebt den Fuß an
Musculus triceps surae	dreiköpfiger Wadenmuskel Funktion: Kniebeugung, Plantarflexion
Myofilament	kleinstes Muskelfäserchen

N

Nneuromuskulär	Nerv-Muskel-Verbindung
Neuron	kleine Einheit des Nervensystems

O

Opposition	Gegenüberstellung
Overflow	Überfließen der Innervation, der Kraft

P

PNF	krankengymnastische Behandlungsmethode auf neurophysiologischer Grundlage: propriozeptive (über Eigenfühler des Körpers) neuromuskuläre Fazilitation (Förderung der Bewegung)
palmar	zur Handfläche hin
Palpation	Berührung, Tastung
paravertebral	neben der Wirbelsäule liegend
Patella	Kniescheibe
Pattern	Muster
Phalanx	Finger- bzw. Zehenglied
plantar	zur Fußsohle hin
Pneumonie	Lungenentzündung
posterior	hinterer
potenziell	möglicherweise vorhanden
prävertebral	vor der Wirbelsäule liegend
Processus styloideus	Griffelfortsatz
profundus	tief liegend
Pronation	Umwendebewegung: Handteller bodenwärts drehen, Fußrand nach außen bewegen
Prophylaxe	Vorbeugung
propriozeptiv	über die Eigenwahrnehmung
Protraktion	nach vorne Bewegen (des Schultergürtels)
proximal	nah am Körperzentrum
Prozessus	Fortsatz

R

radial	speichenwärts
Radius	Speiche
Reposition	Rückstellung
Retraktion	Zurückziehen (des Schultergürtels)
Retroflexion	nach hinten bewegen
Rezeptor	Fühler zum Aufnehmen von Reizen
reziprok	umgekehrt, gegenläufig
Rigidität	Steifigkeit
Rotation	Drehbewegung

S

sagittal	pfeilwärts: von vorne nach hinten
Sarkomer	kleinste Einheit des Muskels

Selektion	Auswahl
sensomotorisch	Verbindung von Wahrnehmung und Bewegung
spinal	auf Rückenmarksebene
stabil	fest
statisch	ohne Bewegung
Stereotyp	ständiges gleichbleibendes Bewegungsverhalten
Stimulation	Reizung
superficialis	oberflächlich liegend
Supination	Umwendebewegung: Handrücken zum Boden drehen, Fußinnenrand nach innen bewegen
Synapse	Überleitungsstelle von einem Neuron zum anderen bzw. zur Muskelfaser mittels chem. Transmittersubstanzen
synergistisch	zusammenwirkend

T

Tarsus	Fußwurzel
thorakal	zum Brustkorb gehörend
Traktion	Zug
transversal	quer
Trochanter	großer Rollhügel am Oberschenkel
Tuberkulum	Knochenhöcker

V

ventral	bauchwärts
verbal	mit Worten
Vertebra	Wirbel
vertebral	zur Wirbelsäule gehörend
vertikal	im Raume senkrecht
visuell	über das Sehen

Fragen von Seite 31	Antworten

Frage 1

Kennzeichen einer natürlichen Bewegung:
Die natürliche Bewegung ist weich, rund harmonisch und deshalb ökonomisch.

Frage 2

Fehlerhafter motorischer Stereotyp:
Ein fehlerhafter motorischer Stereotyp ist gekennzeichnet durch fehlende Ökonomie.
Die Bewegung ist nicht rund, sondern eckig und holprig.
Beispiel: Beim Gehen weicht der Trochanterpunkt nach hinten aus und folgt nicht sofort in die Vorwärtsrichtung.

Frage 3

Beobachten ist planmäßiges Erfassen sinnlich wahrnehmbarer Vorgänge und Umstände

Frage 4

Die 4 Ohren des Empfängers sind:
Sachohr
Selbstoffenbarungsohr
Beziehungsohr
Appellohr

Frage 5

Statisch-kinästhetisch:
Ortsempfindung:
- z.B. wo ist meine Nase
- wo ist meine linke Schulter
- wo ist mein rechter Fuß

Distanzempfindung:
z.B. wie weit sind meine Ohren voneinander entfernt
wie groß ist der Abstand meiner Schultergelenke
wie weit sind Bauchnabel und Symphyse voneinander entfernt

Dynamisch-kinästhetisch:
Veränderung einer Distanz:
- z.B. ich entferne Bauchnabel und Symphyse voneinander
- ich entferne die rechte Hand von der rechten Schulter
- ich nähere das linke Ohr der linken Schulter

Richtungswahrnehmung:
- ich bewege die Fersen in Richtung Gesäß
- ich bewege die rechte Hand in Richtung Nase
- ich nähere die rechte Schulter der rechten Beckenseite an

Fragen von Seite 31	Antworten
Frage 6	**Aufrechter Stand:** • Wahrnehmung des Körpergewichtes unter den Fußsohlen • Gewicht gleichmäßig verteilen **Stand vor einem Tisch:** • Abstützen mit den Händen, Wahrnehmung des Gewichtes, • Verlagern auf eine Hand, um mit der anderen zu hantieren **Sitz auf dem Hocker:** **Die Hände liegen unter den Sitzbeinhöckern:** • Wahrnehmung des Gewichtes beim Vor- und Rückverlagern des Beckens
Frage 7	rechts – links bzw. nach rechts – nach links vorne – hinten bzw. nach vorne – nach hinten

Fragen von Seite 44		Antworten
Frage 1	a)	Transversalebene
	b)	Frontalebene
	c)	Sagittalebene
Frage 2	a)	Stand bzw. Sitz Rückenlage
	b)	Seitenlage
Frage 3		In eine ventrale und eine dorsale Hälfte
Frage 4		Als Schnittpunkt der jeweils 3 mittleren Körperebenen
Frage 5	a)	Distal: Humerusschaft Proximal: Caput humeri
	b)	Distal: Malleolus lateralis Proximal: Unterschenkel
	c)	Distal: Scheitelpunkt Proximal: Nasenspitze
	d)	Distal: Steißbeinspitze Proximal: Sakrumspitze

Fragen von Seite 60 | **Antworten**

Frage 1

Frontotransversale Achse:
- Anteflexion des Armes
- Flexion im Hüftgelenk
- Dorsalextension im Sprunggelenk

a) horizontal eingestellte Achse:
Aste: Stand/Sitz bzw. RL/BL
b) vertikal eingestellte Achse:
Aste: SL

Sagittotransversale Achse:
- Abduktion des Armes/Beines
- Lateralflexion li/re des Rumpfes/Kopfes

a) horizontal eingestellte Achse:
Aste: Stand/Sitz bzw. SL
b) vertikal eingestellte Achse:
Aste: RL/BL

Frontosagittale Achse:
- Links/rechts Rotation des Kopfes
- Innen/Außenrotation im Hüftgelenk aus der Nullstellung
- Innen/Außenrotation im Schultergelenk aus der Nullstellung

a) horizontal eingestellte Achse:
Aste: RL/BL bzw. SL
b) vertikal eingestellte Achse:
Aste: Stand/Sitz

Frage 2

Bewegungen von Hebeln:
- Beugung /Streckung im Ellenbogengelenk
- Achse: frontotransversal eingestellt

- Abduktion im Hüftgelenk
- Achse: sagittotransversal eingestellt

- Radiale-ulnare Abduktion im Handgelenk
- Achse: frontosagittal eingestellt

Bewegung von Zeigern:

Links/rechts Rotation des Kopfes
Achse: frontosagittal eingestellt

Pronation/Supination des Unterarmes
Achse: sagittotransversal eingestellt

Innen-Außenrotation im Kniegelenk
bei 90° Einstellung
Achse: frontosagittal eingestellt

Frage 3

Punkte

Punkte dienen zur Orientierung oder als Möglichkeit Bezugspunkte zu finden. Zwei Punkte können miteinander verbunden zu einer Achse werden.

a) Distanzpunkte:

- lateraler Malleolus für die Beuge-Streckbewegung im Kniegelenk vom distalen Hebel aus
- Scheitelpunkt beim Vorbeugen des Rumpfes
- Mittelfingerspitze bei der Umwendebewegung des Unterarmes

b) Orientierungspunkte:

z.B. Spina iliaca posterior superior als Orientierung am Becken (Beckenschiefstand)
unterer Skapulawinkel für die Orientierung am Thorax
Kinnspitze für die Relation zur Incisura jugularis

c) Verbindungspunkte

z.B. medialer/lateraler Epicondylus humeri als Achse für die Beuge-Streckbewegung
Mitte Kalkaneus/zweiter Strahl als anatomische Längsachse des Fußes
rechtes/linkes Ohrläppchen als Zeiger für die Rotationsbewegung des Kopfes

Fragen von Seite 79	Antworten
Frage 1	**Teilgebiete der Mechanik** sind Kinematik und Dynamik. Teilgebiete der Dynamik sind Statik und Kinetik
Frage 2	Bei einer **Rotationsbewegung** beschreiben alle Punkte eines Körpers konzentrische Kreise um den Drehpunkt. Kennzeichen der Rotationsbewegung ist die Achse. Bei einer **Translationsbewegung** fehlt diese Achse: alle Punkte des bewegten Körpers beschreiben die gleichen parallel zueinander verschobenen Bahnen mit gleicher Geschwindigkeit. Es erfolgt keine Drehung des Körpers in sich.
Frage 3	Als **Krafteck** bezeichnet man die Addition von Kräften. Die resultierende Kraft wird durch den Vektor dargestellt.
Frage 4	**Abkürzungen:** Körperschwerpunkt: **KSP** Drehmoment: **M** Kraft: **F**
Frage 5	**Newton'sche Gesetze:** **1. Gesetz: Trägheitsgesetz** Jeder Körper verharrt im Zustand der Ruhe oder der gleichförmigen geradlinigen Bewegung, solange er nicht durch äußere Kräfte gezwungen wird, seinen Bewegungszustand zu ändern. **2. Gesetz: Aktionsgesetz** Die Änderung des Bewegungszustandes ist der einwirkenden Kraft proportional und geschieht längs derjenigen Linie, in der die Kraft wirkt. **3. Gesetz: Reaktionsgesetz** Die von zwei Körpern aufeinander ausgeübten Kräfte sind stets gleich groß und von entgegengesetzter Wirkung.
Frage 6	Formel für Arbeit: Arbeit = Kraft • Weg **W = F • X** Leistung ist definiert als Quotient aus verrichteter Arbeit und dazu benötigter Zeit. $\text{Leistung} = \frac{\text{Arbeit}}{\text{Zeit}} \qquad P = \frac{W}{t}$

Fragen von Seite 79	Antworten
Frage 7	**$E_{pot} = m \cdot g \cdot h$** Die potenzielle Energie eines Körpers ist proportional zur Masse und der Hubhöhe über ein zweckmäßig festzulegendes Ausgangsniveau.
Frage 8	**Energieerhaltungssatz:** in einem abgeschlossenen System bleibt die Summe der Energie konstant.

Fragen von Seite 89–90 **Antworten**

Frage 1

Gesetze über ruhende Gase, dazu gehört der Gasdruck, Löslichkeit der Gase und der Luftdruck.

Frage 2

Der Schweredruck ist proportional zur Höhe der Flüssigkeit und abhängig vom Gewicht der Flüssigkeit.

Frage 3

Auftrieb, eine entgegen der Schwerkraft wirkende Kraft bei einem in eine Flüssigkeit gebrachten Körper (archimedisches Prinzip)

- Körpergewicht wird vermindert
- Bewegungen können erleichtert werden mit dem Auftrieb
- Erschwerung von Bewegungen bei Arbeiten gegen den Auftrieb
- Auftrieb als Widerstand

Frage 4

Durch Temperatur, Druck und Volumen.

Frage 5

Die hinreichende Lösung einer Gasmenge.

Frage 6

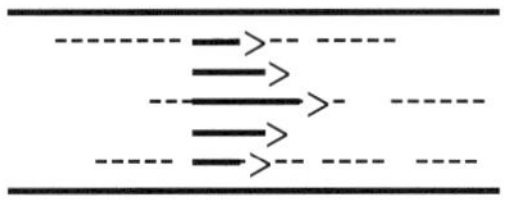

Frage 7

In einer Strömung nimmt der Druck ab, wenn die Geschwindigkeit zunimmt (kleiner Querschnitt, große Geschwindigkeit, kleiner Druck).

Frage 8

Die laminare Strömung kann unter bestimmten Bedingungen in turbulente Strömungen übergehen, bei der Wirbel auftreten, in denen sich die Flüssigkeitsteilchen nicht nur parallel, sondern auch quer zur Gefäßachse bewegen. Die innere Reibung nimmt dadurch erheblich zu, und das Strömungsprofil wird abgeflacht. Eine Verdoppelung der Stromstärke setzt somit etwa vierfach höhere Drücke voraus.

Frage 9

Henry'sche Regel

Frage 10

Theorie nach der die Eigenschaften und Gesetzmäßigkeiten der Gase aus der Vorstellung abgeleitet werden, dass die Moleküle in einem Gas rasch umherfliegende Teilchen sind, die aneinander stoßen und Kräfte aufeinander ausüben.

Frage 11

Ist die Zähflüssigkeit von Flüssigkeiten

Frage 12

Beim Atmungsvorgang, beim Sauerstoff-Stickstoff-Transport im Blut und bei der Löslichkeit von Gasen.

Fragen von Seite 108–109 Antworten

Frage 1	Die Stärke des Reizes, die erforderlich ist.
Frage 2	Von den Reizparametern, der momentanen Reizschwelle und der Konstitution.
Frage 3	Man arbeitet hauptsächlich mit Erhaltungs- und Trainingsreizen.
Frage 4	- Schwache Reize wirken anregend auf die Lebenstätigkeit - Starke Reize lösen Anpassungsvorgänge aus - Zu starke Reize wirken schädigend oder lähmend auf das Organ - Starke Reize hemmen - Zu schwache Reize bleiben wirkungslos.
Frage 5	Durch Einsatz von Muskelkräften z.B. durch Isometrie, freies aktives Bewegen und durch konsensuelle Wirkung.
Frage 6	Auf Dehnung, entweder passiv von außen oder durch kräftige Anspannung (insbes. isometr.) des Muskels.
Frage 7	Durch eine genügend hohe Anzahl von Bewegungswiederholungen. Bewegungsfrequenz und Muskelspannung sollen submaximal sein, damit sie über ca. 3–5 Min. ohne Ermüdung durchgeführt werden können.
Frage 8	Anpassung in den hämodynamischen und metabolischen Vorgängen, sowie Verbesserung der intramuskulären Blutverteilung und Vermehrung der Mitochondrien.
Frage 9	Wiederholte Dehnreize durch Bewegung des verkürzten Gebietes.
Frage 10	Erleichterung, Bahnen, Unterstützen.
Frage 11	Bei konstant bleibender Reizstärke und bei zunehmender Reizstärke.

Fragen von Seite 121	Antworten
Frage 1	Das parallel-elastische Element wirkt parallel zum kontraktilen Element vergleichbar einer elastischen Feder. Das serien-elastische Element wirkt in Reihe mit dem kontraktilen und dem parallel-elastischen Element.
Frage 2	**Konzentrisch-dynamische Kontraktion:** Ellenbeugung aus Nullstellung im aufrechten Stand Hüftbeugung aus Nullstellung im aufrechten Stand vom distalen Hebel Zehenstand **Exzentrisch-dynamische Kontraktion:** Arm senkrecht erhoben, Unterarm langsam in die Beugung sinken lassen. Rumpfvorbeuge aus dem aufrechten Stand belastet die Hüftstrecker exzentrisch. Langsam in die Hocke gehen belastet die Kniestrecker exzentrisch.
Frage 3	**Muskelkraft in Abhängigkeit von Muskelquerschnitt:** pro qcm ca. 50 – 100 N. Je größer der Muskelquerschnitt, desto größer die Kraftentwicklung. **In Abhängigkeit von Muskellänge:** Bei geringerer oder größerer Muskellänge nimmt die Kraft geringere Werte an. Bei Ruhelänge des Muskels ist die isometrische Kraftentwicklung am größten. Bei zusätzlicher Vordehnung von ca. 20% nimmt die dynamische Kraftentwicklung zu. **In Abhängigkeit von der Bewegungsgeschwindigkeit:** Je größer die erforderliche Muskelkraft ist, z.B. bei zunehmender Last beim Anheben, desto geringer wird die Bewegungsgeschwindigkeit.
Frage 4	Die kleinste funktionelle Einheit des Muskels ist das **Sarkomer**. Die maximale Verkürzungsfähigkeit liegt bei 50%

Fragen von Seite 143	Antworten
Frage 1	**Insuffizienz** bedeutet, dass etwas an Wirkung fehlt. Man unterscheidet eine aktive und eine passive Insuffizienz. **Beispiele:** **Aktive Insuffizienz:** angestellte Beine in Rückenlage machen den M. iliopsoas aktiv insuffizient, so haben die Bauchmuskeln eine Chance anzuspringen. Kniebeugung mit gleichzeitiger Hüftstreckung machen die Mm. ischiocrurales aktiv insuffizient, da sie sich von beiden Seiten her annähern müssen. Handgelenksflexion macht die Fingerbeuger aktiv insuffizient. **Passive Insuffizienz:** Kniestreckung mit gleichzeitiger Hüftflexion macht die Mm. ischiocurales passiv insuffizient. Handgelenksextension mit gleichzeitiger Fingerstreckung macht die Fingerbeuger passiv insuffizient. Hüftstreckung mit Knieflexion macht den M. rectus femoris passiv insuffizient.
Frage 2	**Funktionelle Körperabschnitte:** KA Kopf: Bereich des Sehens, des Orientierens, der Gleichgewichtsregulation KA Arme: Bereich des Greifens, Ernährens, Gestikulierens, Musizierens KA Beine: Bereich der Fortbewegung KA Becken/LWS: Bereich der Mobilität, Übertragen der Bewegung der Beine auf den KA Thorax KA Brustkorb: stabilisierendes Zentrum, Bereich der Atmung Schützt lebenswichtige Organe
Frage 3	**Potenzielle Beweglichkeit:** Bewegungsbereitschaft, leichte Ansprechbarkeit der Muskeln auf eine geplante Bewegung **Stabilisation:** muskuläre Fixierung eines oder mehrerer Körperabschnitte Dynamische Stabilisation und potenzielle Beweglichkeit hängen voneinander ab.

Fragen von Seite 199	Antworten
Frage 1	**Kapselmuster** bedeutet, dass das Gelenk in seiner Gesamtheit betroffen ist. Ursachen sind Arthritis oder Arthrose.
Frage 2	Ein **schmerzhafter Bogen** entsteht, wenn eine empfindliche Struktur während einer Bewegung komprimiert wird. Kein Schmerz zu Beginn der Bewegung, dann Schmerz, dann wieder kein Schmerz.
Frage 3	**Arthron** ist eine Funktionseinheit aus Materie, Kraft und Steuerung. Gelenk mit Arthrokinematik und Kapsel-Band-Apparat, Dehnfähigkeit der Muskulatur, Innervation und zentrale Steuerung müssen zusammenwirken, um eine ungestörte Funktion zu erlauben.
Frage 4	Man unterscheidet: Beine, LBH-Region, Thorax, HSA-Region, HWS und Kopf
Frage 5	**Messungen:** Umfangmessungen Längenmessungen Winkelmessungen I-T-Kurve Atemfrequenz Puls/Blutdruck
Frage 6	**Endgefühlqualitäten:** festelastisch: die Kapsel bremst weichelastisch: Weichteile werden gegen Weichteile gepresst hartelastisch: ligamentärer Stopp
Frage 7	Grundsätzlich maximale Kraft des Patienten (Synergie) Seitenvergleich Nullstellung keine Bewegung
Frage 8	**Zusätzliche Tests:** Widerstandstest unter Traktion (Bursitis) Sensibilität Kraft Gelenkspiel

Fragen von Seite 219–221 Antworten

Frage 1	Aus der anatomischen Neutral-Null-Stellung -> – aufrechter Stand – Kopf in Mittelstellung – Blick geradeaus – Arme am Körper anliegend – Handflächen nach vorn – Füße parallel
Frage 2	Aus der Frontalebene, Sagittalebene und Transversalebene.
Frage 3	Bewegungen, die im Allgemeinen von der Körpermitte wegführen, wie Extension, Abduktion, Außenrotation, Supination und Eversion, werden vor der 0 geschrieben. Bewegungen, die zur Körpermitte hinführen, wie Flexion, Adduktion, Innenrotation, Pronation und Inversion, werden nach der 0 geschrieben.
Frage 4	Normalwerte der Hüfte in RL, Ext – 0 – Flex 10°/15° – 0° – 120°/140°. Extensionskontraktur, d.h. er kommt 30° weniger in die Beugung => 10°/15° – 0° – 90°/110°
Frage 5	0° – 40° – 40°
Frage 6	60° – 45° – 0°
Frage 7 a)	Aste: RL Drehpunkt: Mitte Humeruskopf Achsenverlauf: 1. 0-Stellung 2. Mitte Oberarmachse
b)	Aste: Sitz, Arm in 90° abduziert und im Ellenbogen 90° Flexion Drehpunkt: Olekranon Achsenverlauf: 1. siehe Aste 2. Unterarmachse – Richtung Proc. styloideus ulnae
c)	Aste: Sitz mit aufliegendem Unterarm Drehpunkt: distal vom Grundgelenk des Mittelfingers Achsenverlauf: 1. abweichende 0-Stellung 2. gerade durch die Fingergrundgelenke
d)	Aste: RL, Hüfte 90° gebeugt Drehpunkt: Patellamitte Achsenverlauf: 1. parasagittal 2. parallel zur Unterschenkellängsachse

e)	Aste: RL, Drehpunkt: Mitte Leistenbeuge Achsenverlauf: 1. Verbindungslinie Hüftkopf und Mitte Patella 2. parallel zur Verbindungslinie der re. und li. Spina iliaca ant. sup.
f)	Aste: RL, BL, Sitz Drehpunkt: lateraler Kniegelenkspalt Achsenverlauf: 1. Verbindung Trochanter major und lat. Kniegelenkspalt 2. Verbindung lat. Kniegelenkspalt und Malleolus lat.
g)	Aste: RL, bei gebeugtem Kniegelenk Drehpunkt: Malleolus lateralis Achsenverlauf: 1. Verbindung Caput fibulae 2. parallel zum Fußaußenrand
Frage 8	Mit dem Thomas'schen Handgriff.
Frage 9 a)	0° – 20° – 40°
b)	30° – 0° – 15°
c)	50° – 20° – 0°
d)	0° – 35° – 70°

Fragen von Seite 306	Antworten
Frage 1	**Grundstufen der Muskelfunktionstests:** Stufe 5: volle Kraft gegen maximalen Widerstand Stufe 4: nicht mehr maximaler Widerstand Stufe 3: Eigengewicht kann überwunden werden Stufe 2: Eigengewicht kann nicht mehr überwunden werden (Umdrehungsachse senkrecht) Stufe 1: geringe Muskelzuckung tastbar Stufe 0: keinerlei Kontraktion spürbar
Frage 2	**Abduktion im Schultergelenk:** Stufe 5, 4, und im Stand Stufe 2 in Rückenlage Stufe 1 und 0 ebenfalls in Rückenlage **Gerade Bauchmuskeln:** Aste: RL, Rolle unter den Knien Stufe 5: Hände hinter dem Kopf, Aufrollen bis sich die Markierung 5 cm abgehoben hat Stufe 4: Hände vor dem Brustkorb, Aufrollen bis sich die Markierung 5 cm von der Unterlage abgehoben hat Stufe 4: wie Stufe 4, bis die Markierung sich gerade von der Unterlage abhebt Stufe 2: wie Stufe 3, Aufrollen, bis sich die Spina scapulae abhebt Stufe 1 und 0: palpieren beim Bewegungsversuch **Kniestreckung:** Aste: Sitz am Bankrand Stufe 5 und 4: Knie gegen Widerstand strecken Stufe 3: Unterschenkel im Kniegelenk strecken Stufe 2: in Seitenlage Stufe 1 und 0: RL, an der Patella palpieren
Frage 3	**Regeln für die Untersuchung verkürzter Muskeln:** Lage und Richtung des zu testenden Muskels berücksichtigen nicht über zwei Gelenke testen Gelenke vorher testen langsame Ausführung nicht nachfedern **Ischiokrurale Gruppe:** Aste: RL zuerst das Bein im Hüftgelenk ca. 80°–90° beugen, dann langsam das Knie strecken. Normal ist eine Beugung im Hüftgelenk bei gestrecktem Knie von 80°–90°

Fragen von Seite 306 | **Antworten**

Frage 4

Hypermobilität der Fingergrundgelenke:
Finger aneinanderlegen, Handgelenk in Nullstellung halten, Handflächen auseinanderbewegen.
Normal ist ein Winkel von ca. 80°. Wenn er größer ist, deutet dies auf eine Hypermobilität hin.

Literatur

Ahland, A.: Haltungsschulung durch neuromuskuläre Kraftübertragung. Enke, Stuttgart 1996

Ahonen, J., Lahtinen, T. u.a.: Sportmedizin und Trainingslehre. Schattauer, Stuttgart 1994

Bronner, O.: Die untere Extremität. Pflaum, München 1992

Conradi, E., Brenke,R. (Hrsg.): Bewegungstherapie. Illstein Medical, Wiesbaden 1993

Cordes, J. C., Arnold, W., Zeibig, B.: Physiotherapie. Steinkopff, Darmstadt 1989

Cotta, H., Heipertz, W., Hüter-Becker, A., Rompe, G. (Hrsg.): Krankengymnastik Bd.1 Grundlagen, Techniken. 3. Auflage, Thieme, Stuttgart 1990

Dorn, F., Bader, F.: Physik. Schroedel, Hannover 1977

Frisch, H.: Programmierte Untersuchung des Bewegungsapparates. 6. Auflage, Springer, Berlin 1995

Gardiner, M. D.: Grundlagen der Übungstherapie. 3. Auflage, Thieme; Stuttgart 1979

Gerhardt, J., Rippstein, J.: Gelenk und Bewegung. Huber, Bern 1992

Houben, H.: Didaktik und Praxis der Schulphysik. Bd. 2. Herder, Freiburg 1972

Hüter-Becker, A., Schewe, H., Heipertz, W.(Hrsg.): Physiotherapie. Band 4 Untersuchungs- und Behandlungstechniken. Thieme, Stuttgart 1996

Hüter-Becker, A., (Hrsg.): Physiotherapie mit allen Sinnen Thieme, Stuttgart -New York 1999,

Janda, V.: Manuelle Muskelfunktionsdiagnostik. 3. Auflage, Ullstein Mosby, Wiesbaden 1993

Kassat, G.: Biomechanik für Nicht-Biomechaniker. Alltägliche Biomechanik der Sportpraxis. Fitness Contur, Rödinghausen 1993

Kendall, F. P., Kendall McCreary, E. K.: Muskeln - Funktionen und Test. 2. Auflage, Fischer, Stuttgart 1988

Klein-Vogelbach, S.: Funktionelle Bewegungslehre. Prävention und Rehabilitation Band 1. Nachdruck 4. Auflage, Springer, Berlin 1993

Klinkmann-Eggers, R.: Grifftechnik in der Krankengymnastischen Behandlung. Fischer, Stuttgart 1982

Kolster, B., Ebelt- Paprotny, G. (Hrsg.): Leitfaden Physiotherapie. 2. Auflage, Jungjohann, Ulm 1996

Kuhn, W.: Physik. Bd. 1, Westermann, Braunschweig 1976

Schewe, H.: Die Bewegung des Menschen. Thieme, Stuttgart 1988

Schmidt, R. F. (Hrsg.): Neuro- und Sinnesphysiologie. Springer, Berlin 1993

Schmidt, R. F., Thews, G.: Physiologie des Menschen. 26. Auflage, Springer, Berlin 1995

Schönberg, I.: Skripten aus dem Schulunterricht der Krankengymnastik-Schule Bad Wörrishofen

Willimczik, K. (Hrsg.): Biomechanik der Sportarten. Rowohlt, Reinbek 1989

Wirhed, R.: Sport-Anatomie und Bewegungslehre. 2. Auflage, Schattauer, Stuttgart 1994

abgekürzt & aufgelöst

Abd.	Abduktion
Add.	Adduktion
ant.	anterior
AR	Außenrotation
Aste	Ausgangs-stellung
BL	Bauchlage
Depr.	Depression
dist.	distalis
dors.	dorsalis
Elev.	Elevation
Este	Endstellung
Ext.	Extension
Flex.	Flexion
IR	Innenrotation
lat.	lateralis
li.	links
M.	Musculus
med.	medialis
n.	Nervus
post.	posterior
proc.	Processus
prof.	profundus
prox.	proximalis
re.	rechts
RL	Rückenlage
Rot.	Rotation
SL	Seitenlage
sup.	superficialis
ventr.	ventralis

Sachverzeichnis

Sachverzeichnis

Sachverzeichnis

Für die wirkungsvolle Förderung von Bewegungsabläufen

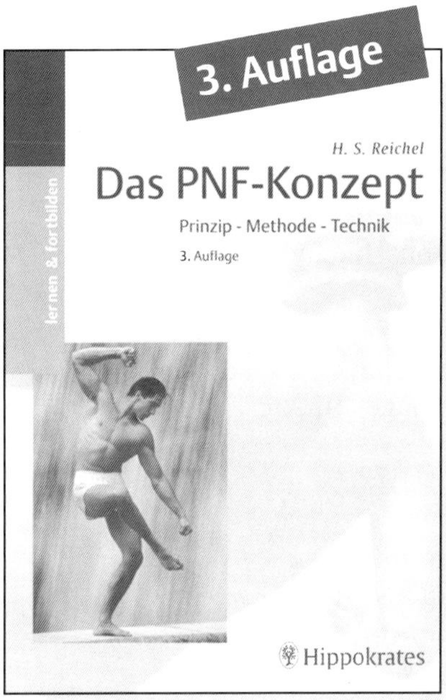

H. S. Reichel

Das PNF-Konzept

Prinzip – Methode – Technik

3. überarbeitete und erweiterte Auflage 2001,
ca. 224 S., ca. 493 Abb., kt.
DM 69,– / öS 504 / sFr 61,20
ISBN 3-7773-1789-6

Das PNF-Konzept ist ein krankengymnastisches Verfahren auf neurophysiologischer Basis. Hauptindikationen sind Störungen im neuronalen System. Da die Propriozeptive Neuromuskuläre Fazilitation jedoch vielfältig variierbar ist, lässt sie sich auch auf andere Krankheitsbilder – z. B. aus der Orthopädie und der Traumatologie – übertragen. Mit Hilfe von PNF lassen sich Muskeln kräftigen u. detonisieren, Schmerzen lindern, die Koordination verbessern, Bewegungen einschleifen oder die kinästhetische Wahrnehmung verbessern. Das Reizvolle an diesem Verfahren ist die wirkungsvolle Förderung normaler Bewegungsabläufe, die sichtbar und fühlbar eine Reaktion beim Patienten hervorrufen oder das Anbahnen von Bewegungen, die der Patient alleine nicht ausführen könnte. Auf vielfachen Wunsch wurde in der Neuauflage der theoretische Teil ausgeweitet, sodass der Lernende sein Wissen auf eine noch sicherere Basis stellen kann.

Hippokrates Verlag
Leserservice
Steiermärker Str. 3–5
70469 Stuttgart
Telefon 07 11 / 89 31-3 33

Hippokrates